北京中医名家巡讲实录

主编　屠志涛　傅延龄

编委　王会玲　刘刚　姜楠
　　　邓亚楠　刘绍永　肖荃月　杨红

U0294880

人民卫生出版社

图书在版编目(CIP)数据

北京中医名家巡讲实录/屠志涛,傅延龄主编.—北京:人民卫生出版社,2015

ISBN 978-7-117-21305-9

Ⅰ.①北… Ⅱ.①屠… ②傅… Ⅲ.①中医学-临床医学-经验-中国-现代 Ⅳ.①R249.7

中国版本图书馆 CIP 数据核字(2015)第 215744 号

| 人卫社官网 | www. pmph. com | 出版物查询,在线购书 |
| 人卫医学网 | www. ipmph. com | 医学考试辅导,医学数据库服务,医学教育资源,大众健康资讯 |

北京中医名家巡讲实录

主　　编：屠志涛　傅延龄
出版发行：人民卫生出版社　(中继线 010-59780011)
地　　址：北京市朝阳区潘家园南里 19 号
邮　　编：100021
E - mail：pmph @ pmph.com
购书热线：010-59787592　010-59787584　010-65264830
印　　刷：北京盛通印刷股份有限公司
经　　销：新华书店
开　　本：710×1000　1/16　印张：14
字　　数：259 千字
版　　次：2015 年 11 月第 1 版　2015 年 11 月第 1 版第 1 次印刷
标准书号：ISBN 978-7-117-21305-9/R·21306
定　　价：39.00 元

打击盗版举报电话：**010-59787491**　E-mail：**WQ @ pmph.com**
(凡属印装质量问题请与本社市场营销中心联系退换)

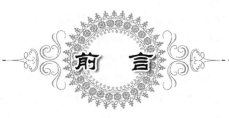

前　言

　　为了向北京市中医药事业在 21 世纪的全面发展提供人才保障,加快北京市优秀中青年中医药人才的成长,落实完成《北京市中医药事业发展"十五"计划》培养中医药人才的任务和要求,北京市中医管理局于 2001 年制定下发了"北京市中医药人才培养计划"。计划的核心任务是培养 10 名中医药学科带头人(一类),20 名中医药临床、技术专家(二类),50 名中医药临床技术骨干(三类),故本计划亦被称为"北京市中医药人才 125 计划",简称"125 计划"。

　　2002—2004 年,北京市中医管理局实施第一批人才培养,良好地完成了任务,达到了预期目的。在此基础上,市局于 2006 启动第二批人才培养,除继续培养一、二、三类人才外,又增设"北京市优秀中医临床人才"一项,即从第一批"125 计划"培养出来的一二类人才中遴选培养 5 名中医理论深厚、临床水平较高、能立足于国内中医药学术和临床前沿的优秀中医临床专家。第二批人才培养工作于 2008 年圆满完成。

　　2011 年,北京市中医管理局印发了《第三批北京市中医药人才"125 计划"培养实施方案》,启动了第三批 125 人才培养工作,委托北京中医药大学继续教育学院承担教学及日常管理。正式培训工作于 2012 年展开。北京中医药大学继续教育学院专门成立了"125 人才培养办公室",认真安排各种形式的培养活动,包括学术讲座、医院参观学习、临床科研能力培训等。同时,他们实行严格的过程管理,为每一位学员建立学习档案,进行年度考核,记录培养过程,这些措施对于保证培养各种中医药人才的质量是很有意义的。还有一点值得肯定的是,他们将部分为 125 计划人才设计的学术讲座也同时提供给"北京市中医药全科医生培养项目"的学员,达到了教学资源共享,学员在更广泛的范围内交流、互学的效果。

　　按照培养计划,北京中医药大学继续教育学院于 2014 年下半年开办了"经典与临床"系列讲座,邀请十多位既具有丰富临床经验,同时具有精深经典造诣的专家为学员授课。中医经典理论对临床诊疗具有重要的指导价值。"学经典,做临床""中医发展的主要方向是临床",这已经成为中医药界大多数人的共识。中医学之所以历千年而不坠不衰,关键在于中医药在防治疾病中有很好的疗效。没有临床疗效就没有中医学,中医学发展必须以临床为先导,以疗效为根本;中医教学科研都应该以此为基础,以此为根本。北京市中医人才培养计划之最基本目的也是培养优秀的中医临床人才。经典对于中医学术发展,对于中医临床人才培养具有十分重要的意义。应该看到,近年来临床一线中医师对经典的重视是不够的,他们用于读经典的时间是不够的。可以这样讲,中医经典方面的薄弱反映出来的就是中医基础理论的薄弱。因此,北京中医药大学继续教育学院为第三批 125 中医人才开办的"经典与临床"系列讲座是很有必要的;而它之所以受到学员们的热烈欢迎,也是情理之中的。

在学员们的建议和要求下,我们在征得了本次"经典与临床"系列讲座的各位专家的同意后,将全部讲座的录音整理为文字,并在整理完毕后请各位专家对自己的演讲文稿进行修改、审定,编辑成册,正式出版,以便更多的人能够分享。

本书的顺利出版,首先要感谢为"经典与临床"系列讲座讲课的各位专家!感谢为本书的整理、编辑出版付出辛劳的全体人员!感谢北京中医药大学继续教育学院教职员工的参与和支持!在本书的整理过程中,北京中医药大学司鹏飞、王超、马浔、李金懋、赵笑芃、黄一册等同学参与了校对工作,在此一并致谢。

编者

2015 年 5 月

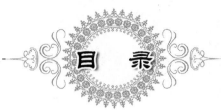

目 录

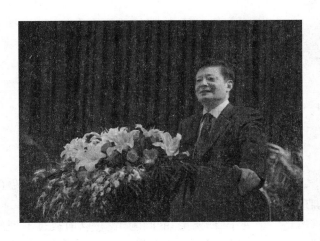

王琦，男，1943年2月出生，江苏高邮人，国医大师，北京中医药大学终身教授、主任医师、研究员、博士生导师，中央保健委员会会诊专家，国际欧亚科学院院士。中华中医药学会中医体质分会主任委员，世界中医药学会联合会体质研究专业委员会会长。第二、三、四批全国老中医药专家学术经验继承指导老师，中医药传承博士后合作导师。国家重点基础研究发展计划（"973"计划）首席科学家，享受国务院特殊津贴的有突出贡献专家。2013年获全国优秀科技工作者称号、首都劳动奖章、何梁何利基金科技进步奖，2014年获中华中医药学会终身成就奖。

主持国家级项目10项（包括"973"项目2项，国家自然科学基金重点项目1项），部级项目6项。以第一完成人获国家级二等奖1项，省部级一、二等奖13项，发明专利6项。主编专著36部，发表核心期刊论文326篇，SCI论文15篇。

经方之道与启悟

——王琦教授

各位同道,我感到北京市中医管理局对于人才的培养真是做的很实在,举办了各种培训班,做了很多具体的工作。

今天我讲的是一个关于《伤寒论》的问题,我在以前教过不到二十年的《伤寒论》,也做了一些这方面的工作,在这方面也有一些自己的想法,今天就这些想法,想跟大家一起进行一些探讨。其中主要的一个问题就是怎么能学好《伤寒论》,落脚点是在经方应用上。

我在讲课以前,先亮一亮我的观点,我今天这个课怎么讲。我对《伤寒论》的学习,对经方的看法是提出了这样一个观点——抓住经方研究的三个纲。

第一个纲就是抓住《伤寒论》的原著原貌。这是什么意思呢?就是要照着《伤寒论》原著读,照着原著讲,照着原著用。现在我们很多人已经不按照《伤寒论》讲了,张仲景怎么讲我们已经不管了,而是自己讲自己的。我举个浅显的例子,比如说《伤寒论》中"太阳病,桂枝证,医反下之,利遂不止,脉促者,表未解也,喘而汗出者,葛根黄芩黄连汤主之。"我们现在所有的《伤寒论》教科书讲葛根黄芩黄连汤是治"协热下利"的,还有人说葛根芩连汤能治喘的吗?没有了。为什么没有了呢?《伤寒论》中明确讲了"喘而汗出者,葛根黄芩黄连汤主之",那我们为什么就把"喘而汗出"拿掉了呢?难道它不治喘了吗?这就是不按照《伤寒论》原著读的结果。

曾经有一个黑龙江的小儿患者,发烧,麻疹出不来,还有拉肚子还有喘,用抗生素治疗效果也不好。老先生跑去给他一看,就给他开了几味药,烧也退了,利也止了,疹子也出来了,开的什么药啊?就是葛根黄芩黄连汤。可是我们现在为什么讲葛根黄芩黄连汤就治下利,不治喘了呢?这就是不按照原著读的结果。我说到这些东西我就生气,这样的话你究竟是算读过《伤寒论》,还是没读《伤寒论》呢?

现在《方剂学》把五苓散归入利尿剂当中,可是在《伤寒论》当中"小便不利,微热消渴""脉浮数,烦渴者""汗出而渴者""渴欲饮水""脐下有悸,吐涎沫而癫眩",这些都是用五苓散来治疗。怎么就把五苓散归入利尿剂了呢?这个"癫眩"、"水入则吐"不都是五苓散证吗?怎么就把它归入利尿剂了呢?怎么就归入水蓄膀胱证了呢？谁让这么讲的呢？

为什么我们用不好经方？就是由于我们人为地偷换了概念。我一讲这些东西我就激动，为什么激动？明明张仲景的本文是这样说的，现在有人就偏要那样说。所以我今天讲课的第一条就要跟大家讲这样一个思想，要照着原著读，要照着原著讲，要照着原著用。

第二个问题，《伤寒论》中讲汤方辨证，比如桂枝汤证、麻黄汤证，这个是汤方辨证。什么八纲辨证、六经辨证、表里辨证、卫气营血辨证，那是你的辨证。张仲景《伤寒论》里就是汤方辨证，张仲景就是这么说的。如果把桂枝汤说成是太阳中风的表虚证，很多人认为有汗时就用桂枝汤，无汗时就用麻黄汤，这是错误的。因为《伤寒论》中讲"病人藏无他病，时发热自汗出而不愈者，此卫气不和也，先其时发汗则愈，宜桂枝汤"，这个桂枝汤是发汗的。你不读这个条文，就把那个中风的桂枝汤拿来说事儿，当然这个桂枝汤不是文中的桂枝汤，桂枝汤是调和营卫的，既可以发汗，也可以止汗，你非要说是那个太阳中风的桂枝汤，那你理解的桂枝汤就不是原文的桂枝汤了，我们在临床上就没办法用了。是不是这个道理？所以我们要抓住这个汤方辨证的问题。

第三个问题的要害是要抓住经方的法度问题。为什么《伤寒论》被称为"群方之宗，众法之祖"？因为它是有法度的。你为什么不行呢？我们当代的中医为什么难以出现大家呢？为什么难以出现传世的名方啊？关键性问题是没有法度。现在很多人开个方子，寒寒得要死，热热得要命。现在中医的处方已经大到什么水平呢？一张处方都写不下了，二十几味药，甚至是三十几味药。大道至简，《伤寒论》《金匮要略》教我们怎么用方啊？张仲景的方子平均药味数就是 4.81 ± 2.28 味药。我们现在的处方是多大方啊？真的要这么多的药吗？我今天跟大家说，作为一个好中医，一个处方里的药不用太多，你要有会用的主病主方，在一个方子当中会用一个特殊的用药，那你想加一味你都加不进去，达到这种水平那你就是好大夫。如果说想加一味药就加一味药，想减一味药就减一味药，这种医生就是没有用药的法度。

因此，我们做医生要有底气、要有根本、要有源头。有一个俚语就说"药过十二三，大夫必不粘；没读圣人书，何敢把脉参？"为什么这么讲呢？就是因为这样的医生忽略了法度。我下面说了，现在临床上存在的问题是"开方大而杂，忽略法度；用药多而重，有欠精纯"。我们为什么要学经方？学经方的目的就是让自己能够有一个源头和根本。

唐代的一个医生，叫许胤宗，他举了一个例子："不能别脉，莫识病原，以情臆度，多安药味，譬之于猎，未知兔所，多发人马，空地遮围。冀一人获之，术亦疏矣。假令一药偶然当病，他药相制，气势不行，所以难瘥，谅由此。"就像打猎，我们万箭齐发，可能把这个兔子打到了，是哪支箭打到的呢？我们并不知

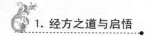

道。我们现在的中医难道不是万箭齐发吗？

我们现在中医，如果拿一张处方出来给大家看，可以说清楚这个处方的理法方药，不需要炉火纯青、头头是道，只要有根有据、有理有方，那就是好大夫了。所以说为什么《伤寒论》是"群方之宗，众法之祖"啊？你看宣白承气汤是哪儿化裁来的？柴胡舒肝散是哪儿化裁来的？哪个不是从经方来的？为什么现在出的这些方子出来不管用了？为什么出不了好的方子？就是因为没组方思想，没思想就没架子。

我举个例子，王某，女，26岁，2013年8月19日初诊。主诉：瘫痪在床16个月。患者自幼体弱易乏，怯懦胆小。2012年4月受上司训话后心志郁结，如厕时大便干燥用力排便后脱力，无法站起，自此长期卧床，查无器质病变。就诊时卧不能立，气弱语短，进食甚微，小便失禁，便结如球，呃逆频频，畏寒恶热，体瘦肉削，历时半年。眠差，难以入睡，伴头痛，腰部酸痛。舌尖红，舌边齿痕，舌根苔黄腻，苔质不均。脉弦。西医诊断是癔症性瘫痪，中医诊断是郁证、风痱轻症、筋痿。先后以逍遥散合越鞠丸、小柴胡汤合蒌贝温胆汤加减治疗，虽有进展，但患者仍然不能起立。患者2014年4月7日九诊时诉其服药后精神转佳，时有坐轮椅外出晒太阳。自觉脚后跟刺痛，不能着地。饮食可，腰背痛似折。小便调，大便一周未解，患者身无痛，四肢不收，神志无乱，据此从"风痱"论治，用《金匮要略》所载《古今录验》续命汤加味治疗。处方：麻黄9g，桂枝9g，当归9g，生晒参9g，生石膏15g（先煎），干姜9g，甘草9g，川芎6g，杏仁10g，炒决明子20g。5剂，水煎取1000ml，每次250ml，温服取微汗。患者2014年4月14日十诊时已能持杖站立、短走、爬三层台阶，语言畅达。又以此方合补阳还五汤加减调治月余，其后对患者电话随访得知其诸症良好，饮食正常，体重增加，已如正常人一般工作生活，状态良好。这个患者病情缠绵难愈，就诊前半年起效不显，然而病情的直接转机则是出现在九诊运用《古今录验》续命汤之时，病人从原来的终日躺卧病床而变为可站立行走。《金匮要略》引《古今录验》续命汤原文里面就讲了"治中风痱，身体不能自收持，口不能言，冒昧不知痛处，或拘急不得转侧"。这个方子很简单，但是你们知道这个方子有多神奇吗？效果很好。我觉得要学习经方的应用，一定要照着经方读、照着经方用，要理解它的精神。

我讲的这些开头的话，是为了引到我们今天上午讲的这个课——经方之道与启悟。

我要讲这么几个问题。首先，我们要掌握经方，就要掌握它的道，也就是说是它的顶层的、规律性的、有指导意义的思想或者概念。大家对于经方的意义都很了解，我就不去多讲了。但是我要讲下面一句话，为什么朱丹溪说："仲景诸方，实为万世医门之规矩准绳也。后之欲为方圆平直者，必于是取则焉"？

直到现在,它仍然是我们学习的规矩准绳。例如麻黄汤的汗法,一个汗,一个法,再加上一个麻黄汤,它就是一个证、一个法、一个汤,张仲景就是这么几个东西,就把这个规矩准绳勾勒出来了。我们现在的医生开了这么多药,有个规矩准绳吗? 我们要怎么样呢? 我们可以有所变化,可以把承气汤给化裁成宣白承气汤,但是变化的思想一定要是从《伤寒论》的源头上变化来的。大家今天在这里不是听一个老中医来讲,关键问题是要学张仲景的规矩准绳,能从这个当中学会怎么掌握运用,能够出神入化,能够方圆平直。我们现在的医生开方子缺少思路,临床上遇到患者嗓子一疼,就是蒲公英、板蓝根、连翘、金银花等,这叫什么东西呢? 这叫没有水平。

我们经方之道的第一个问题是方药之道,包括以下几个方面:汤证一体,证因方名;因证立法,以法统方;精于配伍,体现整体;药精效宏,一药多用;主病主方,专病专药;病证结合,不可偏废;剂量精准,法度森严;煎服有法,至纤至悉。

首先是汤证一体,《伤寒论》的辨证思维丰富多采,其重要特色之一就是创立了"汤证一体"的辨证体系。学习《伤寒论》,大家永远要记住"汤证一体",也就是说"汤"和"证"之间的关系是一个相应的关系。例如我们常说的麻黄汤证、桂枝汤证、青龙汤证,大家一定要注意,这里不叫青龙汤,而是叫青龙汤证,一定要记住这个词。这里说的不是我们学的《方剂学》中的柴胡汤、麻黄汤、桂枝汤,而是柴胡汤证、麻黄汤证、桂枝汤证。一定要把汤和证放在一起,这是《伤寒论》里面的一种特殊的应用方法。在运用的时候不用管八纲辨证、卫气营血辨证,而是要抓住疾病的根本。你只要见到"胸满烦惊",就可以用柴胡加龙骨牡蛎汤;见到"无汗而喘",就可以用麻黄汤。有时候患者的症状可能很复杂,他有头痛、身痛、骨节烦痛,还有喘,有不汗出,这一大堆的症状,我们只要抓住这几个字:喘、不汗出,还有四个疼痛就可以了。我们不要学会麻黄汤治喘,就不知道麻黄汤也能治不出汗了,不知道麻黄汤能治疼了。"头痛,发热,身疼、腰痛,骨节疼痛,恶风,无汗而喘",这个就是麻黄汤的证,我们不能死盯着那个汤,而没有学会证,要把它们联系在一起,这个汤肯定是为这个证而来的,这就叫"汤证一体,证因方名"。

我在《汤方辨证及临床》一书的序言中有这样一段话:"方若游离了证,则无的放矢;证若游离了方,便治无所依。由此可见,'汤证'是中医辨证论治的要素之一,其方法亦为医家习用。但一个较长时期以来,人们论及中医辨证论治的内容,多为八纲辨证、脏腑辨证、三焦辨证、卫气营血辨证等,而鲜有论及汤方辨证者,使'仲景活法'竟少问津,隐而不明。"我们要学习证,但是也要学汤证,汤证是不可以被替代掉的。我们现在的教科书是考你们卫气营血辨证、八纲辨证,从来不考汤方辨证。由于你们不会汤方辨证,你就觉得这个《伤寒

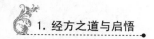

论》学了之后不知道怎么来用,不知道用汤方辨证的思路来指导临床。

我们为什么要学习这个东西呢? 因为汤方辨证是一个法的指导,它把这个法跟汤联系到一起了,它把这个方又跟法联系在一起了,这就是因证而立法,以法而统方。经方理论源于《内经》,张仲景结合临床经验总结,主要表现在因证而立法,以法统方,开创辨证论治之先河。如《内经》云:"其高者,因而越之。"仲景则明确提出:"病人手足厥冷,脉乍紧者,邪结在胸中,心下满而烦,饥不能食者,病在胸中,当须吐之,宜瓜蒂散。"体现了仲景用方先辨病证,次立大法,再设方药的思维模式,而其辨证立法理论亦多源于《内经》等。

可以说经方是每方之中必蕴大法。我们看《伤寒论》中汗、吐、下、和、温、清、消、补八法,麻黄汤的汗法、瓜蒂散的吐法、承气汤的下法、理中汤的温法、泻心汤的清法、柴胡汤的和法、陷胸汤的消法、建中汤的补法,等等,这充分体现了仲景以法统方的组方思想。它都有法则在里面,有了这些法则,再来以法统方,就懂得这样一个道了。

仲景组方多根据药物的寒温、升降、表里等进行配伍。如附子配大黄寒温并用、柴胡配枳实升降相因、麻黄配石膏表里同治等。我认为《伤寒论》的组方思想是个太极思想,我们看它在运用升降、消补、表里的时候,它是把这些思想用得是整个的是一个"负阴而抱阳"。这样的话,才有了表里同治、升降相因、寒热并用等,这个思想的过程是一个非常有意思的过程,所以大家一定要在这个道上去把握经方的精髓。我刚才说了,我们开的方子不要要寒寒得要死,要热热得要命,这种方子不是经方。为什么《伤寒论》中的方子叫经方啊? 因为它有格局。像散敛并用、表里同治、寒热并用、升降并调,这都是张仲景用药的一个很大的特点。我最近在《天津中医药》上发表了《王琦用药30讲》系列文章,已经发表了《阴阳论》《动静论》《升降论》《润燥论》,我还会继续写下去,我们用药有很多规矩,这些不完全是用药经验,还有大量的理论要把它更新出来,所以我觉得我们用药的规矩准绳要体现出来。

我的《升降论》里面讲到,"升",大家都知道升阳举陷是"升",升阳散火是"升",补中益气也是"升",有很多"升"的方法。"降"呢? 降气是"降",降火是"降",降逆也是"降",还有很多"降"的方法。如果我们把这些东西都学到手,那么我们在开药的时候,一张方子能够做到升降相因,没有偏颇,这就是有法度。

每一方必有固定组成,"非此药不能成此方"。我们以四逆散为例,《伤寒论》中说:"少阴病,四逆,其人或咳、或悸、或小便不利、或腹中痛、或泄利下重者,四逆散主之。"方中柴胡、枳实能升能降能开泄,芍药、甘草能收能敛能舒和,四者并用,具有升降开阖、通阳宣郁之效,不可游移一味,既体现了仲景组方强调配伍,又表现为在方剂的组成构架上的整体性。如果我们在开药的时候能够做到不可游移一味,那这个医生就做到自己的"味"了,就是个有水平的医生了。做医生开方子就像诗人作诗词一样,一首好诗改一个字都不行,一定要有格律,没有格律就不叫诗了。我们今天的中医人要想学好中医,要想做到这个份儿上,一定要传承《伤寒论》里这些原原本本的东西。我们中医人一定要有中医的魂,没有了中医的魂,那就是个假中医。那中医的魂是什么呢?中医的魂就是经典,一定要抓住原著中的东西,而且是越精越好。

经方还有一个特点,就是药精效宏。《伤寒论》和《金匮要略》中的用药多为3～7味药,其中7味药物以下的方剂共计占89%;10味药以上的方剂只有10首,不到经方总数的4%。仲景的用药总共只有166种,药味虽少,但疗效确切。如芍药甘草汤仅芍药、甘草两味,有益阴荣筋、缓急止痛功效,治疗营阴不足、肝脾不和所致的手足拘挛、筋脉挛缩、脘腹疼痛有明显疗效。

有一个老太太来找我看病,她女儿把老太太搀上来,患者身上疼得厉害,疼得都不能翻身,我就给她开了一个很简单的方子,就六味药。患者就问我说:"这个方子能行吗?"我就说:"吃吃看行不行吧。"结果复诊的时候老太太是自己走上来的。用的什么方子啊?就是桂枝新加汤啊。《伤寒论》里面说了:"发汗后,身疼痛,脉沉迟者,桂枝加芍药生姜各一两人参三两新加汤主之。"

我们现在很多医生认为疼痛就非得用羌活、独活,难道疼就非需要祛风吗?其实人参也可以止疼。但是现在我们《中药学》里头哪有人参止疼的记载啊?我刚才说的桂枝新加汤加人参不就是止疼的吗?不仅如此,我们看理中汤的加减法中"腹中痛者,加人参,足前成四两半",也是用人参来止疼的。我们现在遇到疼痛就怎么样?活血化瘀。就记住"痛则不通,通则不痛"了,忘记疼痛里还有虚痛了。

有一个女孩子来找我看月经病,她就是月经量少,头疼得要命,月经来的时候就头疼,月经不来就头不疼。我就开了四味药,当归、川芎、白芍、地黄,这不就是四物汤吗?川芎能下行血海,上至巅顶,我就把川芎用了20克,其他药都常规用量,患者吃了以后效果很好。当然,这个不是经方,但是道理是一样的。四物汤能治疗月经量少、也能治疗头疼。

我们要掌握药的特性,一定要把一个药用精了、用活了。比如桂枝汤里面的桂枝,大家都说桂枝在《中药学》里的功效是解表的,可是桂枝在炙甘草汤里是用来解表的吗?桂枝加桂汤中的桂枝是解表的吗?不是。我们现在把药物功效理解得太死板了,实际上一味药可能有很多个用途,这个我们一定要了解。桂枝能够和营、通阳、利水、下气、化瘀、补中。经方中用桂枝的方剂有73首,在麻黄汤中桂枝配麻黄能发汗解表,在桂枝汤中桂枝伍芍药能调和营卫,在五苓散中桂枝合茯苓能化气利水,在桂枝甘草汤中桂枝配甘草能通补阳气,在桃核承气汤中桂枝配大黄能活血化瘀,在小建中汤中桂枝配饴糖能温中补虚。为什么张仲景的方子那么精？那么少啊？就是因为他对药物功效的理解很全面，所以他才能一药多用。

有一个通州的女性患者，她的主要症状就是腹部的肌肉会不自主地抽动，非常痛苦。她找了多少医生都不知道这是什么病，其实我也不知道什么病，我为了安慰患者，就告诉她爱人说你老婆得的是"腹肌歇斯底里"，因为我当时并不能准确地把握这个病，我并没有直接给患者开方子。我回去以后就想，这应该就是《伤寒论》里的奔豚病，第二天给患者开的桂枝加桂汤，吃完以后效果很好。我们在临床上要实事求是，不能糊弄患者，我经常干这种事，我不会开的方子，我就直接跟患者说我明天再把方子开给你。

临床当中，一个病肯定有一个主要的病机，一个方子肯定有一个主要的药，就如徐大椿在《兰台轨范》里讲的"一病必有主方，一方必有主药，或病名同而病因异，或病因同而病症异，则又各有主方，各有主药，千变万化之中实有一定不移之法。"

一病要有一病的主方，主病主方是指一病多方中高度针对贯穿整个疾病始终的主导病机的方剂。例如张仲景在论治百合病时，有百合地黄汤、百合知母汤、滑石代赭汤、瓜蒌牡蛎散多个方剂，但是其中高度针对百合病心肺阴虚内热这一主导病机的主方便是百合地黄汤。另外比如治疗肠痈的主方是薏苡附子败酱散、大黄牡丹汤；治疗肺痈的主方是苇茎汤；治疗黄疸的主方是茵陈蒿汤；治疗梅核气的主方是半夏厚朴汤；治疗狐惑病的主方是甘草泻心汤；治疗疟母的主方是鳖甲煎丸。

而且我们要学会针对某些病要用某些药，就是专病专药，专病专药是经方中体现主方核心治法的药物，或者对某一特定病症具有独到确切疗效的药物。例如茵陈是治疗黄疸的专药，善利湿退黄；厚朴、杏仁是治疗喘的专药等。我们现在好多的药都不会用了，《伤寒论》里面明确说了"喘家，作桂枝汤，加厚朴、杏子佳"，但是我们现在没有人用厚朴来治喘，现在厚朴都是用来消痞除满的，没有人用它来治喘。

再一点是病证结合，不可偏废。辨病、辨证、辨症及病证结合同属中医诊疗模式。辨病是以病理为核心的疾病分类体系，而辨证则是以病机为核心的疾病分类体系。《伤寒论》《金匮要略》开创建立了以病为纲、按病论述、据病立法、逐类设证、因证制方、按方用药的诊疗模式。

我现在看病，我是反对过分强调辨证论治的，我认为不要把这个搞得太复杂，有的时候是很难准确地辨证的，比如我们临床上常见的阳痿，现在人把它分出很多证型，有湿利下注型、心脾两虚型、肝郁气滞型、肾气不足型、命门火衰型等。有合并阴囊潮湿的就用龙胆泻肝汤，有心慌的就用归脾丸，有腰膝酸软的就用金匮肾气丸。大家要记住，在这个时候腰膝酸软是主要问题吗？关键问题是阳痿,这一点才是主要矛盾。高血压可以引起阳痿,糖尿病也可以引起阳痿,我们面对这种情况时,可以把哪一个证型放进去呢? 我们看病要务实,要解决问题才行。

张仲景是怎样教我们的呢?《伤寒论》主论六大类病:太阳病、阳明病、少阳病、太阴病、少阴病、厥阴病,亦对风温、霍乱、奔豚等病具体论述,如《辨太阳病脉证并治》《辨霍乱病脉证并治》。《金匮要略》中多为辨具体的疾病,有以单个疾病为一篇的,如疟病、水气病、黄疸病、奔豚气病等;亦有把同类疾病或易混淆需鉴别的疾病合并于一篇,如《痉湿暍病脉证治第二》。然而二者皆是采用病证结合的诊疗模式来指导临床治疗的,病证结合,是临床准确诊治的关键。因为病主要是反映机体整个生理病理系统的基本矛盾,而证则反映疾病当前阶段的主要矛盾。病决定证的基本特征与发展方向,证体现疾病不同阶段的病机特点,两者结合既掌握了疾病的基本矛盾,又能解决证候的主要矛盾。

我们现在很多人把"病"去掉了,只在谈"证",把"辨证论治"视为我们中医的两大基本特征之一,这是有点过分强调了,要知道辨证论治不是无所不在、无所不能的。我们中医根本来讲,治的还是病。我们现在在临床上做医生,首先要学会的是辨病,其次才是辨证,并且把辨病和辨证很好地结合在一起。

周扬俊在《金匮玉函经衍义》里说:"凡仲景方,多一味,减一药,与分两之更重轻,则异其名,异其治,有如转丸者。"经方用药有严格的剂量及比例,即使药物组成相同,而剂量各异,则为不同方剂。例如桂枝汤、桂枝加芍药汤、桂枝加桂汤三个方子都是由桂枝、芍药、生姜、大枣、炙甘草五味药物组成,但是因为其中桂枝和芍药的量不同,它的方名和功能主治都发生了变化。

另外,经方亦尤为注重药物的煎法与服法,这也是保证药效的重要措施。因为有专门的讲座,我在这里就不多讲述了。

《伤寒论》和《金匮要略》中有很多特殊的煎法,我总结了一下,主要的有先煎去沫法、另包后下法、麻沸汤渍法、甘澜水煎法、潦水煎法、清浆水煎法、水酒同煎法、苦酒煎法、去滓再煎法。比如经方中小柴胡汤、大柴胡汤、半夏泻心汤、甘草泻心汤、生姜泻心汤、柴胡桂枝干姜汤、旋覆代赭汤等方剂都是去滓再煎,目的都是助其调和之性以利于更好地发挥效果。

关于药物的服用方法,《伤寒论》中也有很多记载,有一次顿服法、药后啜粥法、定时服药法、针后服药法、试探服药法、随证服药法。像《伤寒论》桂枝汤方后注中的服药方法就是一个很好的例子。

第二个大的方面是返本之道。我在三十年前就提出了这样几个观点:"伤寒不独为'寒'论"、"提纲非'纲'论"、"六经非'经'论"、"无分'经''腑'论"。

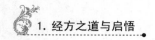

伤寒不独为"寒"论

《伤寒论》是一部外感病的专著。"伤寒"二字实际上是"外感"的同义语，《伤寒论后条辨》说："寒字，则只当得一邪字看"，故不可理解为狭义的伤寒或伤寒邪之病。就如陈伯坛先生在《读过伤寒论》中所说："《伤寒论》不是寒伤论，勿将伤寒二字倒读作寒伤。"

关于"伤寒"，历代医家都有记载，《素问·热论》中说："今夫热病者，皆伤寒之类也。"《难经·五十八难》又说道："伤寒有五，有中风，有伤寒，有湿温，有热病，有温病。"日本医家中西唯忠则说："伤寒者，为邪所伤寒也。谓邪而为寒，盖古义也，故寒也者，邪之名也。"近代温病学大家王孟英在《温热经纬》中说："仲景著论亦以伤寒统之，而条分中风、伤寒、温病、湿、暍五者之证治。"综上所述，《伤寒论》之"伤寒"应该是外感疾病的总称。

提纲非"纲"论

长期以来，许多人将《伤寒论》中第 1、108、263、273、281、326 条（条文号码按明·赵开美本）六条条文，称之为"六经提纲"或"纲领"。但是所谓"提纲"应该是当对某篇或某病有"提纲挈领"的作用，但这六条条文实际上并不具有这一意义。

我们来看第 1 条"太阳之为病，脉浮、头项强痛而恶寒"。后人说"凡称太阳病者，皆指此脉证而言也。"似乎一见"太阳之为病"就意味个个皆是"脉浮，头项强痛而恶寒"，其实绝对不完全是这样的。太阳病包括太阳中风、伤寒、温病、湿病、中暍五个病证。而"太阳病，发热而渴，不恶寒者为温病"就以"不恶寒"作为与伤寒、中风的鉴别重点。另外，"头项强痛"这一症状在太阳中风、伤寒条文中均没有见到，只有在第 14 条桂枝加葛根汤证、31 条葛根汤证才见到"项背强几几"。

我们现在如果把很多的问题都变成一个提纲，那都是我们强加于张仲景的。说"阳明之为病，胃家实是也"是阳明病的提纲。所谓"胃家实"多数是指病邪深入阳明，胃肠燥热亢盛，病变以里热实证为特征。但阳明病中有"不能食"；有"胃中冷、水谷下利"；有"大便初硬后溏"；有胃气空虚的"谷疸"证；有"食谷欲呕"的吴茱萸汤证；大多点出"虚"字。就像喻嘉言所说："阳明病，其胃不实者多矣，于义安取乎？"我们应该全面地学习《伤寒论》，不要在张仲景之外的地方随意发挥。

我拿小柴胡汤说，现在很多人不会用小柴胡汤，为什么不会用呢？是因为说了小柴胡汤是少阳病提纲证，"少阳之为病，口苦、咽干、目眩也"。临床上仅凭口苦、咽干、目眩三证实在难以断为少阳病。而口苦、咽干、目眩三证也并非少阳所特有。例如 189 条阳明中风就有口苦咽干的症状，67 条就有头眩的症状等。长期以来，小柴胡汤被人当为少阳病主方，但太阳病篇之 37、96、97、98、

99、100、101、103、104、144、148、149 十二条条文都是讲柴胡证的，但是都没有见"口苦、咽干、目眩"六字。何况少阳篇中还有少阳中风（264 条）、少阳伤寒（265 条），均非"提纲"所能概括。

大家看一看，在《伤寒论》里面有十七个条文讲到小柴胡汤，这些条文都怎么用啊？在治疗"大便不通"的时候，"上焦得通，津液得下，胃气因和"，然后大便就通了，我经常用小柴胡汤治大便的问题。治疗妇人"经水适断"时复感外邪引起的"昼日明了，暮则谵语"的热入血室证，"经水适断，此为热入血室"，用小柴胡汤。"伤寒，阳脉涩，阴脉弦，法当腹中急痛，先与小建中汤，不差者，小柴胡汤主之"，小柴胡汤可以治疗肚子疼。这都不是我编的，我现在给你讲的都是《伤寒论》中的条文，是张仲景教我们怎么用小柴胡汤。不要把小柴胡汤的治疗范围弄得太死板了，小柴胡汤可以治便秘、黄疸、月经不调、腹痛等一系列疾病。

第 273 条"太阴之为病，腹满而吐，食不下，自利益甚，时腹自痛，若下之，必胸下结硬。"立本条为提纲，意在揭示太阴病为里虚寒证，但太阴病完整的概念并非如此。如 274 条太阴中风"四肢烦疼"为阳热之象，而 276 条太阴病脉浮用桂枝汤发汗则属表证。而且太阴病尚有暴烦下利的脾家实（278 条），也有大实痛的桂枝加大黄汤证（279 条），而 278 条太阴发黄是湿热内蕴的问题，并非虚寒。可见，太阴病有表证，有里热，有里实，有湿热。

第 281 条"少阴之为病，脉微细，但欲寐。"立本提纲以"脉微细，但欲寐"六字为突出，目的在表达心肾阴阳两虚。但少阴病不尽为虚寒。如 293 条的"少阴病八九日，热在膀胱"的"便血"证及 303 条的黄连阿胶汤证、310 条的猪肤汤证、319 条的猪苓汤证等，均为少阴热证。又如 310 条、311 条的少阴咽痛，因属为热，而少阴"三急下"的 320、321、322 条，可见腹胀不大便，或自利清水，心下痛，口干燥等症，急用大承气汤通泄邪热，实为少阴之里实证治。

第 326 条"厥阴之为病，消渴，气上撞心，心中疼热，饥而不欲食，食则吐蛔，下之利不止。"厥阴篇共 55 条，论厥热呕利的共 51 条，其中论厥的条文占 30 条。厥阴病包括"寒热错杂"和"厥热胜复"两种证型。本条只是上热下寒，寒热错杂的证候。仅有吐蛔没有厥逆，提示了厥阴病的部分病变，显然不能成为厥阴病的提纲。

六经非"经"论

《伤寒论》中太阳、阳明、少阳、太阴、少阴、厥阴三阴三阳病，自宋朝朱肱在《类证活人书》直接以"太阳经"、"阳明经"等称之以后，汪琥响应此说，在《伤寒论辨证广注》谓"仲景书只分六经，不言手足，其实则合手经而皆病"。后来"六经"之说蔓延开来，一直影响到今天。但实际上是这样的吗？我这么说是有理由的。

第一个是"六经"之说原著没有根据。张仲景在《伤寒论》中只说了"辨太阳病脉证并治""辨阳明病脉证并治""辨太阴病脉证并治"等,但是从未说过"太阳经病""阳明经病""太阴经病"。《伤寒论》全书找不出"六经"二字,"六经"之说,是后人强加于仲景的。诚如章太炎先生在《章太炎医论》中所说:"仲景本未用'经'字,不烦改义"。

第二个是这种说法与《素问·热论》并非一脉相承。有人认为传经之说源于《素问·热论》,其实,《热论》也不是讲传经。《热论》中所谓一日巨阳受之、二日阳明受之、三日少阳受之等,前已提出"受之"并非"传之","受"与"传"非同义语,旨在说明三阳经受邪发病的时期有深浅先后的不同,并不是传经日期。

"三阴三阳"说可以推翻"传经"的说法。柯韵伯说:"旧说日传一经,六日至厥阴,七日再太阳,谓之再传,自此流行,而仲景之堂无门可入矣。"传经之说既破,那所谓的"日传一经"、"传足不传手"、"循经传"这样的说法自然就站不住脚,只有理解到这样才算是入仲景之门墙。仲景重在辨证,如果谈传经,而不注意辨证,实背仲景之旨。仲景是以太阳病、阳明病、少阳病、太阴病、少阴病、厥阴病作为区别外感疾病的不同类型,三阴三阳是划分"病"的概念。

无分"经""腑"论

我们再看"经腑论"的问题,多年以来,在《伤寒论》教材或许多有关著作中,人们已习惯于把太阳病及阳明病分为"经证"及"腑证",却很少考虑这样做的根据,以致这种观点一直流传至今,严重影响对《伤寒论》的理解和应用。

我们现在经常说太阳经证,太阳腑证,为什么称太阳经证、太阳腑证呢?我们看看五苓散证,一般来说太阳腑证叫"蓄水",为什么叫"蓄水"呢?因为它有一条说"小便不利,微热消渴者,五苓散主之",所以就叫它太阳腑证。但是《伤寒论》中原文下面还有"烦渴者,五苓散""汗出而渴者,五苓散""渴欲饮水,水入则吐者,五苓散",都有"渴",不是"小便不利"。有"小便不利"的只有一条,而有"渴"的有四条,为什么就不说那个四条,就只说那一条呢?现在就把五苓散证局限成一个膀胱蓄水证,就以为五苓散是治疗尿潴留的。《金匮要略》里面治疗眩冒是用五苓散,治疗"水入则吐"的水逆也是用五苓散,治疗"小便不利"还是用五苓散,关键问题是要把握水精不布、气化不利的病机。我在临床上遇到过敏性鼻炎的患者,流清涕特别厉害,我形容是"涕如滂沱",我还是五苓散治疗。我认为它的病机是水气不化,水精不布,所以可以用五苓散。我们只有这样去学经方,才能把握经方的精华。

我们现在讲一下"启悟"。第一点是把握要义,我们要重基础,融会贯通。我们在学经方的时候,不仅要读《伤寒论》,还要读《金匮要略》,因为两本书本来就是一本书。还要读《内经》,还有温病学的著作。为什么现在出不了中医大家,就是因为根基的东西没有掌握好。"勤背诵,了然心中"、"明法度,变化有宗,这些就不细讲了。

第二个问题是非因经定方,这个我要讲。"因经定方则死,因证用方则活",汤证一体就是经方应用的核心思想。我前面已经讲过了,那么,柯琴在《伤寒来苏集》中讲"仲景之方,因证而设……见此证便用此方,是仲景活法",这一点大家要牢牢地记住。桂枝汤也好、麻黄汤也罢,都是因证而设,不是因经而设,有是证则用是方。我在《伤寒论讲解》里面说:"用经方不可死于句下"。我们在用桂枝汤的时候,荨麻疹也可以用,面神经麻痹也能用,要抓住"营卫不和"的病机,不能局限于"太阳中风表虚"。正如我在《伤寒论讲解》里面所说:"桂枝汤不是太阳专治方,柴胡汤不是少阳专用方,都是三阳三阴通用方,四逆汤三阴可用,三阳亦可用,大承气汤阳明可用,少阴亦可用,皆有是证则用是方。"

第三点是重视辨体。张仲景非常重视体质学说在临床中的运用,在《伤寒论》和《金匮要略》中有大量关于体质方面的记载。人体体质有寒、热、燥、湿、虚、实等的偏颇,常表现为"强人"、"羸人"、"亡血家"、"湿家"、"素盛今瘦"、"旧微溏"、"其人本虚"等体质差异,从而导致所发疾病有偏阴、偏阳的不同表现,以及病发太阳、阳明、少阳、太阴、少阴、厥阴的差异,因而形成遣方用药上的复杂多变。

体质决定发病与否,即在相同的致病因素作用下,体质的差异这一内因决定了发病与否。如果人的体质虚弱,机体的卫外功能和自和功能低下,就容易感受外邪而发病。

体质还决定了发病的性质,邪气在侵犯人体后,如果病人是阳盛体质,感寒后也可化热而成热证;但若是阳虚体质,则感寒而发为寒证,这种现象被后世伤寒学家称为"从化"现象。

体质也可以决定发病的部位,通过分析《伤寒论》可知,素体阳气盛的人,感邪后多发以"发热恶寒"为主症的三阳病;素体阴盛之人,感邪后多发以"无热恶寒"为主症的三阴病。也就是通过阳性和阴性两大类体质的辨识来把握病位是在三阳还是三阴。

同样,体质也可以决定疾病的传变与否、传变的趋向和性质以及疾病的预后。体质对于疾病传变的趋向也会产生直接的影响。如《伤寒论》第181条指出:"太阳病,若发汗,若下,若利小便,此亡津液,胃中干燥,因转属阳明。不更衣,内实,大便难者,此名阳明也。"平素体质盛实的人,疾病传变后多为实证、热证及阳证;而体质虚弱的人,疾病传变后多为虚证、寒证和阴证。而体质强弱,正气盛衰也是判定疾病预后吉凶的关键。体内正气恢复,抗邪能力增强,疾病就能向愈发展。反之,若是体质虚弱,邪盛正虚,则可能出现病深不解,缠

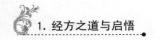

绵难愈。

张仲景也非常重视针对不同体质的患者采取不同的治疗方法。比如同样的病证，要根据患者的体质来判断是否采取同样的治疗方法，《伤寒论》中就有"淋家，不可发汗，发汗必便血""疮家，虽身疼痛，不可发汗，汗出则痉""亡血家，不可发汗，发汗则寒栗而振"的记载。即使同样是"汗法"，根据体质不同可以有峻汗、微汗、解肌等不同的治疗方法。而即使是治疗方法相同，药物的剂量也会和患者的体质有关，《伤寒论》中有四逆汤"强人可大附子一枚"；白散方"强人半钱匕，羸者减之"；十枣汤"强人服一钱匕，羸人服半钱"等类似的记载。

第四点是据证用方。所谓据证用方，就是按照原方在《伤寒论》《金匮要略》中条文记载来运用经法。大家临床上要学会辨证论治，据证用方，要抓主症。主症就是特征证候，能够准确地反映疾病的主导病机，抓特征证候用方是临床中运用经方的重要规律与方法。比如麻黄汤的主症是头痛、发热、身疼、腰痛、骨节疼痛、恶风、无汗而喘；葛根芩连汤主症是喘而汗出；炙甘草汤的主症是心动悸；吴茱萸汤的主症是干呕吐涎沫；栀子豉汤的主症是心中懊侬；柴胡加龙骨牡蛎汤的主症就是胸满烦惊，我们在临床上要牢牢抓住经方的主症。

另外，我在临床上也特别重视腹诊，"腹诊"源于我国汉代，是传统中医诊病的一种独特方法。我原来研究《伤寒论》的时候，就把《伤寒论》里所有的腹诊的内容都整理了一遍。多年以前，日本的山田英光来我们大学讲过一次课，说腹诊是日本人发明的，我就跟他说早在《伤寒论》里就有腹诊，怎么是你们发明的？他说你们发明的可是你们没用啊。我一气之下就申请了一个课题专门研究腹诊的应用。清代医家俞根初说："胸腹为五脏六腑之宫城，阴阳气血之发源，若欲知其脏腑何如，则莫如按胸腹，名曰腹诊。"只有掌握好腹诊，我们才能把握《伤寒论》中的胸胁苦满，心下支结，心下痞满，少腹急结。我们现在的很多中医还有腹诊么？没了，连脉诊都不能很好地把握了，更别说腹诊了，中医就是这么一点点下滑的。但是那个日本人所说的我们中国人已经不用的腹诊，我们还在用。

第五个就是审机用方，要做到圆机活法，异病同治。所谓圆机活法，就是用经方的时候，如果病机相同，则可举一反三，扩大经方的使用范围，打破原来某一方应用的格局。柯琴在《伤寒论翼》里说："因名立方者，粗工也；据症定方者，中工也；于症中审病机、察病情者，良工也。仲景制方，不拘病之命名，惟求症之切当，知其机得其情。"

举几个例子，在"文化大革命"的时候，木樨地那边有一个部长的妈妈得了三叉神经痛，各种治疗效果并不好，后来，来找我去看。这个患者舌光如镜，头痛欲死，我就给她开了两味药：芍药三十克，生甘草十克，吃完了以后就不疼了。因为芍药甘草汤能酸甘化阴，舒挛缓急。但是不要随便乱加药物，如果在芍药甘草汤里加蔓荆子、川芎之类的药物,就破坏了它的方义了。

北大后勤处一个处长的女儿在高考之前的时候,哮喘很厉害,根本不能平躺下来睡,来找我看病,我观察这个小女孩舌光如镜,我说我开两味药给你,有可能六个小时以后,你的喘就能慢慢减缓。我就给她开芍药甘草汤,患者服药后六个小时左右,结果喘真的就慢慢地平缓了。因为哮喘是气道平滑肌痉挛,而芍药甘草能够酸甘化阴、舒挛缓急。

有一个小孩子,几乎是每天夜里都送到医院来看急诊,就是肚子疼,而且疼得要命,但是又查不出问题,然后就找我看病,他妈妈把情况说了,我判断就是肠痉挛,因为没别的问题,我就给他开的芍药、甘草两味药,之后那个病人肚子不疼了。

这三个患者的病情都不一样,但是病机是一样的,就是经脉的拘急痉挛,所以我们的治法也是一样的,都是用芍药甘草汤解决的问题,这也是异病同治。据文献记载,芍药甘草汤可以治疗三叉神经痛、急性胃肠痉挛腹痛、肌肉痉挛、高泌乳素血症、萎缩性胃炎、便秘、支气管哮喘、痛经、顽固性呃逆、结石性肾绞痛、血管神经性头痛、急性腰扭伤等多种疾病,这也就是经方的魅力。

刚才谈到五苓散证的病机就是气不化津,我们的治法就是温阳化气、布津利水。再看一个病例,李某,男,43 岁。2009 年 5 月 6 日初诊。主诉是尿频尿急半年。患者 5 年前患前列腺炎,一直服用西药,病情时好时坏。半年多来尿频尿急又犯,但服用原来的西药仍未见效。稍微多饮水则尿频尿急加剧,大约 10～20 分钟一次,下午明显。除尿频尿急以外,余无所苦,体形适中,脉平苔薄润。辨证是气不化津,那就治以温阳化气,布津利水,处方:川桂枝 10g,猪苓 10g,茯苓 10g,白术 10g,泽泻 10g,益智仁 15g,乌药 20g。患者服用后效果很好。

我对五苓散有一段话,是给倪诚在《种杏仙方》中写按语的时候写的:"关于五苓散的作用,不能仅理解为利水之剂,还要认识到化气布津的一面。方中桂枝温阳化气以复三焦、膀胱气化功能,白术、茯苓健脾布津以使水津四布全身,泽泻、猪苓合茯苓利水渗湿以除有余之水。"大家注意,"膀胱"前面有"三焦"两个字,不只是"膀胱"两个字,这就是五苓散能治疗腹泻的道理。火神派鼻祖郑钦安在《医法圆通》里面讲了这么一段话:"五苓散能化膀胱之气,故治之而愈。一治头晕、咳嗽、呕吐、腹胀、小便短。病形虽见头晕、咳嗽、呕吐,总缘膀胱气化不运,水湿之气不得下降,气机必返于上,上干清道,故现以上病形。五苓散专攻利水,水气下降,气机自顺,故病自愈。"

第六是要注意变化用方。经方的变化应用包括经方与时方的合用,经方与经方的合用。我们学习经方"不能死于句下",要圆机活法。因为张仲景本来就是这样的,桂麻各半汤、桂枝二麻黄一汤,都是经方的变化应用,我们要学习他这个方法。我现在治疗前列腺炎常用当归贝母苦参丸合蒲灰散,治疗高泌乳素血症常用芍药甘草汤合二仙汤。

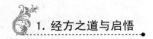

我们刘老说了："从临床出发，用实事求是的态度，把时方与经方进行巧妙的结合，用'古方'以补'时方'之纤弱，用'时方'以补'古方'之不全。"这是老先生教我们的。

下面看一个病例，王某，男，9岁。2011年7月25日初诊。主诉是"腹痛伴腹水半年"。患者近半年来自觉腹痛腹凉，腹痛多于每晚十点发作，至天亮缓解，大便一日2次，质稀有黏液。患者不能食鱼虾类食物。舌体淡胖边有齿痕，苔薄黄腻，脉弦迟。西医诊断是"特发性嗜酸性肠胃炎"，这是一个很特殊的病，37年报告了3例，迄今为止全世界报告了300例左右，辨证是脾肾虚寒，肝旺乘脾，我就用乌梅丸、小柴胡汤、痛泻要方合方：乌梅10g，细辛1g，桂枝6g，淡附片6g（先煎1小时），川椒6g，黄连6g，黄柏6g，当归6g，制苍术10g，陈皮6g，白芍6g，防风10g，白术10g，柴胡10g，法半夏6g，黄芩6g，党参6g，炙甘草6g。结果患者服药以后肚子也不疼了，泻也止了，腹水也消失了。

根据本例患儿腹痛的时间、腹泻特征，辨为脾肾虚寒，肝旺乘脾，制方思路是有是证用是方，即针对所辨脾肾虚寒，肝旺乘脾之证与乌梅丸、痛泻要方、小柴胡汤三方证合拍，药证相合，肯定就有效果。

关于乌梅丸，我要说一点，在《方剂学》中出现了一个奇怪的现象，《方剂学》把乌梅丸归到了杀虫剂，现在人没虫了怎么办啊？人们就不会用乌梅丸了。原文中"又主久利"四个字没人念，就简单地认为乌梅丸是一个治疗蛔厥的方，没蛔厥了，乌梅丸就没办法用了。

再看一个非特异性结肠炎的病例。唐某，男，55岁。2001年7月31日初诊。主诉是腹痛、腹泻、黏液便15年。患者每日晨起腹泻、黏液便，伴有左少腹隐痛，三餐后半小时复又临厕，夜间更衣2～3次，腹部胀气，肠鸣排气，里急后重，历时15年，反复发作。中医辨证是脾寒肝旺，湿热蕴结。用方是乌梅丸、黄芪建中汤、痛泻要方合方：生黄芪15g，杭白芍10g，炙甘草6g，防风10g，陈皮6g，桂枝10g，乌梅15g，细辛3g，党参10g，生姜3片，蒲公英15g，黄连3g，马齿苋15g，神曲10g，白术10g，饴糖适量冲入（一汤匙）。患者服药后下泄的黏物越来越少，后来他就完全好了。

对于这一类的疾病，我是从内痈来论治的，以温中清肠、化腐生肌为治法，常用乌梅丸合薏苡附子败酱散、痛泻要方来治疗。所以大家学习经方应用的时候，要把它的制方思想学到手才行，而不是说就局限在某一个点上去。

最后，我跟大家说，经方时方各擅其长，无需各立门户。辨证用方专病专方，无需形同水火。复方单方择善而从，无需厚此薄彼。临证活方活法活用，全在领悟贯通。

谢谢大家！

（整理：刘绍永）

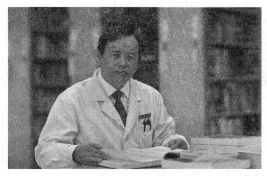

仝小林，中国中医科学院首席研究员，主任医师，博士生导师，973计划项目首席科学家，国家中医临床研究基地糖尿病研究联盟主任委员，国家中医药管理局重点学科学科带头人，中华中医药学会糖尿病分会名誉主任委员，中华中医药学会方药量效研究分会主任委员，世界中医药学会联合会内分泌专业委员会会长，世界中医药学会联合会方药量效研究分会副会长兼秘书长，国家药典委员会委员，兼任北京中医药大学教授、博士生导师，浙江大学、南京中医药大学、长春中医药大学、香港东华三院等客座教授。享受国务院特殊津贴。获2011年何梁何利科学技术进步奖。以第一完成人荣获国家科技进步二等奖2项、中华中医药学会科学技术一等奖2项、二等奖2项、三等奖2项；国家图书奖特别奖1项。1996年获"全国中青年医学科技之星"称号，2003年荣获中国科协"全国抗击非典型肺炎优秀科技工作者"、"卫生部直属机关防治非典型肺炎工作优秀共产党员"及中华中医药学会"抗击SARS特别贡献奖"，2010年度被评为"卫生部有突出贡献的中青年专家"，2011年获中国科协"全国优秀科技工作者"。

承担国家973重大基础研究项目，任首席科学家；作为第一负责人承担国家中医药管理局中医科研行业专项"基于社区的糖尿病中医药干预及推广应用研究"课题；承担国家"十一五"科技攻关课题，为课题负责人；主持国家自然科学基金等20余项课题；主持编写中医行业第一部专病指南《糖尿病中医防治指南》。主编《重剂起沉疴》、《疑难病中医治疗及研究》、《方药量效学》、《糖络杂病论》、《中医博士临证精华》、《SARS中医诊疗与研究》等医学著作10余部。以第一作者和通讯作者发表核心期刊论文160余篇，发表SCI论文30篇。治疗多例重症高热、顽固性心衰、不全性肠梗阻、糖尿病重度胃瘫、糖尿病重症周围神经痛、重症失眠、慢性肾衰竭、消化道肿瘤等疑难重症，取得良好疗效。目前已获得国家发明专利17项，转让专利及新药处方11项。

擅长糖尿病、代谢综合征及疑难杂症的中医治疗。主要治疗方向：①糖尿病及并发症；②甲亢、甲减、自身免疫性甲状腺炎等甲状腺疾病；③肥胖、高血压、高血脂、脂肪肝等多种代谢紊乱疾病；④高热、肿瘤、风湿性关节炎、慢性肾功能不全等内科疑难杂症。

2. 理法方药量，重剂起沉疴

——仝小林教授

今天非常高兴，有机会和北京市中医药"125 人才"的医生们一起讨论一些学术问题，我们一起来讨论一下有关方药量效的问题。

大家知道在中医的辨证论治里，"理-法-方-药"是一个基本的内容，也是一个基本的程序和过程。什么理？什么法？什么方？什么药？但是到了"药"这个地步，应该说还没有最终完结，还必须有一个"量"。我们经常在临床上看到这种情况，开的方子、辨证的思路都不错，"理-法-方-药"中到"药"这里也不错，但是就是效果差，或者说没效果。那么，有经验的老医生在剂量上稍微一调，效果就出来了。所以对于这种情况，我们一直在思考这个问题，就是在"理-法-方-药"之后，应该加一个字，就是"量"。剂量问题应该说是中医非常核心和关键的一个问题。我们知道西医在治疗上也特别讲究量，比如说抢救心衰的时候，要达到洋地黄化。那么，"化"是什么意思呢？就是个体化，使心衰得到纠正，心率能够真正降下来。抢救休克的时候，早年我博士论文做的就是休克，感染性休克，做了 200 多例，我们当初用 6542 的时候，也需要个体化，真正达到阿托品化。阿托品化的时候就不是一支两支，甚至也不是三支四支，而是几十支，一直到手足温暖。西医在治疗上很讲究量，中医在治疗上也同样要讲究量。

大家都知道，中医的不传之秘就在于药量。我记得我上大学的时候，我的大内科老师是任继学教授，他第一堂课就跟我们讲了这个问题。就是有经验的医生，你在跟师学徒的时候，他可以告诉你方子，告诉你到药，但是如果不告诉你量，你仍然是"摸黑"。所以说中医的不传之秘在于药量。我们说在"理-法-方-药"的辨证上，如果你有十年以上的临床经验，基本的东西应该都能掌握了，但是在用量上，却会有相当大的差别。这个药量，有师承的关系，有的在跟老师从开始学习的时候，就是小剂量，所以就一辈子小剂量。有的老师是大剂量，就一辈子都是大剂量。所以说，师承关系影响很大。像伤寒大家曹颖甫，他是自学成名，他在早期的时候，用量非常小，麻黄用到 1.5g，或者 3g，但是到了晚年，麻黄用量越来越大，用到了 15g。他觉得 15g 麻黄在治疗外感热病的时候效果要远远优于低剂量。但是，15g 的麻黄对很多疾病来说应该还是远远不够，但是他因为开始的时候就受到小剂量的影响，所以就一直慢慢地往前探索。

那么剂量问题是怎样引起这些思考的呢？实际上是从 1983 年，上海中医药大学的柯雪帆教授在《上海中医杂志》上发表了一篇文章，是关于《伤寒论》的药物剂量考证的，这篇文章明确地提出《伤寒论》中的一两是 15.625g，那么我们知道我们的教科书《伤寒论讲义》，包括我们的参考书，都写的是《伤寒论》中的一两等于 3g，相当于现在的一钱。突然出现这样一种观点，大家都很重视。我 1983 年的时候，正在读硕士，跟着国医大师李济仁老师在安徽学习。当时发现了这篇文章之后，我感到吃惊不小，因为老师们讲的都是一两等于 3g，怎么突然一两等于 15.625g 了？差了 5 倍之多，这到底是真的还是假的？如果是真的，那我们现在的用量就真的值得反思了。如果是假的，那么现在的用量是真理。为了弄清到底是多少，我做了一个比较详细的考证，这个考据花了我很长的时间，花了一年多，后来又陆陆续续地花了很多时间。到 1996 年的时候，我在《中国医史杂志》上专门写了一篇文章，叫《"神农秤"考》，实际上就是对一两等于 3g、甚至还有一两等于 6g，这种小剂量的观点进行考据，到底正确还是不正确。这是 1996 年发表的一篇文章，1994 年的时候曾经在中日的国际交流会上，专门和日本的树岛新村先生进行了一场辩论。他们日本的观点是一两等于 1.6g，和我们的 15.625g 相比小了十倍。起由是从孙思邈开始，因为孙思邈当时在《千金方》的序里专门记载了一个梁代陶弘景的论述。在梁代陶弘景的《本草经集注》里面专门讲了度量衡的问题。因为当时在唐代，度量衡在小秤上仍然是 100 黍为一铢，即 100 个小米粒为一铢钱，这是延续汉代的剂量。唐代分为大秤和小秤，而小秤越来越不适宜日常生活和商业的交往，所以从隋以后逐渐有了大秤，大秤是用于商业的，但医药上仍然保留的是小秤，而小秤仍然是汉代时候的秤，100 黍为一铢。但是陶弘景记载了十黍为一铢，10 个小米粒为一铢。当时孙思邈并没有经历这样的情况，所以这样小的一个秤，比我们现在通用的秤要小十倍，它到底是什么样的秤？所以他在此划下了疑问，当时是否有一种神农秤？神农秤的名字就是这样来的。所以我 1996 年发表在《中医医史杂志》上的《"神农秤"考》一文，就是考据到底有没有神农秤，孙思邈用的是不是神农秤。我得出的结论就是，孙思邈用的肯定不是神农秤。所以他自己虽然记载了这样一个问号，但他实际上用的不是。但是我们知道，中国的医学传到日本，主要是从唐代鉴真和尚，当时有很多医书都被带到了日本，日本有很多人就非常倾向于这个剂量：一两等于 1.6g，比我们的一两等于 15.625g 小了十倍。为什么呢？一个是 100 黍为一铢，一个是 10 黍为一铢，差了十倍，所以日本到现在为止，多数的医家仍然是用量比较偏小。我在日本待过几年，在那里医生的用量的确是很小的。但是，由于日本人和中国人的体质上不同，他们不是祖祖辈辈地吃中药，不是基因里都镶嵌着中药味儿，所以他们相对来说还是比较敏感的。而且，我在 90 年代初去的时候，发现日本的药材质量要比我们国内的药材好得多，非常的干净，而且是上等药材，所以相对用量比我们会小一些。我当时在那儿用药大概是国内用量的一半儿左右，甚至更小一点。从度量衡来看，我们可以看到这是非常紊乱的剂量。傅延龄教授把它归纳了一下，《伤寒论》中的一两折合成现代剂量的有 1.0g、1.2g、1.6g、3.0g 等。这里面有很多是有文献依据的，有很多完全是臆测的，有很多是书抄书的。那么现在比较靠谱的是哪个剂量呢？就是 13.8g，这个剂量是中国中医科学院的范吉平教授在前几年曾经写的一本关于《伤寒论》药物剂量考据的书里明确提出来的，一两等于 13.8g。我们现在做的"973 课题"——以量-效关系为主的经典名方相关基础研究，其中一个课题"基于文献及临床经验挖掘的中医方药剂量理论研究"是由北京中医药大学傅延龄教授承担的，他们的课题组主要从事文献的研究，最后得出的结论也是一两等于 13.8g。13.8g 和 15.625g 有一点差别，差了 1g 多，这是怎么来的呢？当时柯雪帆教授在考据的时候讲的是汉代，并没有把它分成东汉和西汉，他考证的这个剂量实际上是西汉的剂量，而我们考证的这个剂量是东汉的剂量。西汉和东汉都是 16 两秤，即一斤等于十六两，但西汉时一斤是 250g，而东汉时是 220g。那么，250g÷16＝15.625g，220g÷16＝13.8g。张仲景毕竟是东汉人，所以我们还是倾向于张仲景用的剂量应该是东汉的剂量，即一两等于 13.8g。但即使是 13.8g，和我们教材中的 3.0g 也是差距甚大，有四倍多，接近五倍的差距。我们之所以在用量上有这么大的偏移，有的特别之大，有的特别之小，应该说都有一定的依据，这里的依据主要是根据官方度量衡，有的猜测性的依据就不足为凭了，像一两等于 3.0g，它是怎么来的呢？一是用药习惯，从宋以后用量非常小。最后定到 3.0g 的实际上是李时珍。我们知道李时珍它不仅仅是药物学家，他的出身是医学家，明朝嘉靖年间给嘉靖皇帝看病的御医，后来专门研究药学，也应该说是个大医学家，李时珍根据已经流传了千百年的情况，根据个人的体会，提出"古之一两，今之一钱"，明代的一钱大概是 3g，所以他说古之一两相当于今之一钱，所以一两等于 3.0g，就是这样定下的。作为医生，人人皆知一两等于 3.0g 的剂量。一两等于一钱，实际上传播最广的是汪昂，汪昂编了《汤头歌诀》，《汤头歌诀》的说明里专门引了李时珍的这段话。李时珍的这段话是"古之一两，今之一钱，可也"，"可也"是商量的语气，但在汪昂那里却变成了"古之一两，今之一钱"，就成了一个定论。后代基本上都尊重汪昂的意见，都是"古之一两，今之一钱"，所以看《伤寒论》时，桂枝 3 两就是 9g，白芍 3 两是 9g，就是这样算出来的，但实际上是错的。

　　我在早年刚出校门的时候，很喜欢经方，也很喜欢用经方，但是受到一两等于一钱这样一个观念的限制，用量非常之小，结果感觉到没有什么效果或者说效果非常差，尤其是对一些外感疾病，你用桂枝 9g、白芍 9g，作用非常之弱。所以后来逐渐恢复到用内科方，用中医基础的方来治疗疾病。直到后来考据了张仲景的剂量之后，我们开始对经方本原的剂量进行尝试，从那以后，才真正体会到了经方的疗效。我们看一下，张仲景有没有可能用那么小的剂量，如石膏，在木防己汤里面，张仲景讲的是"如鸡子大，十二枚"，现代的鸡蛋肯定要比汉代大得多，所以我们当时请药学部的人称一下如鸡子大的十二枚石膏到底是多少，就选择跟鸽子蛋大小的石膏，十二枚是 800g，这是有实物可称的。再比如说，水蛭，抵当汤里面是 30 枚水蛭，我们选了比较小的 30 枚水蛭，称了实际重量是 108g，大概我们现在还没有人能用到 108g 吧，我用过 60g，还未用过 108g。但实际上这里面还涉及一个问题，水蛭能否煎煮，水蛭煎煮后水蛭素就破坏掉了，所以我们用的时候都是打粉冲服。如果是冲服的话，3g、6g 足矣，不需要这么大的剂量，但是若煎煮的话，这么多量也没有特别大的危险，因为里面的成分早都破坏掉了。

从上述的非衡器剂量上来看，确实可以看出张仲景的用药剂量是非常大的。当然，张仲景时代，毕竟是一个医疗条件各方面都非常差的时代，在南阳那个地方，老百姓生活很苦，这种情况下一般没有大病不来，也不可能长期吃药，所以一般情况下几服药、几十服药就能解决问题，而且看的多数都是重病，所以整个剂量偏大也是情有可原的。傅延龄教授经过论证以后确定经方中一两等于 13.8g，是根据文物实地的考察、经方药物重量的实测、文献资料的再研究、度量衡专家的权威认证，然后对于一两约合 13.8g 的再分析，最后以无可辩驳的事实，按照傅老师的讲话，找不到不是 13.8g 的依据。我们现在虽然还没有做最后的鉴定，但是基本上已经很清楚。我们可以看到葛根在汉唐时代的应用剂量是一个非常宽的剂量阈，从很小的剂量一直到很大的剂量，最大到 400 多克。这样一个很宽的剂量阈，到宋朝以后，就突然变窄了，像三峡大坝一样，突然一下下去了，然后再也恢复不了元气了，以后是逐渐有增高的趋势，现代有增高的趋势。为什么呢？因为疗效不好，所以大家都开始尝试用更大一点的剂量，包括我们的药材也不行，所以渐渐有一种增大的趋势。但是跟汉唐时代相比，应该说差距甚大。傅老师的团队对 50 种经方常用药物的剂量进行了考据，大致都是这样一种情况，这里面说明了一个很重要的问题，就是说在汉唐时代，既然能有这么宽的剂量阈，那就说明它没有更大的危险，如果说吃了就死人，肯定没有这么大的剂量阈。从汉唐到宋朝这么长的时间，上千年的时间都是这样一个用法，就说明它应用是很有依据的。而后来人们就开始很谨慎了，在临床上应用的剂量非常小，原因是在宋代的时候，由政府来推行的一种剂型——煮散。这个原因可能很多，包括战争，饥荒，药源的紧缺，给部队免费的供药等。当时就有很多医家提出能否节省药材，根据他们医家的经验把汤剂的饮片打成小的颗粒，我们现在说大概是在 20～80 目的颗粒，打成这样的颗粒以后，然后在进行煎煮，这样可以大大地节省药材，同时也能节省煎煮的时间。所以宋朝由政府主导，像《太平和剂局方》、《圣济总录》等这些方书中的方剂都是以煮散为主，而这种煮散整整推行了四百年。这样的情况导致后面的医家由于煮散小剂量用惯了，再回到汤剂的时候就回不来了。这个也很好理解，如果你们的老师都教你们煮散的小剂量，你们肯定也不敢贸然地去恢复汉唐时代的大剂量，这是一个习惯问题，因为从宋朝以来，推行煮散已经四百年，那是一个相当长的过程。但是这个却给我们一个提示，就是当一个药物，比如葛根在治疗疾病的时候，是不是会有一个比较宽泛的剂量阈值，可能是从这么低到这么高的一个剂量阈值，这么宽的一个剂量阈值。那么这个就和一两等于 3g 的观点，这样一个很窄的阈值，到了明清的时候这么窄的阈值，它的情况就完全不同了。如果阈值很大，那么我们在很多疾病需要用葛根的时候，可以进行剂量的探索，如果说阈值定的很小，剂量定的很小，甚至它可能根本就没有落在有效范围之内，更谈不上你在研究上，去在一个比较宽的有效阈里面进行尝试，因为现在《药典》规定非常严格，都是以安全性为主而不是以有效性为主，这样的话就大大限制了中药本身的应用。临床上中药的应用剂量稍微超了一点，医生就得盖章，出了一点问题医生就得承担全部责任。这种医疗制度对我们整个的医疗来说，束缚了手脚，捆绑了手脚，而且降低了疗效。所以我们研究剂量的范围，也叫剂量阈，实际上是给我们今天的研究来找到一些古人的依据。若一点古人的依据也没有，恐怕非常难以进行研究，尤其是我们找到的古人的依据是张仲景，张仲景就是这样用的，而且张仲景的《伤寒论》被尊为"方书之祖"，这种情况是能够给我们提供很重要的借鉴意义的。

所以归纳起来，在唐以前是大小剂量并存，有大剂量，也有小剂量，张仲景的书中也有很多小剂量，但那是以汤剂为主、以大剂量为主。宋以后，也是大小剂量并存，宋代有很多医家也是用大剂量，仍然保持汉唐时代的汤剂，但这部分人毕竟非常之少，所以是以小剂量为主。林亿有这样一句话"久用散剂，遂忘汤方"，久用散剂时间长了之后，大家就把汤剂怎么用忘了，汤剂的剂量应该是多大就给忘了。其结果就使临床用药范围的剂量阈大大地缩小，以至于中医在急危重证和疑难病面前显得力不从心，阵地逐渐缩小。应该说几千年来，急症都是中医来治的，中医有非常丰富的治疗急症的经验。但是现在越来越少的急症来找中医，而且有信心治疗急症的中医医生也越来越少。原因是什么？阵地在缩小，阵地为什么会缩小？是因为在急危重症面前该用的药没有，该用的量上不去，所以就没效，你自然就没有信心。我记得我们在上大学实习的时候，还能随手开到甘遂、大戟、芫花、巴豆，我们还敢开巴豆，现在你们可能谁也开不出来了,要开的话,得要公安局的介绍信,所以很多药物已经没法体验它真正的疗效了。所以我们觉得对剂量的研究是非常关键的一个问题,但这个剂量绝不是一个单纯的大剂量的问题。有人听我的课之后总是听不好,没有完全去理解,以为我就是大剂量,其实错了,我们从来提倡的都是合理用量,该大则大,该小则小,该用汤剂就用汤剂,该用丸、散、膏、丹就用丸、散、膏、丹,而不是说一味的大剂量,大家对此千万不要误解,但是该出手时就出手,这是我们的一个主张。

下面举几个例子:

(1)重用生地治疗药物性皮疹

有一个药物性皮炎的患者,这个药物性皮炎是早年我治的一个病例,这个农民喷洒了 666 粉农药,然后全身就起红色的小丘疹,高出皮肤,压之不退,皮肤奇痒难忍,干燥脱屑,伴有低热,心烦躁动不安,眼干、咽干、口干、喜凉饮,头晕、视物模糊,而且身热时自觉皮肤颤动,舌红绛少苔,脉弦滑有力。那么这个时候我们用地黄的剂量,凉血的剂量就要大一些,处方是:生地黄 60g、丹皮 15g、赤芍 9g、玄参 12g、紫草 15g、蝉蜕 9g、僵蚕 9g、牛蒡子 9g、生石膏 30g、知母 15g、龙胆草 15g。所以吃了四服药,皮疹就消退了。

(2)重用清营汤治疗药物疹伴高热

这是一个高热患者,也是药疹,用的是清营汤。这个病人是我在中日友好医院的时候治疗的。这个病例是首都机场的一个病人,尿毒症晚期,准备接受肾移植,但是突发高热寒战,体温 38℃,后来升至 40℃,尿中白细胞满视野,用过抗生素之后开始出现药疹,后来给予激素,但体温没有得到控制,从 38℃升至 40℃,血象也提示白细胞升高,尿检发现大量霉菌,全身鲜红及深红交杂的大片状分布的丘疹,通身大热,且已持续十来天,无汗,烦躁谵语,小便黄少,大便干,舌红,苔黄厚腻微黄,脉小滑数。我们用的剂量是生地 120g、赤芍 60g、丹皮 30g、玄参 30g、羚羊角粉 6g(冲服)、紫草 24g、茜草根 30g、重楼 30g、金银花 60g、连翘 60g、生石膏 120g、白茅根 60g、芦根 60g、淡竹叶 12g、白鲜皮 60g、地肤子 30g。1 剂水煎 3 次,浓缩取汁 300ml,频频饮服。这里用的是频频饮服的方法,高热的时候一下子灌了太多反倒引起胃不适容易引起呕吐,慢慢吃,一口一口地往里灌,这个病人我印象很深刻,下午一点钟开始服药,到了十点钟的时候,病人开始两耳胀痛,张口困难,两耳根部明显肿胀,两耳周及外耳道流出了差不多有一小碗黄色的黏液,由于他是尿毒症,所以小便很少,几乎是无尿,所以瘟毒上发,继续接着吃之后,周身汗出,然后热退,皮疹也明显消退,唯有大量的黏液还在不断地渗出,由两耳扩至整个颜面。第二天颜面高度肿胀,形如狮面,眼睛几乎睁不开,而且脸部触之如面具,感觉十分板硬,此时体温已经开始下降。又吃了一服之后,体温恢复正常。一周以后,大量皮屑脱落,此前硬皮全部脱屑,药疹告愈。这个医案里用于凉血的生地剂量用到了 120g。

早在 1985 年,我在南京中医药大学读周仲瑛老师的博士的时候,当时周老师承担了国家"七五"攻关课题,就是治疗流行性出血热。当时我们整个团队在周老师的带领下,一共做了 1400 例流行性出血热,其中我做了休克近 200 例,急性肾功能衰竭 400 多例。当时在治疗一些比较危重的病人的时候,我们最大剂量生地一天是 800g,石膏是 600g。病人是一个 32 岁的男性,得了流行性出血热,高烧,急性肾功能衰竭,全身高度水肿,心衰、呼衰、胃肠道衰竭,全身大面积出血、DIC,狂躁。大家可能记得桃核承气汤,膀胱蓄血证的"其人如狂",这个我们是深有体会,他狂躁的程度,我们六个人都按不住。当时我们给他用了大剂量,上午一服药,下午一服药,频频服。上午的一剂药用了 300g 石膏、400g 生地,下午的一服药也是 300g 石膏、400g 生地,愣是把这小伙子给救回来了,一个月以后出院。当时西医对此不抱希望,多系统脏器衰竭,大面积出血 DIC,整个胳膊和腿都是大面积紫斑,最后到底治好了。所以说这种情况下,你若用量不到位的话,基本上这个病人就没救了。

我们当时治疗流行性出血热的时候,有一个很深的体会,就是《伤寒论》中的"伤寒"到底是什么病。我曾经在流行性出血热之后在南阳开会时碰到北京中医药大学的钱超尘教授,还有医史所的副所长梁峻教授,我说我学《伤寒论》有两个最大的疑点,第一个疑点就是"伤寒"这种病到底是什么病,第二个就是《伤寒论》的用量到底是什么量,我特别希望梁峻教授和钱超尘教授能研究这个问题。当时钱老跟我讲,我们文献虽然可以考据,但是我们都不敢说话,因为没有临床的体会谁都不敢说这个话。所以他们最后还是没考据,那我就自己考据。"伤寒"这个病到底是个什么病,我前两年在《中国中医药报》上连续登了两篇文章,是我和我的学生郭允一起对"伤寒"这个病的考据。后来在 2010 年广东中医药大学李赛美教授主办的经方班上,我就给他们讲了对于"伤寒"是种什么病的认识,后来他们就把它记载到《伤寒论讲义》里面去了。我经过流行性出血热以后,有一种非常深刻的感觉。当时教授我们《伤寒论》的那些老师,无论是长春的,还是安徽的,还是南京的,都说伤寒是一种广义的伤寒,是所有外感热病的总称。但是在经历过流行性出血热以后,我感觉到它太像流行性出血热了,它不是所有外感热病的总称,《伤寒论》好像就为流行性出血热而写一样。为什么会有这种感觉呢？我们再回顾一下张仲景的《伤寒论》序,他讲到:"余宗族素多,向余二百。建安纪年以来,犹未十稔,其死亡者,三分有二,伤寒十居其七"。也就是说从建安纪年以后,十年之内他们这个大家族 200 多口人死亡了三分之二,即 140 人左右。这 140 人里面伤寒十居其七,即 140 人中 70% 是死于伤寒,所以这个情况我们可以看出这里的"伤寒"不是指一个泛泛的伤寒，它真正指的是一种传染病，是一种当时流行的疫病，被称为伤寒的疫病。那么流行性出血热是什么特点呢？第一是真正伤于冬季，流行性出血热每年十一月开始发病，到第二年的三月份基本就没有了，夏季发病则属特别偶然的情况，基本上是从十一月份开始到三月份，是不是冬季？是不是寒冷？我们在苏北做流行性出血热，苏北在 80 年代中期的时候非常寒冷。我们当时在东海、连云港、徐州这一带搞出血热，东海的老百姓为什么会得伤寒（流行性出血热）呢？因为流行性出血热是一种由老鼠传染的疾病，即黑线姬鼠。黑线姬鼠平时在野外，但冬天太冷专门往被子里钻，而当时的农民把斜坡挖进去，垫上草和被褥，就形成了他们的家，旁边鸡猪狗都有，家畜和人都在小范围内聚居，住宿条件恶劣，动物和人在小范围之内聚居，老鼠一冷就往草里钻，所以传染给人。

再者，我们看《素问·热论》讲热病一日一经："一日太阳，二日阳明，三日少阳，四日太阴，五日少阴，六日厥阴"。当时我们还不理解这个"一日一经"，什么病会"一日一经"呢？你看了流行性出血热之后，你就真相信了，它的表现真的是一日一经。

当时我们在跟周老师搞出血热的时候，那个时候现代医疗对症处理方式有：高烧——充分补液；休克——充分抗休克；肾功能衰竭——甘露醇导泻，在 80 年代中期，县级医院没有透析技术；头疼给予止痛片等。在这种情况下，死亡率差不多 10％。那个时候对症处理的情况下死亡率超过 10％，那么现在我们可以想象，如果没有现代医学它的死亡率会有多高。

前年的时候我还在跟周仲瑛老师一起讨论流行性出血热的问题，因为周老师当时看的病人还是在县医院比较多，而农村到县医院得经过两三天以后，然后再转诊到县医院。而我们当时是直接去的农村，到公社、大队，这个时候一开始发病的症状我们看得非常清楚，就是典型的头痛、身痛、腰痛、骨节疼痛，特别怕冷，典型的一个麻黄汤证，或者是桂枝汤证，或者柴胡桂枝汤证，即典型的伤寒表证。但是这个过程比较短暂，40℃的高烧很快就进入到阳明。到阳明以后就到了县医院，医生看到的都是阳明经证的四大症状：大热、大汗、大渴、脉洪大，要么就是阳明腑证的症状，这个时候的症状都已经很重了，真正到你用承气的时候，包括桃核承气这些方子的时候，这个病就已经是非常之重了，甚至有的已经是重度肠麻痹了。重度肠麻痹的时候，肚子崩崩胀，腹胀如鼓，此时我们就看肠鸣音还有没有，如果肠鸣音消失，那你也不敢用，如果用了造成肠破裂，造成中毒性休克，更不得了。只要是不全性梗阻，肠鸣音亢进，我们赶紧就给用承气汤治疗。

三承气汤在这里用得非常多，但用得最多的还是桃核承气汤，因为流行性出血热是肾综合征出血热，它直接损害的是肾脏，病毒损害肾脏以后造成出血，除了腋下和身上有一些出血点以外，这种出血肉眼往往不易看见。这种肾综合征出血热，它的出血是在膀胱，就是我们说的"膀胱蓄血"和"膀胱蓄水"，"膀胱蓄血"在这时候看得是非常清楚，出血甚至把输尿管向膀胱排尿的口都堵住，然后尿液无法排出，导致尿素氮和肌酐一天天上升，很快进入到肾功能衰竭，有的病人只要几天就达到了尿毒症期。400多例肾功能衰竭，我们用了太多的桃核承气汤，用过之后，堵在膀胱中的血性尿从尿道里排出之后，小便马上就通畅了，肾功能开始一点点的改善。血性尿排出来的可能就活过来了，不出来的可能就不行。血性尿排不出来的情况就如我刚才说到的那个病例，肾功能越来越差，一直到尿毒症，然后水钠潴留，全身水肿，接着影响到呼吸，肺水肿、心衰、胃肠道水肿、衰竭、脑水肿、狂躁，非常狂躁，真的是"其人如狂"。所以《伤寒论》里讲了"血自下，下则愈"。所以你想想，什么样的传染病能在证候中看到膀胱蓄血？实在是太少了。

什么情况下是膀胱蓄水呢？膀胱蓄水往往是老年人，本来细胞内水分就不足，而且这个病一开始就是高热，高热39℃、40℃甚至41℃，持续几天之后老人的舌头都伸不出来了，舌头都卷了缩了，吐都吐不出来了，像个小舌头的感觉。然后，舌质非常红，或者说红赤、红绛，少苔或者无苔，但是下肢高度水肿甚至全身高度水肿，排不出尿了，这是典型的猪苓汤证，阴虚水热互结。舌干、舌厥萎缩、少苔无苔，这是阴虚的表现。水哪儿来的？细胞外水分出来了，高度水肿。阴虚哪儿来的？细胞内没水分，即细胞内没有水分，而细胞外水钠储留的证候，这是典型的猪苓汤证，所以我们有很多猪苓汤的病例。

而在这个时候，我们看《伤寒论》的时候，《伤寒论·太阳病篇》占总书的一半儿，而阳明病篇、少阳病篇、太阴病篇、少阴病篇、厥阴病篇加一起都没有太阳病篇多，为什么呢？因为太阳这个阶段太复杂了。我们可以看到重症都是两期重叠或者三期重叠，什么是两期重叠呢？高热和休克重叠，三期重叠是高热、休克和急性肾功能衰竭重叠，即又有高热又有休克又有肾功能衰竭。本来应该是高热期、少尿期、恢复期，但是临床上经常重叠在一起，既有高热少尿又有肾功能衰竭休克，所以病情非常之复杂。我们看到的很多太阳经的病都是混杂在一块，所以早期的时候因为是高热而来的，早期是四逆散证，即热深厥深，热在胸腹、厥在四肢，一摸肚子特别热，一摸胸腹很凉，热深厥深用四逆散。当时周老师做了一个抗休克的药——枳实注射液，有的地方做的是陈皮注射液，上海做的是参附注射液。四逆散中有枳实，所以开这个郁闭是阳气郁闭，是胸腹灼热、四肢厥冷。到了休克晚期的时候，那就是真正的四逆了。胸腹一凉下来，血压一下降下来甚至到零了，那时候是真的四逆了，四逆汤、通脉四逆汤、通脉四逆加猪胆汁汤都可以在此时应用了。所以，早期是典型的四逆散证，后期是四逆汤证。这个病在整个太阳病阶段，包括泻心汤、百合知母生地、百合鸡子黄及栀子豉汤类方，都能用得上，因为它太复杂了。假如说这个病控制不好，一天一经，几天之后就死人。所以后来我们对《素问·热论》的"一日太阳，二日阳明，三日少阳，四日太阴，五日少阴，六日厥阴"体会非常深刻。

我的体会是，当时张仲景实际上是一个非常创新的医学家，他写《伤寒论》的动机有可能是有感于家族的三分之二的人都死于瘟疫，尤其是伤寒。所以对于这种病，他该如何控制，"感往昔之沦丧，伤横夭之莫救"，这个时候他才写了这本书，我感觉他的动机跟此有密切的关系。大家可能听过冯世纶老师，还有钱超尘老师讲过，他的这些方子来自于伊尹的《汤液经法》，而伊尹的《汤液经法》之上是《神农本草经》，所以可能是伊尹本于《神农本草经》，而张仲景又本于《汤液经法》。当然《汤液经法》可能只是占《伤寒论》方剂的一部分，其中还有很多不是《汤液经法》中的方剂，实际上是当时非常有效的一些方子被张仲景有效地组合到了治疗伤寒这个病中了。

我们现在看《伤寒论》，有的医家讲"六经统贯百病"，这个观点是后世发展的。张仲景本意是不是这样呢？首先，张仲景《金匮要略》先讲的是《脏腑经络先后病脉证第一》，张仲景还是直接讲脏腑经络，没有直接讲六经。整个《金匮要略》里面对于内伤杂病，还是以脏腑辨证为主，并非以六经辨证为主。只是对流行性出血热这样的一种瘟疫的传变过程，他讲了六经的辨证。但是后世的医家给予了六经辨证充分的发挥，分成了三部六病，还有像胡希恕先生按照八纲、六病、六经等对此有很多的论述。我觉得这是后世的发展，但是我们如果原本地了解了《伤寒论》本意的话，对我们理解方子的应用有很大的好处。就是你不必胶柱鼓瑟去抠《伤寒论》的每一个条文适应的证，因为我们讲方证相应，它讲的是当时的那个病在当时那种情况下的证，它仍然用的是古代的方子对应这个时候的病。如果你按图索骥，刻舟求剑，找一条条的条文去对，可能就太刻板了，失去了仲景的本意。我相信仲景当时在治这个病的时候也是非常之创新的思想，集百家之优势用在一个病的突破上。

大家知道我们在糖尿病的治疗上，几乎都是用的经方，但是经方真的用在糖尿病上的有几个条文呢？白虎加人参汤谈到消渴，八味地黄丸谈到消渴，几乎非常之少，但是经方被我们广泛地用于糖尿病的治疗上。思路就是只要病机相合，这个方子就可以用，而不是刻舟求剑地要这个方子一定就要对应几个症状，我们主要强调的是病机相合，只要病机相合，这个方子就可以用。仲景可以采百家之长用于治疗伤寒这个病，那么我们也可以将伤寒的方子用于糖尿病的各个阶段。所以我们在糖尿病的各个阶段用的基本都是《伤寒论》方，而且效果非常好，不但是降糖，包括各种并发症的治疗几乎都是经方。因为经方已经够多了，113方已经够多了，其实只要变化一用的时候，很多都是够用了，所以我觉得能在学习《伤寒论》的时候区分《伤寒论》本意的东西、本源的东西是什么，然后再去理解后世发展的东西，不要把它们混为一谈，混为一谈之后脑子就容易不清楚，总是模模糊糊的，不清楚哪是张仲景的意思，哪是后世医家的意思。所以我个人很少去看后世的注解，最好是自己拿着原文一条条地去琢磨，去思考。有的人参考几十家、几百家的注，注来注去脑子都注出浆糊了，所以我觉得读原文很重要。这是讲的《伤寒论》的第一个问题。

第二个就是《伤寒论》的剂量，这个剂量的问题我们应该说也是花了几十年的时间。到 2009 年科技部正式立"973 课题"做这个项目，所以我们这个团队也是在十几个团队里面争得了这个项目，本身也是在于我们团队长期应用经方的实践，尤其是用经方本原剂量治疗急危重症的实践，可能这也是我们获得这个项目的一个关键。这个项目是一个药学的项目，不是一个医学的项目，而我们医生拿到了这样的项目，评审专家可能是基于这样的思考。

下面我再举几个例子：

（3）重用黄芪治疗糖尿病合并面部肌肉塌陷

邓某，女，50 岁。主诉：左侧面部肌肉萎缩 1 年。现病史：1 年前发现左侧面部肌肉萎缩，就诊发现血糖升高，诊为糖尿病，未服药，仅饮食控制。曾服中药治疗面部肌肉萎缩，无效，萎缩逐渐加重，仅服维生素类。现 FBG7.0mmol/L。刻下症：左侧面部完全塌陷，影响咀嚼及面部表情，塌陷部位肌肉时有疼痛。大便次数多，3～4 次/日，质稀，晨起腹泻，肛门重坠感，时有肛门脱出。腰部及双下肢酸痛。乏力甚，终日欲卧床，无法干农务。舌淡苔薄白，脉沉偏弦滑硬，尺部弱。

这个人是面部肌肉萎缩，在很多大医院都看过了，原因不清楚，左侧面部塌陷。但是这个病人很有特点，肛门脱出，终日卧床无法干农活，就是整个人都"塌陷"了。所以我们用的是补中益气汤的底子，用药是：黄芪 90g、炒白术 30g、枳实 30g、党参 15g、升麻 6g、柴胡 9g、炒杜仲 45g、鸡血藤 30g、淫羊藿 30g、骨碎补 30g。这个病人前后加减服用四个月，五更泻消失了，坠胀、脱肛消失了，原来天天躺着卧床不起，而现在每天也能干一些农活儿了。继续调整，到最后体力基本上恢复了。然后你再给他用黄芪 12g，枳实 6g，炒白术 6g，三七 3g，改成水丸，水丸的剂量就很小。所以该大的时候就大，该小的时候就小。我们也经常用煮散，煮散的时候大概一天也就 18～27g，煮散就是把饮片打成20～80 目的粗粉，然后进行煎煮，这个煎煮一般不超过十五分钟，一天分两次到三次。年龄大的分三次吃，这样效果也很好，但是这是在后期恢复的时候用。所以该大剂量的时候就大剂量，该小剂量的时候就小剂量。

我们在治疗的时候认为黄芪这个药对于补经络之气是很好的，所以王清任的补阳还五汤里面有四两黄芪，用了 150g。我们在治疗中风重症的时候，只要把脏腑热一清，马上开始大剂量的补阳还五汤，起步剂量用到 120g，然后增加到 240g，这个是非常非常有效的，而且后遗症可能就几乎没有或者很少。

　　我的亲舅舅是前年去世的，走的时候 88 岁，我是 1985 年读博士去报到的时候听说他得了癌症，于是我马上去长沙看他。那时候他得的是脾癌，当时在湘雅医院打开之后发现胰腺转移。第二次在中科院肿瘤医院做胰腺胰尾的切除，切除完之后满肚子都是腹水，人从 150 多斤瘦到了一百零几斤，肚子里面腹水里都是癌细胞，可以说已经转移了。这种情况一直活到了 88 岁，得病的时候是 85 岁，前年去世时是 2012 年，中间的过程用的是抗肿瘤小剂量的化疗，一直配合着中药。到了 2008 年的时候，在去世的四年前，突然偏瘫，左侧偏瘫上、下肌力都是零级。当时又去了湘雅医院，被认为没什么太多可治的，这么大的岁数，84 岁了就维持性治疗，但是我舅舅本人很乐观，而且很希望能够再重新站起来。后来家里面一致商量那就回家，让我去给他治疗，所以就回家了。回家之后开始几天他有点烦躁，脏腑有热，就用安宫牛黄丸清脏腑热，通腑活血清了三天，三天以后，大剂量的补阳还五汤，从 120g 开始，然后用到了 240g，一个月以后，他不但站起来了，而且跟正常人一样生活完全能够自理，只剩下三个手指头麻，到最后也没有消失。后来还到处飞，到处看同学，生活质量非常之高。到前年他 88 岁的时候，还是因为原发部位的肿瘤扩散得狠了，周围长得很大，压迫很厉害，但毕竟是几十年的肿瘤了，而且完全正常生活直到去世。

　　还有一个部队的老干部，是将军级的，也是突然大面积的脑梗，左侧完全瘫痪、失语。当时我在云南出差，他家里一致同意放弃治疗，84 岁，只有一个女婿不同意，认为总得再试一试，再搏一搏。当时的情况是已经做了气管切开，插管，因为痰太多了，神志处于浅昏迷状态。当时我在云南，于是我就飞过来了，我过来之后看时，他已经五天没有大便，肚子崩崩胀，而且口气很大，舌苔很厚，所以也是大剂量的安宫牛黄丸，然后加上通腑活血的药，三天把脏腑里的热清掉了，立刻用补阳还五汤。这个病人一个月以后，完全站起来，完全存活，只是语言没有恢复，但是也活到了 88 岁，生活完全自理，走路什么都很好。所以黄芪这个药物，你在真正用的时候，用补阳还五汤的时候，不是要到最后的恢复期了，到最后的后遗症期了，你才要去考虑大剂量的问题，那个时候不需要这么大的的剂量。真正的大剂量是在这个阶段，在早期的时候，这个时候是非常之关键的，一旦脏腑热清了之后，可以用大剂量的补阳还五汤，赤芍、川芎、归尾、地龙这些药的剂量非常之小，唯独一个黄芪量大，用了四两，就是以黄芪来通经络，其他几个都是跟着来的。所以剂量一定要掌握好。

　　（4）重用莪术治疗胃癌术后刀口瘢痕硬结

　　宋某，男，58 岁。胃癌术后刀口瘢痕硬痛半年。现病史：8 个月前发现胃癌，切除 2/3 胃体，化疗 5 次，因副反应严重停止。术后 2 个月刀口处瘢痕逐渐增大,刀口处变硬,且硬结范围不断扩大,伴疼痛。刻下症:刀口处连及全腹部坚硬如钢板,瘢痕范围不断扩大,大小 4cm×10cm,并伴疼痛。胃痛隐隐,饮食稍有不慎则加重,心下痞满痛。

既往史:心肌梗死病史 6 年,高血压 12 年。现服倍他乐克 1 片,1 次/日,拜阿司匹林 1 片,1 次/日。

这个病人是一个胃癌术后,当时学生都用拳头去打他的肚子,他的肚子手术后形成一个钢板一样的,像乌龟壳一样的,4cm×10cm 的一个硬板,学生的拳头打上去当当响,这是手术之后形成的这种瘢痕,顶着他的心口窝,弯腰都弯不了,所以我们用了这样的处方用量:莪术 30g、三七 30g、酒军 6g、黄连 30g、生薏米 120g、干蟾皮 9g、刺猬皮 30g、生姜 5 片,同时配合六味地黄丸蜜丸,含化。我们这里三七用到了 30g,这个剂量才真正是化瘀的剂量。三七小剂量有活血止血的作用,大剂量就不再是活血止血了,而真正是化瘀了。我们说三七在针对一个疾病的用量,在轻的时候是活血,重的时候是化瘀,再重的话是通络,所以这个病例我们用大剂量的来化瘀。上方服用 2 个月,胃痛完全消失。腹部板硬范围缩小 40%,并开始变软。调方:上方莪术改为 60g。这叫见效增量,让它再"化"。继服药 3 个月,腹部板硬状完全开化,已柔软可按。刀口处瘢痕缩小,原 4cm×10cm,现 2cm×5cm,且刀口处疼痛症状消失。瘢痕起码小了一半,起码他弯腰活动都没有障碍了。

(5)重用苓桂术甘汤治疗梅尼埃综合征

朴某,女,50 岁。主诉:眩晕 2 年。现病史:2 年前因精神刺激和过度劳累引发眩晕,后时常发作,多次住院治疗,诊断为梅尼埃综合征(重度)。多方求治无效,病情逐渐加重,严重影响工作。刻下症:频发眩晕,发作时上吐下泻,自觉天旋地转,不敢站立,不敢睁眼。舌淡胖大,边有齿痕,苔白厚腻,脉弦滑。

这是一个重症的梅尼埃病。他是一个教师,一发眩晕就上吐下泻,天旋地转,不能工作。每次发作的时候都要休息几天,而且要住院输液,严重地影响了他的工作。他当时请我看的时候,我看到了这么一个方子:云苓 15g、桂枝 9g、白术 15g、炙甘草 9g、法夏 9g、生姜 15g、丹参 15g、炒扁豆 15g,患者服药 2 个月,毫无改善。辨证是很准确的,但是治了两个月毫无效果。我一看这个方子很好,于是继续,调整了一下方子:云苓 120g、肉桂 30g、生白术 120g、泽泻 60g、人参 30g、制附子 30g、炙甘草 15g,7 剂,每日分 4 次,饭前服用。前面是小剂量,后面是这么大的剂量,3 服之后,症状就明显改善了,14 服以后就基本上没问题了。后来给他制成蜜丸,继续善后。

所以说,辨证的"理-法-方-药",我们的 973 课题,包括我们在中华中医药学会成立的方药量效研究分会,有中医的、西医的、医学的、药学的、基础的、临床的,大家都在一起共同讨论这个量效问题。我们今年十月份将在世界中医药学联合会成立方药量效研究分会,大家有兴趣的话可以加入这个学会。今年十月份我们将召开成立大会,是世界中医药学联合会下面的方药量效研究分会。实际上我们这些工作就是为一个字,就是量,即"理-法-方-药"之后一定还得加一个字——量。没有量,就没有质;没有量,就没有效,所以我们就为这一个字而努力。所以辨证论治,我们希望大家今后也能在临床各科对这个剂量进行探索。

所以我们说,重剂不是适应于所有的病症,而是有其相应的范围,在临床应用的时候应当综合考虑病势、病种、症状等因素。我们称之为用量策略,而用量策略是由医生来把握的,这决定着病的疗效。所以说在明确用量之前要明确几个问题,你用的是经方还是围方? 经方就是经典、精炼、精干,围方就是大包围。大包围的方子现在应用的很广泛,我觉得在很多情况下也很必要,因为疾病太复杂,尤其是现在老龄化社会的老年病,各种疾病延期成为慢病,还有很多复杂性的疾病都需要围方。围方是针对多靶点的综合性考虑,它的剂量往往比较轻,因为它往往需要比较长时间的应用。而经方在急危重症的时候,必须要拿的准,经常是要打到蛇的七寸,经方就用的比较多。

第二个,是用汤药,还是丸、散、膏、丹? 我们现在在临床上看到经常是汤药一灌到底,这个也是我们非常反对的。在你那儿看几年病就吃几年汤药,好像中医除了汤药就没有别的了,这是非常之不合理的。我们说,汤者,荡也,到病比较重的时候用汤药;丸者,缓也,是到病情缓和的时候用的,很多病是不需要用汤药的。我们一般把它分为两个词,一个是治疗,一个是调理。治疗的时候可能需要汤药,调理的时候可能需要丸、散、膏、丹。有些疾病开始就不需要治疗,就慢慢调理就可以了,开始就用丸、散、膏、丹。有些疾病是先治疗后调理,治疗就是让它快速显效。如果一个高血压,在你治了半年之后血压还是降不下来,他着不着急? 他肯定着急,你说我给你慢慢调,调三年、五年,病人不干,这个时候需要治疗。像我们治疗糖尿病,你给他两个月血糖下不来,他就着急坏了。你必须要治疗,在治疗的基础上,各种指标都下来了,病情已经平稳了,马上改成调理。这就是治疗和调理的关系。

第三个,当你用汤药的时候你要决定是煮散还是煎汤? 煎汤也是用在疾病比较重的时候,病情比较轻一点的煮散就够了。现在药源这么紧缺,中药价格这么高,我经常开药,病人抓了一个月的药几百块钱,病人来找我说:"院长,你开的药怎么这么便宜啊,怎么一个月的药才几百块钱呢?",几百块钱都算便宜了,可想而知中药到什么程度了,真正成贵族药了。很多时候让病人拿药回去,用那个打黄豆的机子打一打,然后就煮散,当然去药店打就更好了。将来我们的目标是恢复煮散,把它作为一种剂型,因为宋代几百年的实践已经告诉我们确实能够节省药源,也节省煎煮的时间,节省能源。

第四个，你在用汤药的时候，到底是用一两等于 3g 呢？还是一两等于 15g 呢？还是一两等于 9g 呢？我们的体会是要根据病情。真正的急危重症，一两等于 15g，该出手时就出手。一般性的疾病，一两等于 9g，3g 肯定太少了。但是你的病如果是个调理性的病，那么 3g 不少了。治疗性的疾病 9g，大病急病 15g，调理性的疾病 3g。这个要在开始的时候，定它大致的范围。并不是说 3g 没有用，它在调理上是有用的。

第五个，就是服法，你到底用多少？到底服几次？我们现在很多都是告诉病人一天两次，所有的病人都是一天两次，但是有的病人一天两次把病人吃坏了。我在中日友好医院待了 18 年，在离开的时候发现我的外科会诊的条子有 500 多张，各种外科会诊，其中最多的就是普外科，经常一个星期多个会诊，就是让你给解决肠梗阻。不全性肠梗阻，病人在手术后引起的粘连、肠梗阻，再来一刀更加粘连，第三刀第四刀，什么时候算完呢？所以外科医生特别希望我们能够给他们解决问题，他这边做保障，你一服药下去如果大便不通就立刻上手术。所以我们经常面临着一服药的考验。这个时候你在给药的时候一定要给足，所以我们用生大黄 30g、60g，有的甚至是后下，当然，多数不用后下，芒硝 15g、30g，桃仁 30g。这一服药备好了之后，你给他分两次吃？一下吃得稀里哗啦怎么办，你怎么收场？所以要分四次、六次，甚至八次去吃，根据情况分成若干次，每小时一次，分成八次，这个时候大便一通，中病即止，因为他后面可能还继续要泻，你可能只用了一半，也可能只用了三分之二，也可能只用了四分之一，就已经大便通了。但是你要是不备上这个药，那可能就来不及了。所以一服药要讲究服法，包括我们治疗感冒重症的时候，也要讲究服法，你不能说早一次晚一次。所以我经常跟我的学生们说，很多医生很满足，说感冒自限七天，你给他治到三四天、四五天好了就行了，很满足，比自限少了一两天。我们这儿的要求经常是一服药，一天两天解决问题，这就要靠足够的剂量，一服药下去基本解决问题，但是服法上要特别讲究，也是六次到八次去服。比如我们开麻黄，生麻黄 30g，桂枝 45g，这时候你用六到八次去服，每小时或每两小时服一次，这样的话，体温从 40℃ 退到 38℃ 的时候，药就可以减一半，再退到正常的时候再减一半，这样就能保证他的安全性，非常好，同时又达到了足够的有效性。

所以我们总结出来的就是，因病施量，因证施量，因方施量，因药施量。不同的疾病是有不同的剂量的，葛根芩连汤用在治疗痢疾的时候和用在治疗糖尿病的时候不是一个剂量的，是有不同的剂量阈的。证候也是一样，要根据他的症状、体质、年龄，我们对年龄超过 60 岁的基本剂量差不多都要比正常剂量减一半，因为年过四十而阴气自半，阴和气都少了一半，这时候你用药，他的脾胃要适应你的药物，所以一般都要减量。因方施量，制方有大有小，有的是大方,有的是小方。有的医生经常也会提出一些问题,会说现在我们治疗也有效,但是你要看一看有效的是不是经方。当然说什么方子都可以,什么方子有效都可以,但我们讲的是经方。第二点就是说,你的有效可能是一个大包围,可能是十几味药、二十几味药,甚至三十味、四十味,而经方的话一个药方平均4.5味,两味药、三味药的方剂比比皆是,像参附汤、百合知母汤、百合地黄汤、栀子豉汤,很多都是两味药,小陷胸汤是三味药。经方之所以这么有效就是因为它的君臣佐使非常清楚,不像我们现在什么药都是10g、15g,从第一味药写到最后一味药,每个药都一样。

我们的学生对此专门做过统计,《药典》里的600多味药物应用剂量整体偏小,以安全性为第一,有效性是次要的,而且整个都是10g、15g,《药典》规定如此。其实有很多的药物,差别非常之大,就连最早的《汤液经法》还是依据《神农本草经》的,《神农本草经》还将药物分为上、中、下三品。上、中、下三品里面,上品是用来养生的,中品是用来治病的,下品是一些毒药。你说要不要分上、中、下三品呢,但是咱们药典就没有分。连山药都规定的15g,我不知道山药吃一两会不会死人,就是说他这种规定非常欠缺一种科学的依据,还不如《神农本草经》是真正讲科学的上、中、下三品。

我也是国家药典委员会的委员,但是我们声音太薄弱了,药学家们还是制定《药典》的主导,所以临床的声音还是比较薄弱。我们一直在呼吁一个问题,就是能把放在《药典》里面的剂量,改在它配套的用药须知里,用在这里的话就是作为一个参考剂量而非一个法定剂量。作为法定剂量,那么医生们就缩手缩脚,谁都不敢越雷池一步,如果作为参考剂量,你就有余地去探索对于这个疾病真正有效的剂量。

我们可以看到现在《药典》规定的有些剂量,甚至都有可能不在有效范围之内。比如黄连,《药典》规定的用量是2~5g,我们做的葛根芩连汤降糖的研究,在治疗糖尿病上黄连最小剂量我们用的是9g,中剂量用到27g。9g这个组的降糖效果跟安慰剂相同,9g都没有显示出效果,更何况2~5g呢? 所以2~5g用在调理脾胃可能可以,但是用来治疗糖尿病可能就不够。所以,这方面规定的是2~5g,那么治疗糖尿病的时候谁都不敢越过5g,但它根本就没在有效范围之内,就无法去研究,无法取得效果,我想这方面的问题还是很大的。另外就是根据药物的品性、配伍、方法等。

因病施量,比如说半夏,一两可以止呕,二两可以催眠。柴胡小剂量是有升提功能的,大剂量是退热的。这方面的例子也有很多,桂枝汤和桂枝加桂汤,桂枝的剂量一变整个治法就发生了变化,前者用来治疗表虚,后者可以降逆平冲,所以治疗的疾病就很不一样。小承气的组成,厚朴三物汤就用于治疗痛而闭,而厚朴大黄汤就用于治疗支饮胸满,小承气主要用于燥实,它们的药物组成都是一样的，但是剂量一变，它的主治方向都会发生改变，有的就从臣药变为君药，比如厚朴三物汤中的厚朴，就可能变为君药。

接下来简单举几个例子：

（1）大柴胡汤加减治疗急性化脓性扁桃体炎

吴某，女，38岁。主诉：高热5天。现病史：病者患急性化脓性扁桃体炎，高热5天，最高体温39.8℃，急诊留观。刻下症：头痛，汗出，面红，口渴，恶心，无身痛及关节酸痛，扁桃体稍大，仍有小脓点，血象阴性，用青霉素无效，舌红，苔薄黄，脉沉数。处方：柴胡50g、黄芩15g、川军6g、枳实15g、白芍15g、清夏9g、生石膏30g、生地30g、金银花30g、马勃15g、山豆根9g、竹叶6g。下午1时服药，3时热退，体温降至正常。服药4剂后，诸病消失，疾病告罄。

大柴胡治疗化脓性扁桃体炎的时候，我们用了50g的柴胡来降温，3小时烧就退了。补中益气汤治疗肿瘤发热，柴胡9g，用于升提。对于治法，同样的药物用于甘温除大热和用于真正的解热，是完全不一样的剂量，就是用于不同疾病的时候是不一样的，不同证候的时候也是不一样的。用于治疗下利清谷的通脉四逆汤，和四逆汤是一样的组成，但是剂量上一变就不一样了，干姜一两半和干姜三两，治疗上就不一样了。这样的例子有很多，桂枝麻黄各半汤、麻黄二桂枝一汤等，都是剂量变化了，而主治不同。

甚至治疗汗证，治疗真正汗证的时候，我们曾经用的剂量是煅龙牡各30g，有的是大汗淋漓重症的时候煅龙牡用到了120g，所以不同的情况要用到不同的剂量。

还要因势施量。大承气汤、栀子大黄汤，它的病势不同，所以剂量不同。

（2）桃核承气汤加味治疗甘露醇诱发急性肾功能衰竭

李某，男，58岁。主因左侧肢体活动不利1个月，加重3天，于1996年9月19日入院。颅脑CT示：右侧小脑、右额顶叶、右放射冠、基底节广泛梗死灶。患者出现嗜睡，双瞳孔不等大，对光反射迟钝。予静滴甘露醇。9月27日，将甘露醇用量加大到250g，每6小时1次。10月3日开始出现肾衰，患者嗜睡，面赤，头部汗多，口臭，尿黄，大便2～3日1次，便干，舌红暗紫，苔黄，舌下络脉纤曲，脉弦滑。10月4日停用甘露醇。处方：桃核承气汤加味高位保留灌肠。用生大黄30g、元明粉15g（冲）、桃仁18g、厚朴18g、枳实18g、川桂枝18g。水煎300ml，灌肠，每日1次。次日（肾衰发生第3日）患者血肌酐、血尿素氮均开始下降；至第6日（肾衰发生第7日）血肌酐、血尿素氮均恢复至正常水平。患者意识清楚，身热、汗多消失，二便正常；舌仍较红，苔略黄腻，脉弦滑，双瞳孔等大，对光反射灵敏。

这个患者是急性肾功能衰竭，给予甘露醇导泻后引起的。桃核承气汤，用这样的剂量治疗，然后血肌酐恢复到正常。

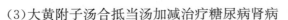

（3）大黄附子汤合抵当汤加减治疗糖尿病肾病

王某，女，53岁。血糖升高14年，发现蛋白尿2年，血肌酐升高1年。现病史：患者于1994年确诊2型糖尿病，现用优泌林30R，早晚各26u。2年前发现蛋白尿，查尿常规：蛋白（2＋～3＋）。1年前出现血肌酐升高。刻下症：眼睑颜面浮肿，双下肢轻度浮肿，左眼视物不清。夜尿2～3次，尿中泡沫较多。口唇干，不欲饮，大便偏干，纳眠可。苔白腻，边齿痕，舌底瘀，脉沉无力。生化：BUN12.92mmol/L，Cr143μmol/L。尿常规：蛋白（3＋）。既往高血压史7年，最高达200/120mmHg。处方：生大黄6g（单包）、淡附片6g、水蛭粉3g（分冲）、怀牛膝30g、黄芪45g、川桂枝30g、白芍30g、鸡血藤30g、金樱子30g、芡实30g。上方加减服用2个月，颜面、眼睑及下肢水肿消退，尿中泡沫减少，视物模糊及双目干涩好转，查Cr105.2μmol/L，BUN8.9mmol/L。随访2年，患者病情稳定，未明显进展。

这是大黄附子汤合抵当汤加减治疗糖尿病肾病，三个加号的蛋白，肌酐143而且伴有高血压最高时200mmHg，用这样的一个方子来治疗她的肾功能衰竭。治疗两个月以后情况就有所好转，肌酐、尿素氮都下来了。

（4）抵当汤加减治疗IgA肾病

男，30岁。血尿蛋白尿3个月。2012年7月经肾穿刺确诊IgA肾病。无明显不适。既往高血压病史，扁桃体摘除。查：24小时尿蛋白定量2.6g，Cr119μmol/L，BUN6.75mmol/L，UA440μmol/L，TG2.29mmol/L。尿常规：尿潜血（3＋）。舌苔黄厚微腻，舌底红，脉滑略数。体重105kg。处方：生大黄9g、黄连9g、水蛭粉3g（冲服）、生黄芪45g、丹参30g、威灵仙30g、红曲6g、晚蚕砂15g、生姜3片。上方加减，服用5个月，自2012年12月停用别嘌呤醇片、百令胶囊、黄葵胶囊。

这是IgA肾病，也是肌酐有所升高，高尿酸血症加上高甘油三酯血症，肾穿刺确诊是IgA。把别嘌呤醇片、百令胶囊、黄葵胶囊都停掉以后，蛋白才逐渐减少，此时我们用的黄芪是45g。因人而异，大人小孩的剂量不一样，特殊体质也要用到特殊的用药剂量。

（5）糖尿病合并自身免疫性肝炎1例

毛某，女，48岁。主诉：血糖升高12年。现病史：体检发现血糖升高，曾服二甲双胍等治疗。2007年改用胰岛素治疗，血糖控制尚可。2009年患者出现左眼底出血，行玻璃体切除术。刻下症：视物模糊，左眼白睛充血。面部隐红，下肢皮肤瘙痒，纳眠可，二便可。舌淡有齿痕，苔薄黄，舌底瘀，脉沉弦细略数。辅助检查：AST32U/L，ALT75U/L；FBG6.2mmol/L，2hPG11.5mmol/L。现用药：诺和灵30R早13u，晚12u。处方：柴胡9g、黄芩15g、黄连9g、生姜3片、三七6g、五味子15g、酒军3g。服药28剂，肝功明显升高。AST131U/L，

ALT218U/L；血糖：FBG5.6mmol/L；2hPG 15.2mmol/L，HbA1C7.0%。其余理化指标无异常。调整处方：茵陈30g（先煎1小时）、酒军3g、五味子30g、三七6g、生姜3片。服上方3周，大便略稀，肝区偶有隐痛，余无异常。肝功指标降至正常：AST26U/L，ALT29U/L；血糖：FBG6.5mmol/L；2hPG 15.3mmol/L，HbA1C7.1%。肝功已恢复正常，遂调整处方：生姜30g、清夏15g、黄连6g、黄芩15g、三七6g、茵陈15g（先煎1小时）、五味子15g、炒杜仲45g。服药1个月，AST、ALT再次升高，并伴肝区疼痛，大便稀。查：AST210U/L，ALT417U/L。遂立即调整处方：茵陈30g（先煎1小时）、酒军3g、五味子30g、三七6g，并嘱患者至佑安医院做肝脏相关检查。服药后大便成形，肝区疼痛消失。肝功再次恢复正常。查：AST38U/L，ALT31U/L。肝脏相关检查：抗核抗体（ANA）（＋）；肝穿刺病理报告：①轻度慢性肝炎，结合临床考虑；②药物性肝损伤伴自身免疫。调整处方：茵陈15g（先煎1小时）、三七6g、水蛭粉3g（分冲）。以此方为基础，后加怀山药、葛根、知母等，继续治疗4个月，肝功指标维持正常范围，血糖水平下降。

这个病人是个自身免疫性肝炎，就是因为用了黄芩、黄芪之后对药物的过敏，转氨酶较高。用茵陈蒿汤为基础进行治疗，很快就恢复到正常。又用了小剂量的黄芩、黄连，可能主要是黄连，因为没有考虑到，所以小剂量也同样出了问题。再用了茵陈蒿汤，也恢复了正常。后来病理结果出来之后是一个慢性的药物肝损伤伴有自身免疫的自免肝。

病例就不说太多了，就是要因药施量。现在的大剂量用药比比皆是，但是我们并非要一味的大剂量用药，应当该用则用。像302医院的汪承柏老先生在治疗重症肝炎的时候，赤芍、桃仁、红花都是300g，而且效果非常之好，现在已经开发成新药了，西医对此也很认可。我们平常桃仁大概用到10g、15g，人家却用到300g，他给我们一个什么提示呢？就是说在该用的时候，它的剂量阈是非常宽泛的，像红花用到了300g治疗了那么多的病人，也没把病人治坏治死，所以这里给了我们很多的启发和提示。

（6）重用黄连温胆汤合酸枣仁治疗糖尿病合并失眠

邢某，女，58岁。主诉：失眠5个月，血糖升高10年。现病史：从外地迁来后出现失眠，近1个月失眠加重。经多家医院治疗，疗效不明显，患者十分痛苦。10年前发现血糖升高，诊为糖尿病，现用二甲双胍每次1片，每日3次，拜糖平每次2片，每日2次，FBG6.7mmol/L，2hPG7.3mmol/L。刻下症：每晚仅睡2～3小时，入睡难，辗转反侧5～6小时，闻轻小声音即惊醒。头晕、焦躁不安，恶闻声响，小便热，次数多，夜间2小时1次。舌苔黄厚腻，脉弦滑数。既往史：高血压病史10年，BP190/110mmHg。处方：炒枣仁120g、黄连9g、清半夏60g、云苓30g、枳实15g、竹茹30g、五味子15g、生姜3片、天麻30g、钩藤

45g(后下)、地龙粉 6g(分冲)、怀牛膝 30g,晚饭后及睡前服用。服药 14 剂,睡眠明显改善,每晚已能睡 5～6 小时,情绪亦较前好转。血压下降至 150/90mmHg。上方继续服用 28 剂,已能正常入睡,并不再惧怕声响,血压控制平稳 130/90mmHg,血糖稳定,FBG6.1mmol/L,2hPG6.5mmol/L。上方去酸枣仁、生姜,清夏减为 30g,打粉服用。

　　这个是重症失眠,每天仅能睡两三小时,我们枣仁用的是 120g。酸枣仁汤中的酸枣仁是两升,当时东汉时的一升是 200 毫升,那么两升就是 400 毫升,它是用容器来量的枣仁,那么我们用 400 毫升的容器来量出来的枣仁是 180g,即酸枣仁汤中的酸枣仁是 180g,而我们在这里只用了 120g,安眠效果就已经非常好了,当然我们在这里也用到了大量的清半夏来配合改善她的睡眠。14 服之后睡眠就已经改善了,能睡 5、6 个小时。28 服以后就能完全正常入睡了。这个人失眠差不多有半年了,吃了 28 服以后就好了。所以说,很多药物在应用的时候必须得达到一定的剂量。

　　(7)重用商陆、莪术治疗晚期肝癌伴大量腹水

　　郑某,男,60 岁。主诉:大量腹水伴双下肢水肿 3 个月。现病史:患者 1 年前出现眼黄、面黄,逐渐加重,住院确诊为肝癌晚期。3 个月出现大量腹水,伴双下肢重度水肿,用利尿剂效果不佳。刻下症:肝区疼痛,腹胀如鼓,移动性浊音阳性,伴上腹部疼痛,双下肢重度水肿,面色晦暗,体力差,食欲差,眠差,小便可,大便日 1 次,不成形,口不苦。舌苔黄腻,舌体细颤,舌底串珠样改变,脉弦滑偏数。肝脏 CT:①腹腔大量积液,大网膜轻度水肿;②近端空肠水肿;③肝右叶囊肿;④肝右叶小血管瘤;⑤双侧胸腔少量积液,伴胸膜下肺压迫性不张。AFP473.11ng/ml;AST53.16U/L;ALB21.23g/L;GLB42.27g/L;TBIL70.6μmol/L;DBIL43.1μmol/L,γ-GGT84.3U/L;TBA24mmol/L,CHE2080IU/L。乙肝五项:HBsAg 阳性,HBcAg 阳性。处方:商陆 15g、云苓 120g、莪术 60g、三七 30g、茵陈 45g(先煎)、赤芍 30g、丹参 30g、酒军 6g、泽兰泻各 30g、生黄芪 45g、清半夏 15g、黄连 6g、生姜 30g。服药 14 剂,腹部鼓胀减轻 40%,移动性浊音消失,肝区疼痛缓解,上腹痛消失,双下肢水肿减轻 70%。AFP326.53ng/ml,ALB22.34g/L,GLB42.7g/L。TBIL53.2μmol/L,DBIL33.2μmol/L,γ-GGT73.7IU/L,TBA19mmol/L,AST45.99U/L,ALT26.82U/L。调整处方:商陆减为 9g,云苓减为 60g。继服药 45 剂,下肢水肿完全消退,腹部鼓胀消退,腹形如常。腹部 B 超:少量腹腔积液。去掉商陆,继续治疗 2 个月后,腹水完全吸收,各理化指标均明显好转。

　　这是肝硬化腹水的病人,甲胎蛋白 473ng/ml,腹腔大量积液,是个晚期肝癌的病人,用了很大的剂量:莪术 60g、三七 30g、云苓 120g、商陆 15g、茵陈 45g,这么大的一个剂量,用了 14 服以后甲胎蛋白开始下降。45 服的时候,腹

水完全消失。晚期肝癌使用纯中药治疗，甲胎蛋白开始慢慢往下降，所以该用的剂量还是要用到。这里我们讲到预服量，就是用量要足，但是给药要很讲究，到底要给几次。像我们在治疗糖尿病重症的时候，喂汤药吃了就吐，那就需要频频饮服。我记得早年我在苏北地区，治疗了一个急性风湿性关节炎的患者，关节红肿热痛，疼得病人爬都爬不起来，但是他是新发病的，我给他用生麻黄用到 100g，麻黄加术汤，让患者用吸管一会喝一口，一会儿喝一口，捂着被子，一直喝到周身微微似有汗出，然后连续出了四个小时的汗，一剂服完，整个红肿热痛全消。所以说给药方法很重要，不能说一下吃一半，过一会儿又吃一半儿，全身大汗淋漓。风湿在去的时候一定要微微似有汗出者，风湿俱去也。等到汗不断往外出，浑身黏黏糊糊的，把被子都打湿了，就成了，不能一下子湿透了，这里面的给药方法是很讲究的。

（8）大承气汤合大黄附子汤加减治疗急性不全肠梗阻

张某，男，47 岁。主诉：腹胀，便秘伴呕吐 9 个月，加重 4 日。现病史：患者 9 个月前食羊肉后淋雨后出现呕吐，胃肠绞痛，诊断为不全肠梗阻，后反复发作。4 天前因饮食不慎，再次出现腹胀，胃肠绞痛。刻下症：腹胀如鼓，叩之嘭然，时时绞痛，呃逆频，呕吐食物残渣，腹部明显肠型，肠鸣亢进，6 次/分钟，大便 4 日未行。舌暗，半剥苔，脉躁疾。处方：生大黄 45g、厚朴 30g、枳实 30g、芒硝 15g（包）、附子 15g、桃仁 15g、生姜 5 片。一剂分 4 次服用，大便通下则止后服；若服至第二剂方有大便，则去芒硝，余药均减为原 1/3 量继续煎服。3 日后复诊。患者三日后复诊，诉服第一剂药 1/4 量后 2 小时大便通下，泻下水样便 8 次，腹中肠鸣如雷，无腹痛，后腹泻自止，将余 3/4 药服毕未再服药，待至复诊。已无腹胀腹痛，肠型消失，肠鸣音正常。腹软，矢气多，无臭味。调整处方，改以丸剂继续巩固。

这个患者恶心、腹胀、呕吐，是个肠梗阻的病人，他是在吃羊肉以后突然出现的梗阻，我们用这样的剂量，一剂分四次服，服到第二剂就有大便，然后去掉芒硝再减量。他说服第一剂药 1/4 量后 2 小时大便通下，泻下水样便 8 次余，整个肠梗阻缓解。所以后面就不要再服了，中病即减或中病即止。

（9）麻黄汤加减治疗伤寒感冒

王某，女，17 岁。主诉：周身疼痛 1 日。现病史：昨夜入寐后未关闭空调，晨起觉周身不适。刻下症：头痛，头晕，周身疼痛，无汗，咽痛。无发热。处方：麻黄 24g、杏仁 24g、桂枝 60g、白芍 60g、炙甘草 30g、金银花 60g、芦根 120g、藿香 24g（后下）。1 剂药分四次服用，药后周身微微汗出，诸症若失，感冒霍然而愈。按照上方药量一半，分四次再服一剂，以巩固疗效。

这个是十七岁的小孩，她这个病难度在于她爬都爬不起来。我们用了这样的方子：24g 的麻黄、60g 的桂枝，微微出汗，一剂就好了。如果说用小剂量也可以，三四天、四五天好，也比七天痊愈要好一些。

（10）重用清夏治疗颅内肿瘤所致呕吐

吴某，男，62岁。主诉：头晕伴喷射状呕吐1个月。现病史：因头晕伴喷射状呕吐至宣武医院查左桥小脑角占位，因无法手术遂求诊中医。刻下症：头晕困重，伴喷射状呕吐。咳嗽，咯吐白黏痰。额汗多，失眠。苔白厚腻，脉弦滑。MRI：左桥小脑角占位。血管网状细胞瘤。诊断：考虑血管外皮细胞瘤。辨证：风痰瘀阻。治法：化痰祛风通络。清夏50g、生麻黄20g、胆南星30g、土鳖虫30g、蜈蚣4条、全蝎9g、广郁金30g、枯矾15g、三七12g、天麻15g。一剂药分四次服用。服上方14剂，头晕、呕吐减轻约50％，出汗减少。上方去土鳖虫、生麻黄，蜈蚣增至8条，全蝎增至15g，加天竺黄30g。仍一剂分四次服。继服药1个月，喷射状呕吐已停止，头晕基本消失，仅情绪激动时微感头晕，咯痰减少。病人自觉头脑清爽，身体轻松。处方中清半夏减为15g，枯矾减为9g，全蝎减为9g，蜈蚣减为2条，继续服药巩固治疗3个月后，改为研粉服用。

这是用清夏治疗颅内肿瘤所致呕吐，头晕、喷射性的呕吐，当时在宣武医院给诊断的是左桥小脑角占位，因为无法手术求诊中医。当时的症状就是头晕困重、喷射性的呕吐，这是血管网状细胞瘤。用了中药，结果一个月以后恶心呕吐就止住了，然后开始调整剂量。

一般规律下，汤剂如果算作一的话，散剂应该是汤剂的三分之一到二分之一，丸剂是汤剂的十分之一，大概是这样的比例。所以，该汤就汤，该散则散，该膏、丹则膏、丹，一定要合理用量而不是一味的大剂量，也不是一味的小剂量。

（11）重用夏枯草、雷公藤治疗甲状腺突眼

男，52岁。甲亢突眼1年。现病史：2009年因消瘦、视物重影，查FT3、FT4均升高，TSH下降，确诊为甲亢。服甲巯咪唑，每次2片，每日1次，1年后复查各项指标均已正常，但视物重影加重，并出现突眼。查甲状腺抗体升高，诊断为慢性甲状腺炎。甲巯咪唑减为每次1/2片，每日1次，同时服杞菊地黄丸，但症状改善不明显，并出现心慌。刻下症：双眼突出，突眼度＞18mm，视物重影，眼睑肿胀，上睑眼裂增宽，上下眼睑不能闭合，乏力，怕热，大便4～5次/日，不成形，小便频。纳食多。舌苔干黑，脉沉弦细。辅助检查：TT30.96ng/ml，TT47.6μg/dl；FT33.42pg/ml，FT41.31ng/dl，TSH1.83μIU/ml，TPO1457.2IU/ml，TG864.4IU/ml；ALT34U/L，AST18U/L。处方：夏枯草60g、雷公藤30g、鸡血藤30g、生甘草15g、黄芩30g、玄参30g、浙贝30g、生牡蛎60g、莪术30g、三七9g。服药1个月，心慌消失，怕热减轻。突眼症状未减轻，TPO＞1000IU/ml，TG571.5IU/ml。调整处方：夏枯草增加至90g。服药3个月，突眼回缩4mm，上下眼睑已能闭合，视物重影好转70％。大便成形，1～2次/日，体力较

前恢复。TPO292.3IU/ml，TG179.8IU/ml。

这是一个疑难病例，特别明显的甲亢突眼。他的球蛋白抗体和过氧化酶抗体都很高，我们用的雷公藤和夏枯草的剂量很大。球蛋白和抗体以及过氧化物酶都降到了这样的程度，突眼也得到了一定的改善。所以有些疑难性的疾病不用到一定的剂量，是没有效果的。

下面总结一下，调理性的疾病经方按一两等于3g，治疗性的疾病一两等于9g，急危重症一两等于15g进行换算，这样才不至于过重也不至于误事。有几句话："大道至简，道法自然，参透病机，把握机关，一帖病动，四两拨千"。一帖病动，我的硕士生导师国医大师李济仁，他就是"张一帖"的第十四代传人。"张一帖"是宋代新安学派的代表性人物。"一帖"就是一服药就好，这主要指的是急危重症。一帖病动，四两拨千，有的时候不一定非要是重剂，有的时候抓住关键之后四两可能就拨千。一症一药，一病一量。一证一方，药必精专。共性为基，个性体现。急病大治，退兵不难。慢病小治，层层剥茧。未病早调，发于机先。毒剧烈药，撼动即减。君臣佐使，章法井然。小方单刀，大方军团。单病单方，合病合嵌。形而下精，形而上瞻（前瞻性的给药）。形神一体，时空全观。

今天有幸和大家一起来交流量效关系。量效关系太复杂了，我们也是刚刚开始研究这个问题，"973"课题做了几年，今年是结题，"973"结题之后，我想国家还会有这样一个团队再继续做这方面的研究，希望更多的医生，特别是临床各科的医生，包括其他搞药学的甚至搞西医的都能踊跃来参加。中医只有走向量化的时代，才能有大的发展。所以，希望大家在这方面能够共同努力。

[问答]

问：仝老师，您好！刚才老师讲到的中风用补阳还五汤剂量用得比较大，但是在临床上急性期的时候，有的血压比较高，这种情况下怎么用黄芪？这么大量的用药，怎么去控制，希望您能再说一下。在临床上，生麻黄我自己有时会用到十几克的时候患者会有失眠、心慌的情况，而且不是一个患者这样。

答：我说过，在急性期用的时候，前面一定要先清热，脏腑热清干净，这是个前提。前期我们用安宫牛黄丸，通腑活血化痰的药物，先把热给清下去，前三天的重点是做这个事，然后热下去之后，虚象就完全显现出来了，这是一个时间点，这时候你就赶紧用，这就要看你把握的时间是不是准，假如你把握得不准，热还没有清干净，那么当然就会有一些病人会更加烦躁。所以说一定要掌握住一个时间点，清热清尽了，虚象显现出来的时候，这时候用补阳还五汤。

还有你说的麻黄，麻黄这个情况你一定要掌握好它的适应证，即真正需要麻黄的适应证，真正需要发汗的。麻黄本身的发汗作用还是有限的，真正发汗作用强的话还要配上石膏，石膏才真正是后续的发汗，麻黄相当于阿司匹林，相当于张锡纯讲的阿司匹林加石膏，也就是说，石膏本身是个非常好的发汗药物，它能持续的发汗。所以，有人经常把石膏看成寒药，我个人有不同的看法，我们用石膏治疗高热的病例非常之多。那么，为什么石膏会被认为是个凉药呢？就是因为它在持续的发汗之后，脉静身凉，它是从作用的角度被认为是一个凉药，其实它本身是个发汗的药。尤其是在治疗温热、瘟疫病、伤寒的时候，麻黄配上石膏的发汗作用非常快。至于用过麻黄之后出现的心慌情况，要看他本身是不是就偏虚，尤其是看阴液虚不虚。如果阴液虚且人的年纪大，必要的时候要小心一点。真正体实的，看到恶寒无汗、头痛、身痛、骨节疼痛，一般不会出现这种情况。很可能就是和用药的对象有很大的关系。

问：老师，我有两个问题，一个就是刚才说到的安宫牛黄，您刚才说用安宫牛黄清肝火之后再用补阳还五汤，但是您认为当时这个热是一个低烧，如果说病人在中风之前就是一个阴虚阳亢的体质，那么在这种情况下，我们把痰热清了之后，其实并不是一个气虚的情况。如果吃了安宫牛黄，出现舌淡、气虚的情况，会不会对他的体质也有影响？

答：实际上，这个病多数病人都是肥胖的，很多都是肥胖的，长期都是痰热、痰湿、痰浊、痰瘀，然后突然脑中风。但是中风这个病，是他的整个气血都受到了很大的打击，功能恢复不上去，所以这种病会很快地显现出虚证。但是中风刚开始的时候，大面积脑梗以后痰、湿、浊、瘀这些东西表现为一种热象，这个热象表现在病人非常烦躁，而且舌苔非常厚、舌质暗红、大便不通等症状，尤其是大便不通在早期的时候特别多见，大便越不通，后面出现的热象就越明显，所以必须得在通腑的基础上去化痰，这个时候痰也可能很重。这些情况，一般我们的感觉大概就是三天左右基本上就下去了，但是这个时候安宫牛黄丸的剂量要大一些，一般是一天两丸，连续三天一共六丸。按现在的价钱，五百多，我们早年用的时候150是最好的，后来是300，现在是550，前阵子听同仁堂的老总说马上要涨到720了，所以药赶紧备着，不然过几天就没有这么便宜的药了。

问：老师，听了您的讲座，我也非常想尝试一下大剂量用药的问题，我想请教一下您，就是我们在临床上应该如何去加大用量，比如说石膏，牵涉一个溶解度的问题，过大地增加用量，会起到更好的效果吗？还有像杏仁、半夏这些有毒的药，会不会有副作用，希望您给讲一下。

答：对于石膏，我们感觉，一服药里面300g石膏是不多的。对于你刚才说的溶解度的问题，300g是一个界限，为什么要早上煎一服，晚上煎一服。不是一服药里用600g石膏，而是上午一服300g，下午一服300g，当然这也是极量了，一般情况下用不了这么高的剂量。如果超过300g以后，可能会煎不出来。实际上，能否煎出来取决于你煎药容器的大小和加水量，你如果能充分加水，没有煎不出来的，只是因为你罐小容量有限才煎不出来。

至于半夏，建议你们去毒药基地看一下，怎么炮制附子，怎么炮制半夏的，你看完了之后就会觉得怎么应用都不会出现问题，因为太安全了。但是你们没看的话就不好说，心里总打鼓。我们知道它炮制到什么程度，所以心里很有底，30g、60g 都可以用。

问：老师我想问一下，咱们现在用经方都讲究方证对应，抓病机。我想问一下，咱们临床有望、闻、问、切四诊，您是怎么侧重的，是重症状还是脉诊？另外一个问题就是说，我感觉温病家都比较重视脉诊，而普遍的经方家对脉诊好像不是太重视，希望您给解答一下。

答：脉诊，在过去是非常重要的信息来源，你看古代给皇后诊脉的时候还得隔着手绢，而且还看不到脸，或者是蚊帐里伸出手来，你当然得特别重视这个信息。但是现在来讲，这个诊脉的信息就大大减弱了，因为现在信息太多了，各种各样的检查信息。但是，伤寒学者也并非不重视脉，而且现在对脉的理解也和以前不太一样。现在有些伤寒的学派就是靠脉来诊断的，咱们国内现在有几家，就是靠脉来定三阴三阳来开处方，也是很重视脉的。

温病学家，越到后世对脉的重视越强一些。脉诊，我觉得它还是很重要的一个信息源，但是没有过去那么重要了，而且，要是把脉搞得太复杂也不行，太复杂了之后，反倒应用的时候要受到很大的局限。

还有你说的核心病机辨证的问题。如葛根芩连汤，它本来是治疗湿热痢的，但是我们拿它来治疗糖尿病，但是在找湿热这个病机的时候就确定两点，第一大便黏臭，第二舌苔黄腻，就这两条，就可以用葛根芩连汤。所以说只要抓住核心病机和关键症状就可以用，不必拘泥于它是治湿热痢的就不能治其他的病，只要你确定了是湿热就能用，而且这个湿热主要是在肠道，湿热痢是在肠道，糖尿病很多都有肠道湿热，大便黏臭，就可以用。

问：老师，我有一个问题，您在重病分次服的时候，三次四次，次数有没有什么规律？

答：这个要根据病情，比如急性肠梗阻的时候，它的目标是把大便通下来，所以这个时候你给它力量，一小时一次，大便通下来了立刻中病即止，节点就在这个点上。但是像感冒这样的病，两小时到三小时一次，这样的话就能保持一个比较高的血药浓度，同时也能保证它的安全性，不至于一服药剂量很大，吃了之后大汗淋漓，那样也不好。每隔两小时到三小时一次，这样连续给药，就比较安全而且保持了高效的血药浓度。

问：全老师，我想问一下，就是在用药用量特别大的时候，病人的反应会不会特别强烈，就是所谓的排药反应，对此您怎么看？

答：我们说用量大都是在急危重症，这种情况下病人有些反应是正常的。

比如乌头桂枝汤，本来就是药吃了就吐，不吐的话就是没达到那个效果。要有眩瞑的感觉，这本来就是乌头的作用，但我们现在都把它看成副作用，其实这本来就是乌头起效的作用。在这里就需要你去好好把握它。你知道它会有头晕、口麻、恶心，这是药物本身的正常反应。但是要是重症的话，不必要所有的病人都达到这种程度。若是要对此采取防范，保证安全性的话，我们对乌头采取《伤寒论》中的炮制方法，一个是和白蜜同煎，一个是配生姜，一个是配甘草，还有就是先煎。现在我们研究先煎 40 分钟就够了，但是为了安全起见，都煎 2 小时以上，先煎了 2 小时，即使是生乌头，也煎得差不多了。当然为了防止乌头出现问题，我们也碰到过这样的问题，外地的药或者炮制得很不认真，这种情况下就让病人直接煎煮 8 小时。就是说一个星期的乌头，一次文火煎煮 8 小时，然后放到冰箱里，每天拿出七分之一来，和其他药同煎，这样的话即使是生乌头，也变成熟乌头了，这是为了保证安全性。

问：我看您用黄连经常用量比较大，这个黄连治糖尿病针对的是中焦的湿热，是通过辨证论治，还是因为药理研究，有其他的考虑？

答：现在的处方我们感觉，当前的辨证论治是有限的，中医在这些年的教学当中，过度强调了辨证论治，不是说辨证论治不对，而是过度强调了，似乎中医就是个辨证论治，其实是不对的。你看《金匮要略》是非常重视辨病的，所以我们经常说《金匮要略》就是一个最原始的症状鉴别学。就拿黄疸来说，它分为酒疸、女劳疸、黑疸等，分为很多种。酒疸就是喝酒喝的，酒精性肝硬化。实际上那个年代是不能分得很清的，我们用大柴胡汤在肝胆病广泛应用，它是辨病方。有很多疾病不需要辨证。

我曾经讲过一个病例，一个老先生治疗癔病性的晕厥，有一位 24 岁的女性，姓彭，治疗了一年，按照气血不足辨治，毫无效果。每星期一次到两次，到点就突然性的晕倒，当时神志很清楚。老先生给治疗了一年，毫无效果，辨证绝对无误，脉细弱，脸色少华。但是有一次她来找我说她的病好了，她去山东，有一个校医说他能治这个病，她当时去的时候有很多癔病的病人，就给了她一种药粉，吃了一个星期就彻底好了。后来我看，就是矾金丸，白矾、广郁金，主要是从痰的角度来治的，顽痰怪证，而且每个病人都是这一个药，所以有时候是要辨病的，不一定非要辨证。但是中医最特色的地方在于辨证，但是过分强调辨证是不行的。

实际上中医还有两大块缺陷：一个是审因论治，知道几个病因？太少太少了。第二点是辨病论治，在这方面我们是很欠缺的，所以我们的很多药物，在辨病方面非常不强调。有些药物，比如糖尿病虚寒性的，我们照用黄连、知母，就是用它降糖。虚寒怎么能用黄连呢？我配的有干姜，干姜针对虚寒的程度而比例不同，我会让它去其苦寒之性，存其降糖之用。

现在我们中医最欠缺的短板是治病，说你能治高血压，血压下不来，说你能治糖尿病，血糖下不来，说你能治肾功能不全，肌酐下不来，有什么用？光说生活质量好了一些，感觉好了一些，那是不行的，没有说服力的，而且病人都不信。所以现在的形势，我们中医最欠缺的不是辨证论治，不是调理，而是真正有效地解决疾病。这些指标是必须要解决的，不管是调理解决的还是治疗解决的，而这方面是我们非常欠缺的。我们这几十年一直在探索着在辨证论治的基础上辨病用药、审因论治，包括对症处理。比如呕吐的病人来了你不给他止呕，而是按照脾胃虚寒调理，行吗？病人头痛欲死欲撞墙，你说我先给你慢慢调，能行吗？张仲景的很多方子就是对症处理的药，非常强烈，见效非常明确的。而我们把这些老祖宗的东西，对症处理的东西给忽略了，辨病论治忽略了，审因论治忽略了，只强调一个辨证论治，所以治病非常之偏颇，疗效非常之有限。

我们有很多病人，因为病人太多，都是一月来一次，来的时候必须带上化验单，不检查化验单的一律不要到我这儿来看病，必须要看化验单。

因为我也是中央保健的，有时候经常碰到一些难题，有时候说谁谁的情况在那儿摆着，肝功肾功，让你去马上就给降下来，降不下来你就麻烦。我记得有次碰到一个小孩，是一个领导的孩子，一个月以后就要中考，肥胖，脂肪型肝炎，肝功高、血糖高、血脂高、血压高，又不想吃西药，一个月之内要下来，我一个月给他弄下来以后，检查各项指标正常。

治病的时候分为治疗和调理。首先中医要加强的是治疗，真正对这些指标有效，后期再慢慢调理，不能什么都是调理，那样病人就不信任你。来了几次肝功都不降的话，来了几次蛋白尿还是越来越多，病人还找你看吗？所以我说中医的辨证论治是一个特色、优势，但绝不是全部。

（整理：刘绍永）

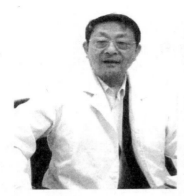

苏宝刚，教授、主任医师，北京中医药大学中医"四大经典"国家级教学团队高级指导教师。曾任北京中医药大学金匮教研室主任，学科带头人，北京中医药大学当代五老之一，已故著名《伤寒论》专家刘渡舟教授的入室弟子、衣钵传人。

苏宝刚教授少年时先后师从多位中医名宿，尽得名师真传，终能博采众长，自成一家，年少行医便医名颇盛。行医50余年，尤以擅用《金匮要略》经方治疗奇难杂症著称。对治疗心脑血管病、贫血、气管炎、肾炎、肝炎、胆囊炎、关节炎、癌症、皮肤病等疾病都积累了丰富的经验。特别是对癌症、脑瘤、糖尿病等顽疾，着眼中医治略思想，疗效不凡。

苏宝刚教授曾先后讲授百余班次的《金匮要略》《中药学》《方剂学》《中医内科学》《中医儿科学》《医宗金鉴杂病心法》《医宗金鉴幼科心法》等多门课程。先后在国内核心杂志上发表学术论文三十余篇，编写多部医学著作，代表作有《金匮要略诠解》《金匮要略讲义》《实用中成药学》等。曾多次参加学术论文报告会，并参加张仲景国际学术报告会。其研制的中成药和保健品，深受患者欢迎，并有滴鼻剂获两项国际奖，国家星火奖。

3. 《金匮要略》论治癥瘕积聚

——苏宝刚教授

在座的各位,都是临床工作多少年的专家,自己都有很丰富的经验,咱们互相交流交流,我也有自己的几点体会,跟大家说一说。

在这里面,我经常思考一个问题,什么问题呢? 就是说像古代,或者说以前我的一些老师们,他们在看病的时候,都在怎么想问题? 我过去看病,在1960 年那个时候,祝谌予教务长晚上看我们写的病历,同学们就问:"他这个病看得怎么样啊?"祝教务长就说:"和他这个人一样。"同学们都笑啦,怎么和他这个人一样呢? 这就是说思维简单的意思,也就是他开的方子,辛凉平剂银翘散:银花 3 钱、连翘 3 钱、桔梗、牛蒡、豆豉、薄荷、竹叶等,他开的那个方子基本上就是套出来,辛凉解表的一个原方,就是这个简单思维的过程。张仲景所说的"上工",是特别高明的中医,到底他那个思维是什么思维? 我们现在没法去请教他。在这几十年教《金匮要略》的过程当中,我就在思考,张仲景那个思维方法是什么? 他怎么判断这个疾病? 怎么认识这个疾病? 也就是说张仲景那个年代比较高的辨证的方法、治疗疾病的方法到底是什么? 我教《金匮要略》也教了不少年,当金匮教研室主任就当了十九年,所以就得把张仲景思想琢磨透了,现在还没琢磨透啊,先跟大家汇报一下。

张仲景那个年代,他看不看癌症? 他看得好看不好? 人的死亡,走向生命的尽头,到最后那都是杂病,极其复杂了。为什么叫杂病呢? 后来咱们再说。在这种情况之下,张仲景治疗心脑血管病的思维方法,也就是说中风病、胸痹,他治得好治不好? 也就是说肾功能衰竭、小儿白血病、小儿肾功能衰竭,尽是那些临近死亡的恶病。能造成患者死亡的一大部分疾病,就是癌症。

我就好奇当时的那些老师们是怎么看病的,我就看看,就琢磨他们看病的思维方法是什么。他们看高难度的病,高到什么程度? 我 20 岁入学,26 岁人事部把我领到了金匮教研室,祝教务长就训了几句话,无非是说你是老师,不准到处乱跑,得坐班,这是第一条;第二条你得背书,不然以后学生问你《金匮要略》多少条你都不知道。一共是多少条指示我忘记了,反正就是这些话。然后就跟着宋孝志老先生坐门诊,东直门医院的大夫知道有这么一位老大夫,这位老大夫也不苟言笑,但是他看的那些病可不是一般的病。我就是琢磨他看病的经验,冷静地观察老先生看病的过程。胰腺里长了个包块,这算恶病啊,疼得很厉害,又胀又疼的,他能治疗这些方面的病。这个老先生,你看他不说不道的,但他看病看得很厉害,他用的一些方子也比较简单,简单到什么程度呢?比如说胰里面长包块,他用大黄附子汤。《金匮要略》有这一条,胁下偏痛,这个偏字,咱就琢磨,到底是一边疼、还是两边疼、还是特别疼?检查胰腺里有包块,宋大夫就用大黄附子细辛三味药,非常简单。病人服了一百服、二百服药之后,疼痛慢慢地就减轻了,又到医院做检查,因为这个病人的先生也是肿瘤专家,再一检查包块还在那里放着,几个医院的主任就说:"中医消不了这个。"可是这个病人就特别信宋大夫,宋大夫也不会跟病人说几句好话,他说:"信则灵。"那意思就是你信就灵,你不信你现在就做其他治疗。病人就下定决心还接着吃中药,又吃了好久,不是几服、几十服的问题,再一检查,也是到那个医院,但一检查说:"没了!这包块没了不可能啊?我哪天哪天值班,你再来继续检查。"现在遇到好多这些方面的病,这种治疗、那种治疗,更要想一想中医比较高一些的思维。我经常看宋先生看病,我就琢磨他的这些个方子在不在《内经》?《内经》里有一句话,是说治病的大法,治疗杂病的时候,复杂了。这个病很危重的时候都不是单纯的一个病因了,都是几个病因,也都不是一天两天得的,在身体之内阳气耗着。《内经》有句话是"五阳已布"——阳气是生命活动的动力、生命力,七八十岁了那不行、生命力低下也不行。所以治疗这类的大病、恶病、非得要死的病,所以你必须得考虑到底是肾阳虚,还是脾阳虚。寒滞肝脉也不行、胸阳不振也不行、脾阳虚那更不行,都壅滞在中焦啦!"五阳已布,疏涤五脏",疏,是疏通,看来有不通的问题,那么一个包块长在胰腺里面,那还好得了吗?肯定不是一个部位不通。刘渡舟先生对于癌症的理论,就是一个字——"膈",挡住了,所以它不通。"涤"是洗涤的涤,那就是祛浊气。浊气积累来积累去,这一辈子是越来越重的。一开始人体干净、清灵,到最后浊气越来越重,也就复杂了。浊气的种类,像现在的化工产品,各种各样的不符合身体生理条件的一些食品。积累太多了,这个多字大家记住,这种致癌的物质,也就是说浊气,到最后就形成了恶毒浊气,就该变了,就该形成癌症、恶疮。有些个食品它是我们身体所需要的,膏粱我们都吃,但是你吃得太多,"高粱之变,足生大疔",你经常吃肉皮、猪蹄、海参,都是些胶质的食物,久而久之就得长包块。怎样清理这个海参、肉皮、阿胶、凤爪这些食品?这些是不是好食品?是好食品,海参谁说不是好食品,但好东西你要常吃多吃,就坏了。癌症病人吃它,就会把这个特别黏滞的东西,粘到、塞到哪个部位。张仲景有一句话,叫做"服食",不管吃什么,"节其冷热苦酸辛甘"。不管吃什么东西,哪种味道的东西,哪种性质的东西,都要有节制。人间的好事、享乐、吃什么东西，都要恰到好处，适可而止。吃什么东西多了得什么病，这种东西没有毒也是浓瘕而变癥，也是多聚而成积。

所以咱们就琢磨现代医学与中医这个古典医学，我认为他们想的是一样的，从要人命的心脑血管病，一直到现在人们特别恐怖的癌症，现代医学的总结和中医张仲景的总结、《内经》的总结是一回事。就三个问题，"五阳已布"，阳气的问题；心肝脾肺肾，气的问题。"疏涤五脏"。所以咱下边就要考虑，到底现代医学认识癌症，怎么认识的？你别问我啊，我就告诉你环磷酰胺、阿糖胞苷、氮芥这些，过去那些个杀癌细胞的东西。实际上在这里面最权威的西医教材《肿瘤学》，和中医一直追溯到张仲景，他们对这些个复杂疾病的认识是一致的。我们就可以琢磨琢磨他的一些想法，他对于癌症的认识。《肿瘤学》是正经的讲义，很多专家编的，它就是告诉我们得癌症不是一下子得的，它是有癌前病变的。到底这个过程有多长时间，那就难说了。一个肝癌患者病因是一下子吃两瓶安眠药，抢救过来恶毒浊气一下就来得比较多、比较重，当然他能够吃安眠药，精神上也是在较着劲呢，有严重的肝气郁结，这就是两个原因。认识恶性肿瘤的癌前病变这一阶段，癌前病变是恶性肿瘤发生前的一个特殊阶段。所有的恶性肿瘤都有癌前病变，都是奔着癌症走的，说一句不好听的话，不管你现在多大，咱们现在基本上都奔着生命尽头、濒于死亡的病走。走得慢点，别着急，别生气，少些肝阳上亢，少些肝气郁结，让致癌的因素，心脑血管病、心肌梗死的因素来得少点。或者给他清理清理，这就是疏涤五脏。并非所有的癌前病变都发展成恶性肿瘤，走了半截，怎么着？又回去了。这个问题就给我们提出来了，走到肿瘤这个阶段，能够不能够回去？这些年我在家里头没事，就看这方面的病，介绍的人说自己的病治疗得特别好，病人介绍病人，我不张扬的。所以就是已经到了癌症阶段，它有可能还往回倒。我把致癌的这几个因素研究透，当致癌因素去除，去不干净啊？因为到底吃什么东西得的癌症？到底生多大气得的癌症？到底脾阳肾阳衰到什么程度得的癌症？你没有拿一把尺子衡量，所以去不干净。去不干净，就只能去一部分，去一部分癌症患者就能够活着，这就是最大的胜利。所以张仲景的这部书叫做活人书，这不是贬低他这本书的，人家都叫活人书了。白某患有三种肿瘤，活了四年半，到肿瘤医院那一去，就是又去检查，说："你吃了四年半的中药，它一点都没消。"可是当时你们说的什么问题？你说这个病人活不过两个月，他才来吃中药的，我给他维持他的生命，能吃点、能喝点。人生就这五件事：吃喝拉尿说，你一定要维持着。浊气停留，致癌物质大量的停留，药开出来，人家看着特别平淡，实际上是吃喝拉尿说都维持着。加菖蒲，让他清醒点，他哪疼就都告诉你了，就怕他都糊涂了，昏迷了，什么都不知道。白老先生，比我还大几岁，是个教地质的老实人、受气人，来的时候精神都没了，又是肝癌又是胃癌的，就这么给他维持着。四年半的时间,台湾去了两次,美国去了一次,然后继续用比较厉害的方法治疗。癌症有的不能消,有的能消。"癥瘕"的"瘕"字,好像是"晚霞"的"霞"一样,我一查《康熙字典》,在这还真是念霞,晚霞的霞,就是现代医学称呼的磨砂玻璃样病变、片状的阴影。比如说变到了某种程度,它就说是磨砂玻璃样病变、片状阴影,如肺癌变成这种情况,有的可以变过来,有的变不了。我们可以看到致癌的因素去除了,癌症就可以恢复,使其恢复到正常状态。癌症是一个过程,也许人从小这种致癌的因素就开始了,致癌的浊气就开始储存;有的人当了经理,这段时间胡吃海喝发起来的。这就难说啦,你就跟病人聊天问吧。致癌的因素也许是这段时间病人有什么纠纷,心里头较劲,气血不通了。我们可以看到癌前病变,它是一个过程问题,它是几个病因组成的因素,这个说法特别正确。

　　大家再回想一下,我们都学过《金匮要略》,《金匮要略》里不少的篇章,它都谈论什么问题呢?谈论这个疾病复杂,什么叫杂病?过去,杂病的定义还没下,写那个讲义的时候,讲过的不少遍,就给杂病下了一个定义。那个定义怎么下的呢?几对错综复杂矛盾的病情,我就下了这么个定义。拿温经汤来举个例子,温经汤是治疗癌症的,所以我们就可以在这里边分析,《金匮要略》里面第22篇第8条,这一篇虽然是妇人三篇的,但他告诉我们的治疗方法、理论指导,治疗男人、女人都一样,大家就记住了。仲景说这个病因复杂,"因虚",就一个字虚。因虚,是气虚?还是血虚?还是阴虚?还是阳虚?下边还一个病因是"积冷"。下边再一个病因是"结气",你说结气是因为生闷气了结在里面?还是因为经常吃一些滋腻的东西,在胃肠里面黏腻住了,胃肠部分不通了?大家把这几个道理都回去琢磨琢磨。他所论述的病也是比较大的,从肺里面长包块一直到妇女胞宫里面长包块,在这里他就论述了这几个病因。大家今后比如说看癌症、看心脑血管病都要看他这几个病因,用药都是几方面一起来。现在在几个学术单位给他们谈这些方面的问题,都谈到了"六条线",生命在前进的过程当中,假设我们这个屋里的这些人都活到83岁,人生一世三万天,1岁到20岁是春天,20岁到40岁是夏天,40岁到60岁是秋天,60岁到80多岁是冬天,有可能再续继地延长到100多岁,是冬天。有人得了三个癌症,磨蹭到了100多岁,这都值得我们研究。第一个大的问题,我们就可以想,从1岁到80多岁,这个生命的过程是什么支持着?是这种生命力!80年代的时候,就找美国那边的书,叫做《生物学与人类的未来》,它说什么呢?说所有有生命的东西都是有生命力的。中医说是肾阳,总括全身的阳气。西医说生命力是一种神秘的活力,我也没弄清。现在从基因,从各个角度的说法特别多,所以咱们还按照中医的这个想法,研究肾阳的问题。人到40多岁时,身体最强壮,活力特别旺,不容易得病,以后慢慢地衰退了,到了60岁就到了人这一辈子的冬天了,不少的病人是60岁开始,这癌症、那癌症的都来了。人生的这条生命线是由粗变细的,但是还可以维持,咱们看病,就得要维持到最长的生命线。2012年,有两个肝癌的病人,病人癌症的这些症状都没了,你清涤致癌物质,这种物质降到最低,降到致癌的水平线之下,他哪种反应就都没有了。但是最后还死了,为什么呢?一个是汗法啊,一个是利法,一个是泻下法,都伤阳气、伤阴气,到最后病人恹恹的,这口气也上不来了。应该用鹿茸大补肾之阴阳,得要维持人的生命,到这个时候人参、鹿茸可以用。有的时候用附子、肉桂,用3克即可,用多了"刷"一下子觉得丹田热了,热了往下一走,"哗"一下子,这人把眼闭上了。所以鹿茸这一类的药物,杜仲、续断、桑寄生大补肝肾精血的,这方面的药是很重要的。人这一辈子要维持肾阳,肾阳消耗了,不可能维持生命力。例如,人在办公室里整天劳心,劳耗思虑,伤心脾,到最后,因几个癌症丧生了。《伤寒论》经常谈的是什么问题呢?谈的寒邪、寒气。有的病人奇了怪了,山东一个妇女子宫肌瘤,她又带来一个子宫肌瘤的,子宫肌瘤那还不好问吗,月经以前血块多不多?没有,都正常;来月经时候肚子、腰疼不疼?又冷又疼?没有;白带是黄色还是白色的?没有,白带没有。那怎么得的子宫肌瘤啊?就得跟病人请教,你怎么得的?妇科这类病证咱们当然说的简单,都问到了,但是都没有。她就告诉我一件事,说自己特别好吃,看见好吃的东西就吃、就馋,吃了以后就肚子胀,食不化,也就是说寒滞肝脉、脾阳虚在这里面都不能化气,她最后就来了这么一个病。这个病真的像中医说的一样,你就得这么琢磨,你要非得给它归纳出来,有些问题真是不好归纳。寒气重也是一个大问题,加上黏腻难消化的食物,膈而不通,堵在某一个部位,寒气比较重。所以《伤寒论》里边的一些个温阳的方法,都很重要。从桂枝汤开始,你看我的方子里开来开去,3克的桂枝、6克的白芍,桂枝配白芍是一阴一阳,希望它阴阳相得、大气一转。桂枝又温心阳又温肾阳,当然要是脾阳也虚,那就用茯苓、干姜、白术,都是一般的药。人家看我说:"苏大夫的药方子挺大的,哪个药抗癌啊?"学过半边莲、半枝莲吗?蝎子、蜈蚣、穿山甲、蟾酥、炉甘石,用这些个以毒攻毒药的时代快过去了。我们可以看啊,阳气一虚,寒邪就重;寒邪一重,浊气就容易停留;浊气都停留在哪啦?人这一辈子是浊气停留滞塞的一个过程,人到最后死亡也是一个腐败的过程。没有节制地吃吧、喝吧,它都停在哪呢?在血液里边!血液就特别浑浊——血浊。血浊这个词,在《内经》里出现过好几次,《通天论》《阴阳二十五人》里边都有出现。《阴阳二十五人》指得特别明确"脾阴血浊","脾阴"其阴就是脾胃;"血浊",血液中浊气特别重。血液浊了后,百脉一宗,就不知道到哪去了,什么脑癌、肺癌(肺是多气多血之脏)、肝癌、胰癌、骨癌,浊血都进去了。这也算是一个接近中西医结合的理解方法。他在这个大吃大喝的过程中,血液浑浊。中医所说的经络,要相信经络,它不是管道系统,但是它是通的。我在当学生时,用针法通经络,就都给它打通了,有的是几个穴位打通一条经,得到针感,有的是一个穴位打通。淋巴不通也不行,整天吃花生米,花生米是热性而干涩之品,吃了二十多年,淋巴不通了,那你不得淋巴肉瘤得什么? 干热涩的东西,像花生米、瓜子、核桃仁、杏仁,这都是好东西,但整天吃它,肯定脸上长的都是疙瘩,出来都是比较干粉的粉色丘疹。吃辣椒,那就长红疙瘩。"高粱之变,足生大疔",辣椒之变,吃足了生赤疹,红疙瘩也长在前胸、后背,长腿上去了。花生米之变、猪爪之变,经常多量食用,可能生恶疮。这在病历上都有,一个大姐从山东过来到天津,长得高大魁梧,比我都高一头,岁数并不大,好吃猪爪、红烧肉。吃来吃去,她的胳膊不知怎么地一碰,起了一个包,透明胶质瘤。看病的过程中我就问她:"你最近有什么精神上特别不痛快的事?"我这一说,怎么着? 这大姐就在我家哭起来。我是大夫,不问你什么事,不管你什么事,这一哭我就知道了,这事是特别地窝心,窝在心里面它就不通了。我们就说是她身体之内畅通、通路的问题。为什么刘渡舟教授他立论叫"膈",膈就是挡住了,噎膈,那肠癌就是肠膈,当然没有那么叫的,咱就这么一说。我们就可以更细致地看关键问题,人就吃这种特别黏滞的东西、油腻的东西、辛辣肥腻醇酒厚味,吃来吃去,那个《金匮要略》里面所说的"腠理",从皮肤到脏腑的纹理,就都不通了,黏塞了,就该要长东西了。在这种情况之下,我们就知道使得身体"五脏元真通畅,人即安和",五脏元阳之气、真阴之气通畅,就构成生命的重要方面。重要的三个问题,那就是真阴,特别干净的生命所需要的物质,这是三条线。真阴也是随着生命到最后,60多岁了、70多岁了、80多岁了,真阴是越来越少,脑袋也糊涂了,眼睛也昏花了,浊气也越来越重了,下边,下三路也都不怎么通畅了,大便又黏又臭,痔疮二十多岁就犯了,前列腺也发起来了,尿还经常特别黄、特别浑浊,这就开始来大病了。腹腔里边的这几个脏器,浊气一特别重,这个病人走路腿不灵了,跟着腰椎、腿都有问题了,所以有时候清理腹腔的这些脏是很重要的一个方面。恶毒浊气越来越重,足可以使我们身体之内的正常的组织机构变化腐败。我们最爱吃的辛辣肥腻醇酒厚味都是发的,辣椒、生葱、生蒜、芥末、花椒、大料,经常吃,吃的量比较大,都不行,每一种吃多了得病的都有。另外大家可以想啊,现在生活好了,不是一般的好,每天是鱼虾蟹这类高级的东西。大家记住一个小的三字经,"鱼虾蟹,葱姜蒜,发恶疮",这个不是一顿的事,是经常吃。鱼虾蟹本身是好东西,葱姜蒜也都是好东西,但是每一项吃多了,都要发病。恶毒浊气到最后就要发恶病。人生老是平平淡淡,什么叫平平淡淡呢? 否则暴饮,喝那么多酒,不行;暴食,什么都吃,吃的量还特别大,也不行;暴怒,怒气带着热血"唰"就上来了,到最后暴病,这是肯定的一个结果。所以很多的事情都要平平淡淡,每天都在调整,调整自己的饮食,调整自己的精神。现在精神上得病的人也是很多,上海有的妇女,坐办公室的人,每天在那琢磨,有时比男人还更精细,做生意,做来做去,一看这个脉,寸关尺,尺脉找不着了,短了,而且脉来弦直,这也就是说有股气憋到两胁内了;下边空了,肝肾不足了;这一憋,那不就出事了,她那个脉特别直。有一次我在石景山那边看病,因为挂号,前后两人吵起来,说:"我先来的,我先挂的号。"到最后我给打圆场,就先看一个,这一看脉弦直,刚吵完架的脉。有刚吵完架的脉,你马上拉过病人来,看一看,特别直。整天生闷气,生意不赚钱,脑袋里头憋着劲。有一个妇女到这看病来了,我就跟她说:"你这个人,这个气生不少啊。"脉象是关脉浮,关脉浮那肝气不就老憋在这两胁中间吗?中医所说憋在这中间,上下都不通了,在这种情况之下,那不就是气的问题吗?我就说她,到最后又问我:"我有什么事项要注意?""注意你别生气。"意思就是家庭里边、工作单位里都搞得比较和谐一些。她说:"没生气。"我说:"你不生气,看你的脉好像刚吵完架一样。"当时哭了,她领她丈夫一块来看病,路走错了,她丈夫对她没鼻子没脸地骂了一顿,骂完一顿以后来这看病来了,她就拿这个事不当是生气,原来她在家里经常被训斥。恶妻克夫,恶夫克妻,克出病来都有的,所以要把家庭各方面的气氛都搞得比较和谐才好。

"五脏元真通畅","元"是元阳之气,"真"是真阴,时时在这通畅着,这就是生命。元阳不足了,寒邪越来越重;真阴不足了,浊气越来越重,元阳对寒气,这就两个,要不张仲景的方子里头有大黄、附子、细辛呢。方才所说的,疏涤五脏,那个"涤"不就是大黄吗?泻胃肠实热积滞,细辛、附子散寒,这张方子硬是把胰里边长的这个东西消了,这个人还活着,上英国那边医院治疗癌症去了,她的疗效很好,看来她得到宋孝志先生的真传。

另外一个大的问题,那就是癥瘕积聚。这个包块的问题,大家要有这么一个信念:包块是可以消的,可以把它定住的。年岁比较大了,肾阳不足、脾阳不足,疏通的力量不足了,那你不好消啊。你想想九十多岁的病人接不接?接,但是你就跟病人讲清楚,我学的这本书叫做活人书,他老活着,再活三年五年,那就够了,九十岁了,你想还活多长时间?这个包块的问题,怎么消它?有这么一个病人,他是个村长,豪爽,能吃能喝能抽,岁数并不大,不到五十,肺癌,占位性病变。到了上海那边,有一个大夫说:"你们是黑龙江过来的,你们经过北京,有一个苏大夫他专治怪病,不认识?"他说:"给你电话,你找他去。"从上海又回到北京这来,我们极其认真地审查这个病人肾阳怎么样,冬天怕冷不怕冷?脾阳的情况,肚子胀不胀?状态都挺好,不到 50 岁,这不正带劲吗,他要是已经 70 岁、80 多岁了,你还得扶他的阳气。把这个肾阳、脾阳的问题问完。他经常吸烟、喝大酒,在这种情况之下把肺伤了。这张方子开完了以后,14 个月后又回来了,我跟我爱人明天还要出差,急急忙忙给他开完了方子。当时看的时候，就说："你过去找谁看的？"把方子拿出来了，一看，噢，咱们看的。把现在那个诊断拿出来了，诊断说什么呢？是片状阴影，怎么叫片状阴影？上海管这个东西叫磨砂玻璃样病变。好多地方都不一样称呼，反正中医说就是瘕，就是霞，跟晚霞一样半透明的东西。那不就是包了吗？片状阴影，回去以后就吃这个药。方上边别客气，张仲景的千金苇茎汤，化痰吧。张仲景的鳖甲煎丸的原方里边，是射干、牛蒡子、桔梗，你就根据情况，多用少用。化痰，让他整天吐这个痰。中医学院的一个老西医教授，他就告诉我，研究肺的问题，主要你得把吞噬细胞离心性地游动，这个难，这是世界难题。我就记住他这句话了，中医有很多的化痰的东西，例如麦门冬汤里的麦冬，但是这里边好像是没用，为什么呢？得癌症的病人，恶毒浊气比较重，到最后真阴不足了，我要用哪个养阴药？特别不好用，所以我用养阴药用得比较少。然后就是给他分利，用葶苈大枣泻肺汤。莱菔子我跟谁学的？印会河老师，他莱菔子敢用到 60 克。我过去用到 30 克，莱菔子、全瓜蒌 30 克，两个都是 30 克，没毒，没事的，这不就是降痰气吗？降肺里面的浊气有一个好药，什么好药呢？就是皂角，既洗肺又洗大肠。赵绍琴赵老师，好多病他都不离开皂角子，为什么呢？皂角子可以清油腻浊气，过去用皂角一掰，在大木盆里一泡，洗那个油腻特别多的衣服，那任何的洗衣粉都不如它。要想肺里面干净，一定要胃里面干净，"胃浊脾湿嗽痰本"，要胃里面干净，那无非是一般的药，半夏、竹茹、茯苓，都是这类的药物。让大肠里面干净，你就用薏苡附子败酱散、《金匮》大黄牡丹汤，还有冬瓜子、桃仁、芒硝。有时候病人比较讨厌芒硝，开水 10 克冲服，让他一定把厕所的门开开，肚子一鸣，马上就去厕所。芒硝就是元明粉。在这里面你还得要琢磨上面吐出去的痰，有的人的痰就吐不出来，经常吃巧克力、吃糖、吃肉、吃咸的，吃得特别多，这些都敛痰啊，所以是"胃浊脾湿嗽痰本"。这个人回去以后，中间来过电话，说："我现在咳嗽吐痰块。"后来四个月变成了磨砂玻璃样病变，变成了片状阴影，所以癥可以变成瘕，这就是方才说的这个意思。中间他电话中说痰中有血丝，那加点白茅根，白茅根由 15 克加到 20 克，白茅根是止血的，正好上面也咳血。有一个"咳血方"，青黛、海浮石、海蛤壳、瓜蒌、栀子、杏仁，肺癌咳血的病人这方子特别的好。但是青黛等药会把病人的胃给伤了，吃完以后，就再也吃不下饭了。诊病之后还要告诉他很多注意事项，阳气比较虚的别吃西瓜，吃西瓜时旁边搁点热姜汤，你得喝点汤，喝几口就够了。有一个人肺癌，一看这个人是阳气虚，怕冷，肾阳脾阳都虚了，得扶他的阳，扶完了他的阳后他热燥。别人大口大口地吃西瓜，他也跟着大口大口地吃，"形寒饮冷则伤肺"，跟着就水寒射肺，肺就受不了了。还有一个病人也特别好，肺癌，好几年了还活着。不但活着，到北京来看病，把电话都给掐断了，跟老家里面都不联系了，又找了一个新地方，自己特别安静地住在那里头。到医院看病、诊断、化疗，在我这吃中药,肺内干净了,他就是这个指标不正常,那个指标不正常,那人比肺癌专家还专家,继续中医西医同治,最后癌症没了,检查正常了,回去以后就又继续工作,有人说:"你得了这么一个病,你看人家谁谁谁和你这病一样,死了没了,你到现在回来以后,还比以前特别结实特别好。"在这种情况之下,我们就可以想着把这个病人保他三年、五年、十年、二十年。有的病人特别好,以后都特别安定了。有一个肠癌病人,现在每年来一次、两次。肠癌说来是好保一点,在这里说好保,也就是说"六条线",就得顾头也顾尾,别打耗子,把碗也给砸了。咱们作为中医,就得把中药有什么好的作用、有什么不好的作用,都得弄得比较清楚。有一位老先生,90多岁,在医院里住着,一位朋友把我给带去。那病人是佛学理论专家,各方面都特别规矩,那他前列腺癌、肠癌,这是怎么得的?咱就慢慢琢磨吧,而且前列腺癌,导尿管拔不下来了,一拔就发烧。把我给找去了,实际上我也得慢慢琢磨,为什么咱们说这"六条线"很重要呢?他90岁了,你敢给他泻?泻两天就趴下;你不泻,肠癌怎么办?所以在那半天就开了张方子。都得琢磨透,这个老先生要先拔输尿管,你说一拔就发烧,我说别着急,咱以半个月为期。草薢渗湿,草薢是好东西,菖蒲也是好东西。但是话又说回来,你奔着尿路走了,半边莲、半枝莲可以用,我这里面也是半边莲、石韦、粳米、血分、下焦很多部位的热毒,该清还得清。我们用中医的思维方法指导,石韦为什么不用呢?你看石韦这个药它可以治疗蛇咬伤,在血液里面有蛇毒,它给你都能清。为什么这个癌症,这个恶毒浊气我们要用它。但是这个利要伤真阴,泻要伤阳,发汗也是一样伤阳。伤阴、伤阳当然也不是截然分开的,所以这个老先生就是用草薢、菖蒲、栀子,你不这么清不行。在这种情况下,半边莲、石韦、瞿麦就这么一用,清了半个月,精神就比较好。但是前边我爱加一套药,这套药是哪个呢?就是《金匮要略》里面的薯蓣丸减味,刘渡舟先生和李重人先生,他们说了两张方子,不管是治疗什么大病,文治大方"薯蓣丸",《金匮要略》里的;武治大方"鳖甲煎丸",祛邪气的,有张方子要追本溯源,也是《金匮要略》里面衍生出来的。大家最熟悉香砂六君子,再加味丁香、藿香、莲子肉,这方在《医宗金鉴》里面叫做"开胃进食汤",这张方子是调整脾胃最好的一张方子。"开胃进食治不食,少食难化胃脾虚,丁木藿香莲子朴,六君砂麦与神曲",病人要死了,脾胃都特别虚弱了,这张方子吃了以后,能吃点能喝点。你可以给它加减,不过我们当时跟着刘渡舟老师看病的时候,老师木香、丁香、藿香都用了两钱即 6 克,你要给它用多点,"那藿香用那么多干什么?"他不主张藿香用那么多,我现在习惯都是三个都用 6 克。这张方子一放上以后,这股生命之气就活起来啦。胸阳即是心和肺,都挺好的,脾阳也挺好的,脾阳、胸阳都挺好,在这种情况之下,你用哪个最好?草薢最好,草薢 15 克渗湿为主。然后《金匮》大黄牡丹汤、薏苡附子败酱散、葛根芩连汤都带上点,病情好转,导尿管拔下来之后，出院了。出院之后，就开始想肠癌怎么办？调整来调整去，一天拉四次。拉了半年多以后，就到春节了，他那个女儿就上家里来看我，说老爷子胖了，我一听这话高兴，一天拉四次还胖了。这就是个技巧，你别没拉几天把人家老爷子给拉死了，这不行。我第一次去的时候，他就昏昏沉沉地在那躺着，我坐在他的对面，我就观察这人的皮肤还挺干净。你看像我这岁数的不少人都有老年斑，什么老年斑，是浊气斑，老年斑是可以减少的，你一清理就可以减少。这老爷子就手三阳、手三阴、足三阳、足三阴我得都看看，底下穿得裤子也不算太长，腿上黄瘦是肯定的，他一翻身睁睁眼看看我，看来眼睛也有一点模糊。这种情况，问我药得吃多长时间，我心说吃的年头越多越好，支持住支持不住都挺难的，到最后保了差不多 1 年半多一点。那年秋天寒露时我不在北京，他那个一哆嗦，一怕冷，脸和脚都肿了，人到北京以后，就打电话告诉我，老爷子脸、脚都肿了。阳气虚啊，用实脾饮，"实脾苓术与木瓜，甘草木香大腹加，草果附姜兼厚朴，虚寒阴水效堪夸"。这个腿肿脸肿消了以后，说怎么又吃不下饭了？你这个方子往那方面一转，胃方面照顾得就少了，就又吃不下饭了。我说还吃以前那个方子——开胃进食汤，一吃这个方子，怎么着，吃完一碗面，跟着我还吃，再来一碗，吃完第二碗说差不多了，我还吃，一直吃完了第三碗。这人胃一兴奋吃得特别多了不行，这个时间干什么呢？我告诉你，让他躺那，小米粥一勺一勺的，就要上面的粥汤，就这么维持着。小米粥是暖胃的，大米粥是清的，所以治疗这个病呢，得一考虑就考虑到这几方面。

我现在看病也没有一个定点，没有一个定时，也不定病种，所以有不少的同学，什么病人都带来，挺有意思的。咱把这个"六条线"搞清楚，什么病都能看。如果非得用西医的方法，弄清楚是什么病，有的弄得清楚，有的还弄不清楚。2009 年的时候，有个同学带来了一个全身神经纤维瘤的患者，做不了手术。温州那边过来的，来了以后，就往那一坐，也有点打蔫了。我得跟他说说话，看他神志上清楚不清楚？头里面有点糊里糊涂，他夫人就把他的衣服给脱了，全身都是大大小小的疙瘩，特别硬。从 20 多岁就开始长。温州在海边，那个地方蚌蛤鲳鱼虾蟹这类东西很多，吃得特别多了，他的经脉血络腠理里面黏黏糊糊的，都是这种特殊的蛋白，然后它就开始聚结了。他的夫人说她们结婚的时候，肚皮上就有一个小疙瘩，以后随着年岁越久，就越来长得越多。关键问题，第一个：他吃这些东西特别美味，他能忌不能忌？他认识到没有认识到？你不信咱说这个病是吃这类东西长出来的，有的认识不到，就非得找特别剧毒的化工产品，实际上他吃这类东西吃多了，年岁日久，喝水再喝得比较少，皮肤到脏腑的纹理里面，黏黏糊糊的都是这类。咱可以用中医的思维方法理解，这是经络啊。我们又可以想到是淋巴里面流动的物质都特别黏稠，黏稠到一定程度就开始聚结了，哪一不通就聚结。就聚一个包，聚到什么程度？往脑子里面走。那你怎么做手术？全身一个一个拿？脑子里面那还一个呢！另外这个还在长，这是不是恶性的？什么恶性啊！这病要不要治？你要治，你这些东西就别再吃了。"今之病（今天这个病），昔之好（过去的嗜好）"，要想治病就得改其好。大家记住有些病不是我们不能治，能治。脸上长红疙瘩，能治不能治？能治，你每天喝小米粥它就不长了，别吃辣椒、葱姜蒜、花椒大料、芥末等辛辣的。假如说你给他往下清，药用的还不太好，来点羚羊粉清血分热毒，来点车前子、竹叶、黄芩都行，这都清了，都能治。但是你又治不了，"大夫我这又长起来了"，那你就接着吃吧，一吃辣的东西，吃得越来越多，吃到最后就得拉肚子、长红疙瘩。肝血管瘤、脑血管瘤，什么脑血管瘤？一提脑血管瘤就吓趴下了，没事，就跟脸上长个小红疙瘩一样，你今后还吃辣椒不吃？辣椒非把你杀了。你就这么说："你这血管瘤长得很大，肝血管瘤这破了怎么办？所以就把辣椒、生葱、生蒜、芥末、花椒、大料，甚至于盐都忌了，学佛家，饮食方面半入佛门，就这方面都别吃了。"第二类方面就是花生米、瓜子、核桃仁、杏仁这些干果类的东西，不是不吃，而是张仲景所说的那一个字"节"。这个病人真听话，夫人都给我叫苦了。两年多了以后，我就想起他的胳膊举不起来，就问他："你的胳膊能举吗？"他瘦高个，比我还高一头，举起来胳膊还扭了扭。那天天气好，他是有说又有笑，我心说这人又活了，挺好的，不长了，为什么呢？他就是那个东西给发起来的，所以大家记住了，好东西也是坏东西，"鱼虾蟹，葱姜蒜，发恶疮"。这是他吃多了，你要有节制地吃，今天吃点这个，明天吃点那个，后天吃点那个，老换着吃，没事的。我们想看这些方面的病，就要饮食禁忌。冬瓜洗膀胱又洗大肠，多吃点这一类的菜，喝稀溜溜的小米粥暖胃，完了以后，尿排得多，喝出汗来，胃也安定住了，这个张仲景用了四个字叫做"糜粥自养"。开胃进食汤往那一开，胃口开了，再加点祛病的东西，把致病的东西给断了，你不断了不行，肯定要断了。为什么说有的病你治不好呢？脸上长三个小红疙瘩你也治不好，他接着再吃麻辣烫，你治得好吗？你给他清了三分，他又吃了五分，那三个疙瘩又长俩。脑血管瘤你治不好也是这个原因，脑血管瘤跟脸上的红疙瘩是一回事啊，包括肝血管瘤。黄芩、竹叶、赤芍、丹皮、白茅根，你就开吧，是不是？脑血管瘤是小病，一个你把大病看小了，这个病在我这小意思，你别从西医的生理病理，什么部位查清楚，那是西医的事，咱们中医上搞临床，我给他解血分热毒，把血浊去掉，清理血浊是当代治疗很多杂病的一个方法。现在的生活复杂了，你就得要把各类方子里面的，也就是说最强有力的方子，将军药、将军方都要掌握了。生闷气，你这个生闷气够我几服药吃的。比如说像《医宗金鉴》里面，生闷气的方子，二十四味流气饮——木香流气调诸气，快利三焦荣卫行，达表通里开胸膈，肿胀喘嗽气为痛，六君丁皮沉木桂，白芷香附果苏青，大黄枳朴槟蓬术,麦冬大腹木瓜通。生闷气的人特别多,这一憋就憋出来病了,"得病一口气,死于一口痰"。刚咱们说的白先生,三个癌症活了四年半,我给他做图示就做了三个,为什么呢?因为他得病的因素复杂了,你都得给他解除了。话又说回来,你解除了一个,这个病等于治好了三分之一,解除了俩,解除了三,那病就给稳定住了。在这里我们就可以琢磨它的几方面,和吃的关系,再说一个,你看开的药挺多,其实还有续到里面的大黄、附子、细辛。为什么你这方子开这么大?大黄、附子、细辛,那个半夏别开了,开了也没关系,过去我开过,现在不开了,别惹那事,病房念叨闲话。所以其实我们就等于是保保胃、保保肠,病人80多岁了,这种情况呢,把他肾阳也要保一保。然后就是用大黄附子细辛给他清,《伤寒论》《金匮要略》里头的绝方,给他往下一清就行。大病和小病都是相连的,今后大家一定要把大病看成小病,这是什么意思呢?等于你把这病看透了,脸上长疙瘩和脑血管瘤是一回事,那你治疗脑血管瘤的胆气就壮了,是不是啊?赤芍、丹皮、白茅根,解血分热毒,往下一清,这个瘤就不长了,完了慢慢还缩小。

下面再谈一个,也是偏于外面,全身上下所有的淋巴结都已经肿大了。我一琢磨他的病例,一看所有部位的淋巴结都肿大,这是淋巴肉瘤,这东西好可怕的。腹腔多发异常的淋巴结,双侧腋窝淋巴结肿大,左侧颈部淋巴结肿大,左侧腹股沟淋巴结肿大,左髂窝积液,这一张就说了这么多,也就是说这内脏里面也都是,很多部位的淋巴都肿大。腹腔内多发增大的淋巴结、胰头结构紊乱,怎么办呢?慢慢研究吧,病人是个小伙子,岁数并不大,好几天没来电话了,我心说这人怎么了,是不是坏了?过几天又来电话,一来电话马上就问怎么样了?他是2013年9月17日,11月是第二次,就看了两次。这病是够恶的,这么一个恶病怎么产生的?挖井,他的老家在昌黎,这个地方挖井,烧油的那种烟气要有一些,另外吃饭是"一顿饱",到谁家去打井,中午都是大鱼大肉。这个事并不好,一顿饱,高质量,在这也堵得够呛,能消化吗?"饮食自倍,脾胃乃伤",他这脾胃没伤,倒是全身血液经络里面、腠理里面都是黏黏糊糊的。打井之余,晚上没事干了,在家随便吃点得了,你想,中午大鱼大肉,饱了。晚上干什么呢?油炸花生米就酒喝,小伙子正好享福之人。看病的时候36岁,我说:"你这个花生米一个星期吃几次?"差不多是天天都吃。花生米本身是个好东西,植物的种子都是好东西,是一个生命的继续。但是这种干果,还有糕点,油特别少,但老这么吃,也吃多了。这都是热干涩的东西,干涩不通,大肠不通,在这种情况之下,淋巴结都肿大了,这个病是比较重的。开胃进食汤,丁香6克、木香6克、藿香6克、莲子肉13克、枳壳、厚朴,枳壳厚朴这一连用,承气法可就加到里面了,什么叫承气啊?真正承气这名应该只叫后面俩。我过去治疗一个食道癌,枳壳15克,厚朴15

克。厚朴 15 克,大家甭害怕。过去刘渡舟老师经常开什么呢?厚姜半甘参,一到厚朴他用多少量,厚朴 8 钱,浊气下降啊。方才说印会河老师,莱菔子 2 两,没事,肚子"咕噜噜"地叫,都"咕噜"下去了,这俩是一回事。所以我就结合到一起,那个食道癌的病人,是全瓜蒌 30 克、莱菔子 30 克、枳壳 15 克、厚朴 15 克,你想他上面吃不下饭,大便特别干燥,你说怎么办?有时候这病人特别重了,大黄你还不好意思用,可以开变相的大黄,大肠蠕动、小肠蠕动,全都蠕动起来了。那个食道癌病人是 1989 年,我在京西那边的一个药店坐堂,那天没去,这病人就在那门口哭,那药店就说:"你别哭,你就照那方先吃着。"上面一吃,下面一通,就清了。脸上长红疙瘩,来点竹叶一利尿不就行了?但是别吃辣椒。治病这事最容易又最难,但是别让它吓倒,武松打虎,他就仗这点胆,谁都能打。这个淋巴肉瘤的病人,哪个部位的淋巴都肿大了。有一个方子叫消瘰丸,元参、贝母、牡蛎、海浮石、海蛤壳、僵蚕,它这里头用元参说明你得养阴,你不要只用一个元参,你多用几个养阴药,天一生水,麦冬,沙参,玉竹,石斛,你给他把腠理里面热干黏的花生泡湿一点,咱就说得通俗点。现在的祛痰药,说到杏仁,就是咳嗽吐痰,血管里头物质比较黏,也可以用,脑血管病、心血管病都可以用杏仁,为什么不用呢?贝母通经络的、祛痰的,也可以用。你看小续命汤——麻杏桂芍通营卫,参草归芎气血宣。治疗肾病最好的药也是麻黄,扩张肾血管,也可以扩张脑血管,现在咱们就局限了,麻黄就是发点汗作解表药,应该把它批判了,对不对?但是也别批判,你批评了这个,那麻黄到底治什么病呢?几个部位的血管都扩张,从脑血管到肾血管,像越婢汤。我们可以看到给他的养阴,就是让他经络里面、腠理里面、淋巴里面,比较干黏的东西都变得比较稀点。这个就矛盾了,病人一病重,家属都喜欢给病人喝浓的,连橘子汁都是,所有的都是高质量的,那他这又干又黏的,吃大补的东西又给堵上了,你这淋巴病治不了。第一张方子就元参、贝母、牡蛎、海浮石、海蛤壳、僵蚕,经络里面比较黏稠的痰浊就动了。当时我不在北京,就给我打电话说全身的表浅淋巴结都消得特别好。所以就是等于祛经络之痰,当然也得要滋润。这个病人祛他的痰浊是四面都撤,什么叫四面都撤呢?吃那么多的好东西,胃里面也得往下行,木香、砂仁、茯苓、白术这一动起来,枳壳、厚朴往下降,再往下就用"大黄牡丹汤"。比如说赵绍琴先生用大黄配上皂角子,咱们用皂角也行。我皂角一开就开 10 克,你得先清肠里面,皂角它洗肠、油腻的东西,病人说:"我吃完药以后,便池里漂了一层和白的猪板油差不多的东西。"我说:"漂几次?"你得问细致一些,在这方子里面,皂角是祛油腻的,得给它用大量。你洗完了大肠,肠子里面干净了,那肠壁里面怎么办?让大肠里面的浊气给透出来,那不就得大肠壁发汗。什么叫大肠里面发汗?痛泻要方中的防风,完带汤里面的荆芥,越婢加术汤里面的麻黄,它们用这些干什么？说明下面的脏器里面有脏东西，是下面的脏器发汗，所以在这里大肠里面得发汗。这吃来吃去就比较干净了，热干黏的东西、比较高级的鱼虾蟹、肉类这些蛋白的东西都越来越少，就争取把病人给定住了。这个病人前些天还来电话，我给他看完了病就得走，在飞机上给他写的图示。这个病人以后要是见点好，也得吃素。所以我们就可以看到，通经络，全身上下周流。外面清了以后，又是艰难的事情，他肛门那个部位都有占位性病变。就这种好吃的，一下子吃得特别多，也不是一个痛快的事。好多个部位的病都是比较相近的，我们在看的时候一定要掌握好他得病的因素，你让他嘴管住了，他这一个因素去除了，病就治好了三分之一。病人多少年复发的都有，当然最好的就是那个20年肠癌的，还经常来。还有就是福建厦门的患者，现在这人还活得特别好，你不信你就看她，每一次来都特别高兴地告诉我，我这个检查，脑癌老是略微缩小。你看她这个病灶老是稍缩小，稍稍地缩小一点。她第一次看病的时候，我就给她的丈夫说半年以后只要它还那么大，咱就是最大的胜利。她半年以后又来了，给我说："你上次给我说的，半年以后还这么大，就是最大胜利。"他说那句话的意思就是应了，以后就半年一来，半年一来。这个病人前些天来了，是2014年4月29号，这不又说稍缩小。以后带的病人都一块夸奖苏大夫怎么怎么着，什么怎么怎么着，我就告诉她这个病看好的结果，你的功劳是70%多，我才占30%，为什么这么说呢？第一个，怒气带着恶毒浊气往头上撞。你老好发脾气不行，这个解了，她的丈夫也知道，俩人没事就不发脾气，特别和睦，这是这个。以后就炒菜都不搁葱姜蒜，哪有病人这么听话的，所以她老略微缩小的原因就在这了。一个朋友知道我们过去去一个书院，在那个地方，同学们都带去了不少稀奇古怪的病人，那个神经纤维瘤，就是那个时间看的。那里头有几个脑胶质瘤，还真给定住了，没死，疼痛等好多方面都减轻了。其中有一个常州的，也是略微缩小，咱就希望它一下子别长了，缩回去是不可能的事。

　　我在这给你们交底，我治疗脑病，《金匮要略》有几张方子，其中有两张方子是更为重要的，我过去的讲话里头都有，一个叫做侯氏黑散，第二张方子叫风引汤。尤其是风引汤，你想那里面八个石头药，煅龙骨，煅牡蛎，紫石英，寒水石，滑石，生石膏，赤石脂，白石脂，但是这八个石头药吃了，那胃受得了吗？那就加茯苓、白术、木香、砂仁，把胃保保，是不是？那个病人看完了以后，福建那边传开了，她脑胶质瘤半年，就还这么大，以后还又变小。你看寒水石、滑石、生石膏、川牛膝、白茅根，往下清，往下降，你喝酒不喝酒？喝酒的人加上茵陈，长没长胆结石？长胆结石的加点金钱草，都是15克。其实没什么东西，都是一些古方，这些古方和现代方结合到一起。病人到现在是一直见好，脑胶质瘤总是略微缩小。后来人家给我们弄来两个脑胶质瘤的患者，在医院做完手术了，昏迷不醒。打电话来，我说再想想，再琢磨琢磨。她说："你就过去看一下。"我到那一看，那两个病例我都完整地存着呢，比如说做手术的过程，看到像鹅蛋那么大的一个瘤，手术特别好，特别巧地把它摘除了，摘除了就好了，不就完了，再关上，很快里面又鼓起一个鹌鹑蛋大的包，你说这大夫谁不害怕啊，你刚把这个摘了，又鼓起来一个。它总往上长，这就是中医所说的怒气带着恶毒浊气往上攻，它就有一股力量向上，你怎么把这个往下降？你怎么降气？降气无非是丁香、沉香，再加点陈皮、香附，大气一转。降血还不好说吗？川牛膝、益母草。益母草活血调经利尿，也是往下降血的。降浊气的咱方才说了，石韦、萹蓄、瞿麦、萆薢。萆薢为什么那么爱用呢？我特别感谢西医的药学研究家，把木通给打倒了。我过去用木通用的特别多，"珀珠六一朱砂共，引煎一两整木通"，但是我那些病人一个惹事的都没有。木通可以用到 30 克、60 克，那个方歌里头都有。一不用木通，就得把清降的力量加强。那个病人就做完了手术，然后又鼓起来了，鼓起来之后，观察病人又发烧了。脑胶质瘤的病人，高大魁梧、能吃能喝的人特别多。在这种情况之下，把我和我爱人请过去，我们俩研究要稳扎稳打，给他往下清、往下降，热毒浊气给他周流开，周流不开了，手术这刀子到底怎么动呀！复杂了，咱没看到，对不对？你这有伤，气血周流、清阳上升、浊阴下降，你怎么降？怎么升？它上面都拉了，所以不好办了。但是也有点好的信息，回来以后他那个学生物的儿子告诉我，说："苏大夫，我告诉你，他闭着眼眼球在里面动。"我一琢磨这可能是个好事，一嗅二视三动眼，这是动眼神经。突然间又来电话说："他那个手，有点抓挠。"我说："他抓的时候，你摸摸他的手看硬不硬？"要硬就是抽风，脑压高；要是说特别软，没事。咱们看那些中风病的病人，看脉的时候就牵拉他的手，这手就发紧。中风病人好治，脑压高。闭证好治，脱证特别难治。他说："发松。"

所以大家就琢磨，琢磨什么问题呢？侯氏黑散、风引汤是在《金匮要略》中风篇里面，它不光是治疗中风病，它也治疗脑病的很多方面的病。所以我们现在在治病的时候，也就一定要像咱们方才所说的。

我在北京中医药大学没干别的事，他们都知道我这人的底。1958 年背个小书包从天津来，在这念书，念了 6 年书，毕业以后就到祝谌予那报到，以后又到这、到那有所周转，以后又在金匮教研室教《金匮要略》，还当了 19 年的金匮教研室主任。我就这点能耐，我就琢磨张仲景的能耐，我还没看透，张仲景是中医看病的高境界的人，他不是一般人。比如说他那个第一篇，我《金匮要略》到底讲了多少遍，我都不知道。一天就讲两遍，上午在这讲，下午在那讲，白天在学校讲，晚上到宣武区工人俱乐部的业余班讲，整天拿着《金匮要略》这本书讲，"问曰：上工治未病何也？"那不就这么几句话吗？老这么说哪行啊？咱得比别人讲得深入一些。这是指明高明中医之道路。《白毛女》这个戏特别悲惨，咱们要演，就得有同样的感情。我就是白毛女，一上来就哭，底下的人也跟着我一块流眼泪，那才行。我要讲《金匮要略》，我得把《金匮要略》这本书琢磨透了。古老的文字"上工治未病"，现在中国人都说"治未病"，真正张仲景的理解，"见肝之病，知肝传脾"，这个病在身体之内传，由这个部位传那个部位，由那个部位传那个部位。张仲景这个意思，不是没有病，而是有病，"见肝之病"这个病我就知道它往哪传，给它截住了，"见肝之病，知肝传脾，当先实脾"，我给它截住了。它越传越复杂，那不就病势复杂了吗？心脏病也是病势复杂，脑血管病也是病势复杂，明白这意思吧？都是复杂，所以杂病得会把它截断，别让它传，然后会包围，给它缩小。你看古往今来最大的军事家没多大能耐，它就是一个"围"字，把你围住，把你困死。淮海战役最后也是一个围，国民党80万军队往那一围、一困，大的包围里面小的包围。把病看透了，我都给你围起来，这里面可有学问。刘邓大军说到大别山，实际上到了大别山，洗洗衣服休整两天，连到桐柏山，这是拉的一条线，从安徽到河南那是网底，跟着到河南西部那边，是一个网边。你看这中间军队，都是三个点驻军，这个网就要形成了。最后收这个网的网口，把80多万军队收到里头，所以你不要害怕。辽沈战役打它主要的部位锦州，对不对？平津战役也是分割、包围。古代军事家的东西也是这样，中国人都知道曹操，你看大军事家曹孟德，他用三千人（又说万人）把敌人的46万大军（号称百万大军给打败了），这就是"官渡之战"。这里面可是大学问、大哲学，为什么曹孟德打仗是个哲学家呢？他到最后打不了人家，正是将军以出奇兵之时，什么叫出奇兵？出奇制胜，带着三千人，一直就奔着官渡去了，把袁绍46万大军，粮草、武器都给烧了。这个可聪明了，我不跟你刀对刀，枪对枪，我把你吃的、喝的、用的都给你烧了。话又说回来了，这个癌肿长那么大、长那么多，它是吃什么东西长大的？癌细胞也得吃东西长大，也得吃东西繁衍，然后一下子播散。癌肿它的食品是什么？它仗着一个什么样的形式发展起来的？然后就可以学曹孟德的办法。断癌肿粮食是个好办法，癌症好吃什么，这个癌症好吃什么谁知道啊？你不知道我知道，那你10分钟看一个病人，当然不知道这人的生活习惯了，对不对？癌症吃什么东西长大的，病人知道，但是病人他不懂，也就不知道了。大姑娘脸上长红疙瘩，怎么长出来的？吃辣椒长起来的，她不知道，她知道她能发那么多大疙瘩。所以你要研究这个癌症，它的饮食是什么？吃什么东西发起来的？我把你的那些东西，学曹孟德的方法都给你清了，我看你这癌肿还吃什么，它一下子就瘪气了。所以新的学说也是老的学说，大家看一看二十二篇，第八条、第九条是温经汤，治疗子宫内膜异位症、巧克力囊肿，新的学说，像西医的《内科学》《外科学》《肿瘤学》，都给它买了，琢磨琢磨。

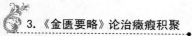

　　我希望你们大家以后要有一种精神，什么精神呢？亮剑的精神。你不管什么病，我只要掌握了张仲景的学术思想，和现代医学的一些各方面的知识吧，我就敢治各种各样的难治之病。希望你们大家以后多出成果，等待你们的好消息。

（整理：肖荃月、司鹏飞）

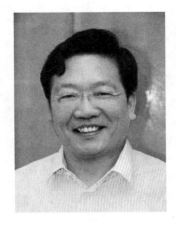**傅延龄**，医学博士，北京中医药大学教授，主任医师，博士研究生导师，继续教育学院院长，享受国务院特殊津贴专家。兼任中华中医药学会方药量效研究分会副主任委员、中华中医药学会对外交流分会副主任委员、世界中医药学会联合会方药量效专业委员会副主任委员、世界中医药学会联合会经方专业委员会副主任委员、中华中医药学会张仲景学说分会常委，世界中联考试与测评委员会常委，北京市中医药学会对外交流委员会副主任委员、中国科普作家协会会员、中国老年保健学会理事、英国密德萨斯大学客座教授、欧洲中医基金会执行委员，马来西亚英迪大学客座教授。

傅延龄出生于中医世家，为我国著名中医学家刘渡舟教授的学术继承人，获得国家人事部、卫生部和中医药管理局颁发的出师证书，是我国少数既有中医家学，又接受了从本科到硕士和博士完整大学教育，并且完成国家级师徒式培养的中医专家，长期从事中医临床医疗、科学研究及教学，具有近30年的临床诊疗经验。曾主持多项国家级、省部级科研课题，编写出版50多部医学论著、译著，发表论文150多篇，包括主编的我国第一部《伤寒论》研究辞书《伤寒论研究大词典》，我国第一套全面反映张仲景医学研究成果的《张仲景医学全集》，共10册500万字。培养了近百名硕、博研究生和徒弟，桃李遍布世界各地；先后到30多个国家和地区进行中医药学术交流，在CCTV以及BTV等地方电视台、高校、企业、机关、社区及社会团体做中医养生保健讲座、中华传统文化讲座，深入浅出，融合古今，汇通中西，科学性、通俗性、生活性俱佳。

4. 泻心汤类方在胃肠内科的应用

——傅延龄教授

各位大夫，各位同学，大家下午好！今天咱们这个学习班给我第二次机会，让我跟大家一块来分享一下经方在临床上的应用以及相关的理论。

我们在用复方的时候，我始终有一个观念，我觉得复方是我们中医的一个大智慧。但是我们这个复方，西医有时候不能理解，搞现代药学研究的人也可能不理解。我给大家举这样一个例子，大家知道，在用现代药学的方法研究我们传统复方的药效学、药理学的时候，有一种方法叫拆方研究，对不对？为什么要拆方？是希望把其中那个起作用的药物找出来，至少中间是有这样的一个思维。还有一种方法叫做药物筛选，就是在复方里面，通过研究，把中间起作用的药物找出来。现代药学研究人员在研究某一个药物的时候，也是要把其中的功效成分找出来，比如说我们研究麻黄，那麻黄里面主要起作用的是什么？是麻黄碱，对不对？都是这样，最后把它分离出来，其他的东西都不要了。

我现在问大家一个问题，大家知道学习《伤寒论》的时候有一种方法叫做类方的方法，对不对？柴胡汤有柴胡汤一个类方，桂枝汤有桂枝汤一个类方，麻黄汤也是麻黄汤一个系列。那么请问桂枝汤这一类的方剂，如桂枝汤、桂枝去芍药汤、桂枝加芍药汤、桂枝加桂汤、桂枝新加汤、桂枝加厚朴杏子汤、桂枝加龙骨牡蛎汤等，大家知道里面的主要成分是什么吗？是桂枝，对不对？我们现在说麻黄汤这一类的方，麻杏石甘汤、麻黄汤、葛根汤、大青龙汤、小青龙汤，大家知道中间主要成分是什么？是麻黄，对不对？主病谓之君。那么我们是不是可以采用现代药学的研究思路，在需要开麻黄汤类方的时候，就开一味麻黄，其他药物就不要了？这是不费吹灰之力就能做到的，不需要像搞药物成分分离那样费很大气力。好了，现在有一个问题就来了，大家说一味麻黄能够代表得了麻杏石甘汤么？它能够就是麻黄汤么？它能够就是葛根汤么？我们学中医的人，都会回答说不是。大家比较一下，那种想把药物有效成分从一味中药里面分离出来的方法对么？那种想把一味或几味中药从一个方子里面分离出来的方法对么？这种方法有值得推敲，值得斟酌，值得批评的地方么？我觉得是有的。我们不排斥现代科学的研究方法，但是我们应该坚持我们认识事物的中医的传统方法。

上面是我今天讲座的一段开场白,说明白的白,不是白话,不是废话。现在我们把话题引回来,回到我们今天讲座的主题。我仍然是用一条微博来引导。我曾经发了一条微博,说有一次,我在人民卫生出版社里参会,人民卫生出版社把中国工程院的副院长、第四军医大学的校长樊代明院士请过来了。大家知道樊代明院士不是中医,他是西医消化病的专家,很有成就。他对中医的评价是肯定的,他接受中医,觉得应该发展中医。他提倡整合医学,把中医和西医都整合到一起来。其实越是有成就的科学家,越是有成就的医学家,我说的是西医学家,他们就越接受中医。那些反对中医的往往是特别特别一般的人。樊代明院士说他爱用藿香正气。为什么? 他的身体有胃肠动力不足的问题。他用西医的胃肠动力药常常没有好的效果,而用藿香正气就有好的效果。我这张幻灯片说的就是樊院士讲的这个事。我用这张幻灯片把今天的话题引导到消化系统疾病来,引到我们所讲的半夏泻心汤这一类方子的主题上来。

我在上面提到的这条微博里还讲到,辛味的药物,中医所讲的辛香行气的药物,我认识到都有促进胃肠动力的作用,我不知道大家在临床上面注意到这个问题没有,赞同不赞同我这样的认识。比如说丁香、木香、藿香,能够促进消化液的分泌,能够促进胃肠的蠕动,能够促进消化,所以大家看一看李东垣有一个开胃进食汤,这个开胃进食汤在《医宗金鉴·杂病心法要诀》里面也把它收录进去了。"丁木藿香莲子朴,六君麦砂与神曲"。大家看一看这个方子里面都用的什么药物? 都是辛香开胃醒脾的这样一些药物。"开胃进食治不食"。藿香正气大家看一看,正好是芳香、辛香的药物,所以它有促进胃肠动力的作用。今天我从中药辛香行气、开胃醒脾的话题,讲到胃肠动力,进而讲到了消化系统疾病。那么,今天我重点就讲张仲景泻心汤类方在胃肠内科的应用。

(1)《伤寒论》、《金匮要略》相关知识回顾

首先我们不妨用很短的时间来复习一下《伤寒论》、《金匮要略》的相关内容。一般来讲,我们讲半夏泻心汤类方,或者说泻心汤类方,主要会讲到张仲景的五首方剂,一个是半夏泻心汤,一个是生姜泻心汤,一个是甘草泻心汤,另外还有大黄黄连泻心汤和附子泻心汤。这是五个泻心汤。半夏泻心汤在《伤寒论》中的主治病证是什么呢? 是痞证。什么是痞?《伤寒论》里面把它讲得很清楚,痞就是心下部痞满不通的病症。"但满而不痛者,此为痞。"部位就在心下;所谓心下,不是指心脏的正下方。用我们现在的语言来表达,指的是剑突下这个部位,或者称为上腹部剑突下。

有些人很有可能要问为什么这个地方称"心下"。我们如果要跟西医讲"心下"的话,那人家绝对不会理解为剑突下。现代解剖学若讲"心下",那肯定

是指左胸最下方,或者左上腹部膈肌下的部位了,因为心脏位于左胸。中医讲的心下,指的是上腹部剑突下,腹部正中的部位。为什么在正中而不是左侧呢?我也思考过这样一个问题,我感觉到可能有这样几个方面的原因。第一,张仲景讲的心下的"心",可能并不是我们通常讲的血脉之心这个器官,而是指的人体之心,就是整个人体的中心,人体的正中心在剑突稍上方一点的部位,胸骨下方凹陷处。这是第一。第二,张仲景讲的心下的"心",也有可能是指人的神明之心。大家知道,神明之心是人的君主之官,它与血脉之心虽然都称为心,但它们是不同的。神明之心是君主之官,君主之官在我们身体这个王国里面所居的位置是不能偏的,不能偏左偏右,它应该居于身体的正中。大家知道我们中国的紫禁城,我们现在的故宫,它是在北京的中轴线对不对?我们的身体也是一个王国。这是中医对人体的一种认识。在这个王国里面有一个君主,这个君主就是心。它不是血脉之心,而是神明之心。这神明之心的君主之官居于身体正中。它的下方就是心下。

心下痞是临床上非常多见的一个症状。不过患者来了可不会诉说心下痞。心下痞是一个专业术语,在书面使用较多。这个症状,患者会有不同的表述,比如说有的患者会跟医生说:"大夫,我胃不好受"、"医生,我吃了东西不消化"。今天我们在座的都是做临床的,我们都有体会,现在有很多的病例,患者对病情的诉说会让我们医生感到头痛。中医师在临床上面对的问题,要解决的问题,有很大一部分是患者的主观感受,并且有很大一部分主观感受,患者都说不清楚。患者往往会用一个词来表达——不舒服。医生问患者"您怎么不好啊?"患者回答:"大夫,我肚子里面不舒服","我的胳膊不舒服"……医生再问他怎么不舒服啊,他也不知道如何能够清晰、准确地把他的不舒服描述出来。还有一点是需要我们注意的,那就是即使患者的诉说使用的是很标准的医学术语,但是他对那个术语的理解和应用,与医生的理解和应用,也是不同的。这句话我不知道我表达清楚没有。我举个例子,有的患者诉说"头晕",他的症状真的是头晕么?他说的头晕,到底是眩晕,还是头脑昏冒不清的昏冒,或者叫做头昏?头昏不是昏迷。不省人事,意识丧失叫昏迷。头昏是自感头脑昏昏糊糊的,仿佛戴着帽子,仿佛是吃了安眠药又不让他去睡觉的那种感觉。这是头昏。晕是眩晕,又称晕眩,患者感觉自己的身体或周围物体旋转、不平稳。所以患者诉说头晕,你医生一定要确定他到底是昏,还是晕。我今天不能举太多这样的例子。我常常对我的学生讲,医生对患者的主诉能够准确理解,准确把握,这是一个基本功。这个基本功对中医尤其重要!

回来继续说什么是痞。有些患者诉说"消化不好",有些人诉说"吃了东西总是停在胃里面,不往下走"。患者感到吃了东西以后,是不往下走,这就是痞,患者不会用痞字表达。心下痞就是心下满。心下满一般来讲是不硬的。

"但满而不痛者,此为痞。"心下痞一般也不痛。心下痛是心下痛,心下痞是心下痞。如果既满又痛,那痞、痛兼见,那在临床病案描述上就应该写心下痞、痛。痞一般是软的。什么是软?你用手去触摸,去切患者上腹部这个部位,那里是软的,不是硬的。当然,这里也需要讲清楚怎么样算软,怎么样算硬。如果患者是一个腹直肌不很发达,不很强壮的人,你医生用手切按他的心下,发现会是软软的。而如果是一个经常练腹肌的人,练出了六块鼓鼓的腹肌来,你医生去切按他的心下,发现会是硬硬的。这些都不是《伤寒论》讲的软和硬。那么如何理解《伤寒论》讲的软和硬?请注意要与大结胸病对照起来理解。大结胸病也见心下硬,那种硬是由于病变影响到了腹膜,出现了腹膜刺激征,腹壁异常紧张,所以心下就变硬了。我们对于《伤寒论》讲"心下痞,但满而不硬"的"硬"字,应该从这个意义上去理解,不硬就是不像由腹膜、腹腔病变引起那种硬。心下痞这个病还是在胃,没有涉及腹腔。

心下痞的病机,我们在此复习一下。大家都知道,心下痞的病机是脾胃升降失常,脾不升,胃不降,无形之气壅聚于心下,这样就形成了痞。为了很好地理解脾胃升降失常,我们在这里还要把人体气行的四种基本形式也复习一下。中医讲人体里面存在各种气的运行,而气运行的最基本的方式有四种,即升、降、出和入。所以《内经》讲"升降出入,无器不有,出入废则神机化灭,升降息则气立孤危。"人体里面一定是要有气的。生物和非生物比较起来,区别在哪里?如果用我们传统的科学观来看,生物和非生物的区别就是在于一个有气,一个无气。活的生物和死的生物,它们的区别在哪里?也在于气。死的生物,其体内的气已经停息了,不运动了。活的生物,其体内的气在运动。所以我们的身体在生命尚在的时候,气在运行,气运行的最基本形式不外升和降,出和入。《内经》讲"升降出入,无器不有",意思就是说没有什么器物是没有气的,气的运行就是升降出入四种形式。当然《内经》讲的这个"器"指的是生物,而不是非生物,非生物本来就没有气。"升降息则气立孤危,出入废则神机化灭",意思就是说气的升降出入运动只要一停止,人就会死亡。

人体气的运行有两大枢纽,一个枢纽是脾胃,一个枢纽是肝胆。肝胆作为人体气行枢纽的认识来源于伤寒六经学说,少阳为枢,厥阴为枢。这些内容我在这里就不多讲了。

中医常常从形而上的层面去认识人体内的气化。但是,我认为即使是形而上的思考,我们也要尽可能把思维做得更细微一些,逻辑性更强一些,更加清晰一些。

心下痞是如何形成的?它有这样几个方面的主要机制。首先是无形寒热壅聚于心下。中医经常讲有形,无形,比如无形之火,有形之痰,无形之风寒,有形之瘀血。什么叫有形,什么叫无形呢?肉眼能看得见的叫有形,肉眼看不见的叫无形。所以我们讲无形寒热，是因为我们的肉眼看不见这个寒，也看不见这个热，这就是无形。大家试着想象一下，如果有一股寒气和一股热气，这寒气和热气还不少，不少于 500 毫升，这么多的寒气和热气混杂着，壅聚在你身体心下这个部位，你的心下会有怎样一种感觉？当然会有一种满满胀胀的感觉。我常常要求我的学生尝试着去体会，去想象患者诉说的症状。如果患者诉说的症状发生在我们医生自己的身上，会是怎么样的一个感觉。中医过去在道德层面有一个要求，叫做患者有病，若己身有之。这是《大医精诚》提出的一个道德层面的要求，我想也可以作为一个学习层面的要求，作为一个学习策略，这就是患者有什么样的症状，医生你自己在问诊的时候想一想，它在你的身上是一种什么感觉。你只有这样去理解患者所说的症状，才能够深切地领会患者的诉说，才能够准确把握这个症状，才能够很好地处理这个问题。我不知道有多少人能赞同我的这个观点和办法，但是我告诉大家，我长久以来都在用这个方法，而且也尝到了甜头。

讲到症状，我还想多说几句。有些人觉得中医面对的临床问题常常是一些主观的东西；而主观的东西变异性很大，没有办法很好把握，没有办法定量，甚至连定性都很难，所以意义不大。中医过去曾经搞了很长一段时间的证客观化研究。什么是证客观化研究？为什么要搞证客观化研究。中医证客观化研究的出发点就是要把中医的病证诊断指标由主观的内容转化为客观的内容，或者说就是要增强中医病证诊断指标的客观性。中医证客观化研究的设想应该说是有一定道理的。可是我们也应该想一想这样几个问题：不同主观症状情况下的相同客观病变，从全身整体来看，真的是相同病变吗？主观症状是客观病变的反映；既然是客观病变的反映，医学有没有办法更好地利用它们，而不是将它们还原为客观。还有，证客观化我们做不做得到？我现在请问大家，我们在座的哪一位能够告诉我，如何把小柴胡汤证客观化？你能够把少阳证客观化吗？你看少阳病中医的诊断依据是：往来寒热，胸胁苦闷，默默不欲饮食，心烦喜呕，口苦，咽干，目眩，这柴胡七症全部是主观的东西。如果我们认为这些东西太不靠谱了，要把它们都变化成客观的东西，怎么变，怎么化？去做影像检查，B 超，CT，核磁？看一看肝脏或者胆囊怎么样，或者再结合血液生化、血象检查？影像、生化、血象检查能反映小柴胡汤证吗？即使能反映，有这个必要吗？这些问题都值得我们思考。

我之所以说中医证客观化的问题，还是为了说我们今天的主题，说痞证，说脾胃升降失常。如果脾胃升降失常，也会引起心下痞满。为什么？上面我们说的是邪气，无形寒热邪气壅聚于心下会产生痞满。脾胃之气是正气。但是如果应该向上升的脾气不能升起，应该向下降的胃气不能够降下，脾气和胃气壅聚、壅积于心下，当然也可能会引起心下痞满。在脾胃升降失常的情况下,胃肠道里面很容易继发产生水饮、食滞,这个机制大家都是理解的。因为脾胃是主运化的,当脾胃升降失常,不能够很好地运化饮食,自然就会产生水饮、食滞。假如出现了水饮、食滞,那心下痞满的表现可能就会出现一些变化,因为水饮、食滞是有形的实邪,所以这个时候心下不仅痞,还有可能硬;不仅满,还有可能痛。

我们现在的中医如果能够把现代医学的病理生理学知识拿过来,拿来主义,巧妙地拿过来,帮助我们理解中医的病因病机,认识方药性能,都是很有意义的,很有必要的。我主张西为中用,中医不要抵触西医的东西。在座的每一位都是工作在临床第一线的医生,我们需不需要西为中用,你应该有深刻的感受。中医传统的认识有其优点,但是也有其不足。如何弥补不足呢? 其实我们的前人一直在努力创新,谋求发展,我们的前人从未固步自封,从未排斥新的知识,新的方法和技术。其实中医学对疾病的认识有时不是很清楚,把握的不是很准确,前人也总是努力寻找、利用能够更加清楚、准确认识疾病的方法,但仅仅用传统四诊方法是很难突破的。古人对面部神色,舌苔舌质,脉象三部九候,分析已经很细致了,比如把舌的不同位置跟脏腑相对应,舌尖属心,舌两边属肝胆,舌中间属脾胃,舌根部属肾;比如把脉象分为三部九候,浮、中、沉与脏腑对应,比如面部的五脏划分与五色诊察……这些都反映了前人尝试通过四诊去深刻地认识疾病,准确把握疾病的努力,但是大家知道很多时候是做不到的。我们能够放弃努力么? 我们当然不能放弃。怎么办呢? 现代科学已经给我们提供了条件,所以我们应该很好地利用现代科技来帮助我们认识疾病。所以我觉得最好的方法是把传统和现代两种方法结合起来,用西医的方法来弥补我们的不足。我并不是说要用现代的方法取代中医传统方法,我们仍然要坚持中医认识事物的传统方法,但是我们不应排除那些对我们有益处的方法。

就心下痞的病机而言,我们传统的知识讲寒热错杂,气机壅塞,升降失常,水饮食滞。这样的认识带有较多的形而上的特点,还不是太具体、具象,多少有一些模糊,有欠精细。如果我们把现代医学病理生理的知识拿来参考一下,那么我们传统的认识就会清晰得多。从现代病理生理学的角度看,心下痞的出现与这样一些机制相关。首先一个方面是胃黏膜的病变,如胃黏膜炎,充血、水肿、糜烂,炎症的刺激会使患者产生心下痞满的感觉。胃壁的神经受到刺激以后,有可能引起胃排空减慢,引起消化不良,从而导致心下痞满。有一部分心下痞的病例,胃黏膜没有发炎,胃镜报告胃黏膜是正常的,那是怎么回事? 有可能属于胃壁运动方面的问题,可能胃壁肌肉张力出现了异常。我不说是胃动力减弱还是增强,两种可能性都有,有些病例是胃壁弛缓,动力不足;有些病例是胃壁紧张,张力过高,舒缩运动不正常。这就好像心脏的运动一样,心脏运动正常与否,也不仅仅是看它是不是很好地收缩,还要看它是不是很好地舒张,看收缩与舒张的协调情况。有些病例,胃排空减慢,胃的动力不好,不是因为胃壁肌肉没有力量,而是胃壁肌肉的张力过高,太紧张。这就是为什么有一部分心下痞满的病例,明明胃排空减慢,但是在用增强胃动力的药物治疗时,疗效却不好的道理。

还有一种情况,胃内容物不容易通过幽门,胃排空因此减慢,由此引起心下痞。胃内容物不容易通过幽门的原因较多,幽门部位的炎性病变,包括水肿、充血、痉挛在临床比较常见,幽门失弛缓也不少见。胃肠肿瘤或胃肠外肿瘤也有可能导致饮食物不能顺利通过幽门。肝、胆、胰腺的病变都有可能引起心下痞满,这些内容是我们在临证时应该考虑到的。比如有些患者诉心下痞满,原来不是胃肠的问题,而是肝脏左叶肿大、肿物。像这样的痞满,如果用普通的理气、导滞的方法,常常不能够取得好的疗效。

胃内容物不能顺利通过幽门导致排空减慢,进而导致心下痞满,这是我在长期的临证过程中观察到的。有些患者在心下痞满的同时,感觉到胃里面有很多的水液,会感觉到水在胃里面晃荡,他的胃形成一个水囊;有的患者诉说喝了水以后,水停在胃里面,不往下走,半天都消不下去。这就是《伤寒论》里面经常讲的"心下有水气"、"胁下有水气"。为什么胃里面的水不吸收,不排空呢?幽门这个地方出了问题,水饮既不能被胃很好地吸收,也不能顺利通过幽门。像这样一些症状,需要医生细心地去想象,想象它们若发生在自己身体,会是什么样的感觉。医生如果做到患者有病,若己身有之,便能和患者很好地交流,便能理解患者所诉说的症状到底是一种什么感受。如果是幽门通过困难,水饮停留在胃,用什么样的方法,什么样的药物去治疗呢?要用生姜辛通温散。大家去看一看生姜泻心汤、茯苓甘草汤在《伤寒论》中的应用,对这个问题就理解了。

这里跟大家讲一个刘老治愈的病例。有一个患者,心下痞满,感觉胃里面停留着好多的水,晃晃荡荡的,一点都不想喝水。他自己用手轻轻地冲击心下,能够听得到里面有水被振动的声音,在安静的时候他也可以听到胃里面的水声。刘老给这个患者用的是张仲景的茯苓甘草汤,重用生姜,用的是生姜自然汁。生姜自然汁就是从鲜生姜中榨挤出来的汁。刘老让患者把一小碗生姜自然汁兑入煮好的汤药里,一起喝下去。患者喝下以后,感到有一股强烈的辛热之气从胃里向下冲,冲到中下腹部去了,冲到肠道里面去了,不一会儿就想排便。赶快去卫生间,排出来的全都是水,而心下痞、胃里面停水的症状随之就消失了。

让我们回过头来看一看《伤寒论》讲的茯苓甘草汤证、生姜泻心汤证。这两个病证都见有胃中停饮,可以肯定其停饮不会是由肿瘤引起的机械性梗阻所致。若是肿瘤所致，不可能在服茯苓甘草汤或生姜泻心汤后，那么快就痊愈。所以我考虑生姜泻心汤证、茯苓甘草汤证的停饮，其机制极有可能是由幽门括约肌痉挛，幽门括约肌长期处于紧张状态，不舒缓，或者幽门附近组织有水肿，引起幽门狭窄。在生姜温散辛通的作用下，幽门放松，变得通畅，停饮排空，心下痞随之减轻、消失。

（2）寒热错杂的脉症特征

痞症的寒热错杂，它的脉症特征是什么？我对相关文献进行综合，在自己的临床实践中进行观察，总结出来一个辨证标准，这其中许多内容都不是人云亦云的。人们在讲《伤寒论》的时候，讲到半夏泻心汤、生姜泻心汤、甘草泻心汤证的病机，都讲寒热错杂。大家想一想，医生们是如何确认病机为寒热错杂？我们诊断寒热错杂不能空口无凭，必须拿出寒热错杂的证据来。在《伤寒论》中，痞症并不仅仅只有寒热错杂一种类型，理中汤治疗的寒痞，五苓散治疗的水痞，旋覆代赭汤治疗的痰气痞，都是痞症。依据哪些指标判定寒热错杂？我做了一个标准。心下痞是不是寒热错杂，主要不是看心下痞的局部特征，而是要看全身情况，进行全面的综合诊察。一个心下痞的病例，如果既见有一些寒性的特征，也有一些热性的特征，那么就可以诊断它属于寒热错杂痞。

热性的特征包括：面呈热色，声洪气壮，烦躁多动，食欲旺盛或不减，泛酸烧心，口苦或口燥、口渴，口气烈浊。口气烈浊多数属于胃热重。婴儿的口气往往是很好闻的乳香味，因为他们还没有太多进食，没有吃很杂的食物，脾胃处于一种很清洁的状态。其实即使是成年人，如果胃肠保持清新的状态，一般也不会有难闻的口气。一旦胃肠浊热多，由口甚至鼻呼出来的气味就会比较大，同时还会伴随大便臭秽、黏滞不爽，小便黄短，手足热，恶热喜凉，这都是胃肠有热的表现。至于脉象，可以用"阳脉"来加以概括。什么是阳脉？浮、大、动、滑、数都是阳脉。

再说寒性的脉症特征：面呈寒色，声低气怯，疲惫少力，懒动，纳差，胃中停水感，口淡不渴，口气无明显异常，大便清利，小便清利，手足清冷，恶寒喜暖，脉象则是"阴脉"，细、迟、缓、弱、小、沉，这些都是"阴脉"，舌象则多为舌淡苔白。

胃主受纳，以火为用。所以中医讲胃的功能的时候，用了一个非常形象的词语叫"腐熟"。我们都知道，若要把食物做熟，那需要靠火的作用；胃是要有火才能腐熟水谷。当胃火不足了，食物就不容易消化，就会表现出来食欲不振、饮水不消等症状。而当胃的火力过度旺盛的时候，就会表现为消谷善饥、饮水能消等症状。如果患者纳差，胃里面有停水感，那多是因为胃的火力不足，喝进去的水不能正常地运化，在胃里面停留下来了。

中医对症状的分析常常是细致入微的。比如说口渴，这是一个很简单的症状,西医不会对这个症状予以很细腻的分析,多数时候也不会特别重视这个症状。中医对于口渴的重视程度就不同了,中医不仅会问患者渴不渴,还会问口渴时是不是喜欢喝水,喝较多的水还是较少的水,问喜欢喝热水还是喜欢喝凉水。不同的情况有不同的意义。疾病的表现有饮水不消、饮水难消,与之相对应还有消渴。什么叫消渴?消渴就是饮水能消,喝进去的水很快就消失了叫消,胃吸收很快,排空很快。如果一个人的胃火不足,就会出现水不能消,口淡不渴,口气无明显异常等表现,甚至也会出现小便清利、大便清利、手足清冷。

有的患者,他的手掌、尺肤很热,医生在要给他切脉时,还没有接触到患者的皮肤,已经能够感受很强的热辐射。还有的患者,他的手和尺肤很凉,医生在要给他切脉时,还没有接触到他的皮肤,就能够感觉到自己手上的温度被患者吸走了。手臂温度高低具有较强的诊断和辨证意义,可以反映人体寒热。而人体寒热又在一定程度上决定着人体对药物的反应性。什么是人体反应性?同一种病症,有人服大黄疗效好,服人参效果不好;有人服人参效果好,服大黄效果不好。有人用1钱人参,效果就很好,有人需要用1两人参,才能有很好的效果。之所以有这样的差别,就是因为人们对药物的反应性不同。脉象、舌象、皮肤颜色、手足温度等,都能反映人体对药物的反应性,都是医生判断人体对药物反应性的指征。我体会中医临床辨证的一个重要目的,其实就是了解人体的反应性。谁对患者身体反应性把握得好,谁用药的疗效就好。

中医很重视面色的诊断和辨证意义。学《伤寒论》的人都知道,《伤寒论》对于患者面色有一些描述,如"面色反有热色者,未欲解也"、"面色缘缘正赤者"。什么是"热色"?热色就是由热气导致的颜色,属于热的颜色。什么是属于热的颜色?红色。寒的颜色有可能是白色或者黄色,没有光泽。我写病历时,常常写"面带寒气"或者"面无热色"、"面有热色"之类的话。有一些儿科小患者,往往黄白不华,一脸寒气,反映肺脏或者胃肠里面的寒气较重,这或与当下儿童们吃了太多太久的寒凉饮食有关,也可能与过用抗生素有关。多数水果都是凉的,属于中医讲的生冷。我发现有一些患者吃了水果之后就会出现身体不适,比如胃疼、腹胀、腹泻、咳嗽甚至口腔溃疡。有一些人即使吃了水果就出现身体不适,他们还是坚持吃水果,这是一个很可笑的事。这都是由一些不正确的健康教育导致的。我常常告诉这一类的患者一定要少吃水果,少吃生冷。

我常用大黄黄连泻心汤治疗心下痞。这个方子用的都是苦寒药物,没有温热药物,所以它适合治疗的痞,所见都是热性、阳性的脉症,没有寒性、阴性的脉症。一个心下痞的病例,如果既见有热性的脉症,也见有些寒性的脉症,临床表现复杂,那就说明它属于寒热错杂。

最后，我主张对心下痞寒热性质的分辨，还可以参考胃镜检查结果。有些人很有可能会说，你不是中医吗？你是中医怎么还参考胃镜检查结果啊？胃镜报告如果胃黏膜充血，有出血，糜烂，那属于热性的表现；如果胃黏膜苍白，水肿，那属于寒性的表现。如果两种特征都存在，那么该病例就属于寒热错杂。

上面我讲的这个道理，大家可能还不会太接受。那么我讲另外一种情况，大家一听就可能明白。临床医生，不论是中医，还是西医，经常会碰到上呼吸道感染病例，包括咽喉炎，患者诉咽喉疼痛。有的患者还会加上一句，说他上火了。咽喉疼痛就是上火了吗？就应该用清热泻火的药物去泻火吗？有些经验不足的医生，跟着患者的判断走，患者说上火，他就用清热泻火的药；患者说身体有寒气，他就用温阳散寒的药。你作为医生，你要自己做诊断和辨证，不要听患者的结论啊！咽喉疼痛也有寒热之分，咽黏膜的表现对于分辨寒热是有意义的。有些咽喉疼痛的病例，咽后壁、咽峡，甚至上腭黏膜是淡红颜色的，不见充血发红，没有血管扩张，可是患者还是感到很痛，这不是热的特征。对于这种类型的病例，如果你用黄芩、黄连、金银花、连翘之类的药物去清热利咽，效果一定不会好。寒凉的药物，大多会引起血管收缩；温热的药物，大多会引起血管扩张，使血流加快。辣椒是热的，西方人也认为辣椒是热的，人吃了辣椒以后，口腔血管会扩张。血管一扩张，口腔就会感到热乎乎的。这个时候若喝冰水，血管就会收缩，热乎乎的感觉就会得到减轻。所以对于咽喉疼痛的病例，如果咽黏膜不见充血，黏膜苍白，血管收缩状态，或者还有水肿，那就不能给他用凉药。你看现在有一些医生，但凡是咽喉疼痛，便用金银花、连翘、板蓝根、鱼腥草，一大堆寒凉的药物，他们似乎不会考虑咽喉疼痛也有寒证。对于寒证，应该考虑用桂枝、干姜、半夏，甚至附子等辛热散寒的药物。如果咽黏膜充血，血管扩张，患者感觉到火烧火燎，像吃了辣椒一样，还能够给他用桂枝、干姜之类的热药吗？还能够进一步扩张血管吗？当然不能。这时应该用凉药，黄芩、黄连、鱼腥草、板蓝根、升麻等。对胃黏膜的病变也要按这个原则去治疗。如果胃黏膜充血、红肿、糜烂，就应该考虑用黄连、黄芩、大黄，有时也可以再加生地、丹皮、升麻，以增强清胃热的作用。如果胃黏膜苍白、水肿，就不要用寒凉的药物，转而应该用桂枝、干姜、半夏之类的药物了。

中医对寒热的诊断不仅有定性，也有定量。比如我们讲湿热的时候，就讲湿热并重、热重于湿、湿重于热，这就是定量。李东垣升阳益胃汤治疗的病证，它的病机包括脾胃湿热，湿多热少，《医宗金鉴》描述为"湿多热少伤清阳"，这也是定量的思想。

寒热错杂痞的主要病机是寒热错杂，我们需要想一想，这错杂在中焦的寒和热，它们的量是一样的多吗？它们的量总是一样的多吗？不是的。在有些病例,寒气多一些,热气少一些;在有些病例,寒气少一些,热气多一些。此外我们还要知道,还有些病例,寒气极少,甚至完全没有寒气;还有些病例,热气极少,甚至完全没有热气。这后两种病证就不是寒热错杂,而是单纯的热痞,或者单纯的寒痞。比如理中汤证也可以见心下痞;理中汤能够治愈的心下痞,以方测证,只有寒气,没有热气,属于"寒痞"。如果寒痞夹有一点点的热气,热气不多,那就应该用连理汤治疗;连理汤就是理中汤加黄连。大黄黄连泻心汤也可以治疗心下痞;大黄黄连泻心汤能够治愈的心下痞,以方测证,只有热气,没有寒气,属于"热痞"。我体会到如果对于临床病例的分析,能够引入上面所讲的定量的思想,是很有意义的。什么样的意义?最明显的意义就是在处方时,如何决定药物的用量,黄连是应该用 3g,还是应该用 15g?黄芩是应该用10g,还是应该用 20g?干姜是应该用 3g,还是应该用 15g?你不知道寒热的多少,你怎么决定这些药物的用量?我们临床上做为一名医生,如果没有思想的话,一定不会成为一位好医生的。对于每一个病例,你在开方子的时候,都要有量的思考。你只有思考过应该用多大的量,一次一次地思考,观察,比较,才能获得可重复的经验与认识。如果你不思考,你一定不能获得可重复的经验。半夏泻心汤证包括三个方面:寒气,热气,脾虚,三个方面的病变没有大的轻重差别,谁也不比谁多,谁也不比谁少。所以半夏泻心汤三组药物的用量也是三三三的格局。如果一个寒热错杂痞的病例,你进行四诊,分析了一下,有寒又有热,但是觉得他寒气稍微多一些,你就应该把温药用多一点,就可以考虑用生姜泻心汤。大家知道生姜泻心汤是把半夏泻心汤的干姜由三两减为一两,再加上生姜四两,大家想想二姜的这个量很大,所以全方的温热性质加强了。《伤寒论》第 158 条讲一个病例,医生反复用攻下的方法,用枳实、大黄、厚朴、芒硝攻下,患者的脾胃可能会严重受损,会很虚弱。怎么能知道脾胃很虚弱呢?有一个特征,患者一天要腹泻好多次,拉好多次肚子。《伤寒论》在讲这个条文的时候,用了一句话描述,说"其人下利日数十行"。我早年读《伤寒论》的时候,曾经怀疑这个地方是不是写错了。因为古人说话往往字无常序,就是有些时候这个字放在前面,有些时候这个字又放在后面,字的顺序不固定。如果《伤寒论》原文是"日数十行"的话,那就是患者一天拉几十次。大家想一想,这人坐在马桶上还能起得来么?必定是才起来,马上又要坐下去拉嘛。如果把"数十"两个字倒过来,写成"十数",日十数行,一天拉十几次,这个腹泻就已经很严重了;不能再多了。我原来以为是应该日十数行,后来等我临床看患者多了,才知道真的有人一天拉几十次大便,真的就有这样的患者。为什么会这样?脾胃虚弱。特别是当了解到前面有反复服泻药的治疗经过以后,脾胃虚弱的诊断就可以进一步确定。如果一个腹泻的患者,他根本没有吃大量的泻药,但他一天拉几十次,那就有另外一种可能,就是邪气太盛。葛根芩连汤证,黄芩汤证等,也可能一天腹泻很多次,但是没有用攻下的治疗经过,那一定是邪气太盛。《伤寒论》第 158 条是反复用了攻下,然后再出现大便拉那么多的次数,这还不能够确定是脾胃虚吗? 当然能够确定脾胃虚了。我们在治疗这个病证的时候,就应该把补中益气药物的用量加大。《伤寒论》用甘草泻心汤,把甘草的用量增加到四两。张仲景的 1 两约等于今天的 13.8g,所以 3 两就到了 41.4g,4 两就到了 55.2g,是很大的量。甘草这味药,我觉得很多人在临床上用量是不够的。我不能够知道大家平常用甘草用多大的量。以我的了解,现在大多数人甘草的用量都小的很。甘草是临床上使用最频繁的一味药,大多数人都觉得甘草嘛,调和诸药,多少用一点儿就行了,3g,6g,就差不多了。要知道有些病例,该用甘草,甘草的用量小了是没有效果的。特别是对严重的腹泻,甘草用少了是起不到效果的。我这是深有体会的。如果患者腹泻得很厉害,如果你判断他脾虚,那你的起量必须不得小于 15g,没有用到这个量管什么用,产生不了效果。

如果患者体内也有热,但是热很少,绝大部分都是寒和虚。这是什么病证? 这是连理汤证。理中汤里面加点黄连,就是连理汤。有些病例,整个表现都是寒,拉肚子,恶寒,腹痛,腹胀满,食欲也不好……一派的脾胃虚寒、寒湿内聚的表现。让患者把舌头伸出来,一看舌是红的,舌苔也有一些黄,这怎么回事? 怎么还有一点热象呢? 再细问一下有没有烧心,有没有泛酸,患者回答说,大夫,我的确有一点烧心,平时偶尔也会反一点酸水。我认为反酸是一个胃热的表现,酸水是由于热则腐物造成的,有酸必有热。烧心这个症状,显然不能是由寒气引起的。所以这个病例,虽然一派的寒象,但还是有一点点的热。用定量的观点来看,它百分之八十五,甚至百分之九十,是脾胃虚寒、寒湿内聚,但是还有那么一些热,百分之十,百分之十五。因此,在理中汤的基础之上,要加上一味川连,这就是连理汤。就这样去用药,一定会取得很好的效果。我相信这个时候如果仅仅用理中汤,效果要差很多。

有些患者,身体里的热气很重,胃肠热,三焦热。在座的诸位大夫,你们平常像什么黄连解毒汤、大黄黄连泻心汤,还有栀子金花汤,你们经常用吗? 对那些火热重的病例,这些方子是要用的,你不要心里嘀咕这些方子会不会伤了人体的阳气。我时常用到这些方子。我在用这些方子的时候会给患者讲清楚,你不要担心损伤阳气。为什么我要告诉患者? 因为你在像北京这样的大城市当医生,你的患者都是教育程度很高的患者,人家找你看了病,拿着病历和处方,人家回家了会上网去查的。他查了黄连、黄芩、栀子,网上说是苦寒的,这么多苦寒的药,他心里就嘀咕这不能吃啊。如果你医生早就给他讲清楚了,告诉他身体里的火太重,需要用这些药。你提前告诉了他,他就没有顾虑了。没有顾虑了,吃药的效果就会好。

这里我告诉大家我的一个思维方法,我在认识半夏泻心汤证的时候,我考虑它处于一个三维空间,长、宽、高,分别为寒、热、虚的多少。临床上能够见到的半夏泻心汤证有各种各样的格局,各不相同。

与前面的相对应,来看半夏泻心汤三方的结构,以及它们三组药物的用量。哪三组药物?一组是半夏、干姜,一组是黄芩、黄连,一组是人参、甘草、大枣;一个是辛热药,一组是苦寒药,一组是甘补药。三组药物结合起来就形成了半夏泻心汤一类的方剂。临床病证的寒热虚实,它们的严重程度是不同的,所以三组药物的用量,相应的也是不同的。我们可以依据它们的用量不同,把它们放在这个三维空间的任何一个位置。如果寒气大,兼有水饮,把生姜的用量加大,减少干姜的用量。如果脾胃虚弱很突出,那就重用甘草。如果你觉得用甘草还不够,你可以用人参,而不要再用党参。现在多数情况下,我们在用经方的时候,都是把人参用为党参的,这时就可以又用人参把党参换回来。人参的力量毕竟要比党参的力量强。人参和党参并不是同一科的植物,党参是桔梗科植物,人参是五加科植物。经方都是用五加科植物人参,东汉那个时候不用桔梗科植物党参。人参补气力量较强,党参补气力量较弱。该强力补气的时候,还是要用人参。不过,有时候我会在同一个处方里既用党参,也用人参。

(3)半夏泻心汤证认识扩展

半夏泻心汤类方主治心下痞,病变部位主要在于中焦,在于心下。我认识到,这类方子可以作为全消化道疾病的一个方子,只要是属于寒热错杂,从口腔一直到肛门的病症都可以用。大家知道《金匮要略》里面有个狐惑病,张仲景就用甘草泻心汤治疗狐惑病。有人把这个方子用于白塞病的治疗。我在临床上常常用甘草泻心汤,加减化裁,治疗口腔溃疡、口腔扁平苔藓、牙龈炎等,效果都不错。总的来讲,半夏泻心汤类方对于口腔、肝胆、食管、胃、结肠、肛门、小肠、大肠、肛门的疾病都可以治疗。

我曾经组织编写过一套书,《张仲景医学全集》,其中有一册的内容是张仲景方在临床上的应用,我们把经方应用临床报告进行综述。半夏泻心汤这一类的方子,它的临床应用范围非常广泛。很多疾病都报道过,口腔溃疡、食管炎、消化不良、胃肠动力不足、肠易激综合征、克罗恩病、结肠炎、肝炎等,用半夏泻心汤类方治疗的报告都有。有些人问中医,说你们这个方子这个病也治,那个病也治,它到底治疗什么病。我们说这些病它都可以治。我们这样回答,人家觉得我们不严谨,不科学,夸大其词。其实我们说的是事实。这类方子真的能治这么多的病,但这么多的病它又不全部治,它只治这些疾病中的属于脾胃寒热错杂的病例。现在国外有些中成药,按照西医的理论写标签,小柴胡汤的标签上面写的是主治胆囊炎,慢性肝炎。你这样写我们就认为太狭隘了,是不对的,小柴胡汤的适应证哪里仅仅是胆囊炎、肝炎?而且更为重要的是,也并非所有肝炎和胆囊炎病例都可以用小柴胡汤治疗啊。

(4)半夏泻心汤类方病案分析

下面我们用一点点时间来谈几个病例。大家看一看,这都是我个人的一些病例。第一,有这样一个慢性胃炎、溃疡性结肠炎的病例,是一个姓郭的女性患者,2002年来看病,她的主诉就是腹痛、腹泻,有3年多了。她自1998年以来,频繁出现腹痛、腹泻,腹痛的部位多是在上腹部和左侧中、下腹部,从腹部器官的体表投影来看,应该说与结肠的关系是很大的,当然你不能够说,左侧下腹部的症状一定是来自降结肠,不能这么肯定。有时我给学生们讲,你不能患者说什么,你就在病历上写什么。比如患者说他胃疼,你马上就在病历上写胃痛。这是不对的。你只能写腹痛,只能写上腹部疼痛,或者写左上腹部疼痛,只能这么写。为什么?因为你能够确定患者说的胃痛就是胃痛吗?不能。只有当你能够确定他是胃痛,才能写胃痛。这个人是大便一日数次,量少,有黏液,排便不畅,有里急后重的表现。人偏瘦,脸是红的,眼睛也是红的,能饮食,吃饭吃的多,尿的气味很大。这些我们都可以问出来,只要你问到,患者会告诉你,尿是什么颜色。泡沫很多他会告诉你,尿液很浑浊他会告诉你。大家都是来自各个医院的大夫,你们平常的门诊量,患者可能没有足够的时间向你们表达清楚。我跟你们不一样,我看特需门诊。对于患者,我会很耐心地听他们诉说。现在我们说的这个病例舌红苔黄,脉弦滑数。现在很多患者来看中医的时候,都有明确的西医诊断。这个病例经过胃镜、结肠镜检查,确定为慢性浅表性胃炎、慢性溃疡性结肠炎。大家看看这个病例怎么治疗呢?让我们看一看寒和热,你看她有没有寒的特征?确实看不出哪个地方表现出寒。说到这里,我再给大家补充讲一句话。我的老师刘渡舟老师曾经告诉我,八纲太重要了。老师的这句话我始终牢牢地记着,今天有机会在这里与大家一块儿研讨中医的学问,我也把这句话转告给大家。千万不要忽略了八纲,虽然看起来是很简单的!刘老告诉我,有些病例,病情很复杂,你很难做出一个很准确、很细致的诊断。但是,你在八纲辨证上应该是很清楚的,很肯定的,是阳证还是阴证,是虚证还是实证,是寒热错杂,还是虚实夹杂,你一定要有明确的判断。很可能你根本不能把定位的诊断弄清楚;我们对有一些病例确实很难做定位的诊断,症状一大堆,有些患者来看医生之前,把病情写下来了,写了满满的一大篇,用A4纸写了一大篇,错综复杂,你医生怎么去做诊断和辨证?在这种情况下,对寒热、虚实、阴阳的判断就非常重要,当然还有表里。所以这个病例大家看一看,从哪里看得出寒的特征来?看不出来。眼睛是红的,脸也是红的。所以这是一个热证。病在胃肠,辨证为胃肠热壅。这个处方的药物很少,用量也不是很大,大黄、黄芩、黄连,另外加了白芍、甘草。为什么要加芍药、甘草？这是张仲景的芍药甘草汤。芍药甘草汤是一个治腹痛的圣剂，是最好的方剂。张仲景只要一遇到肚子疼痛，方子里面肯定会有芍药和甘草二味药。所以这个患者有明显的腹痛症状，我也就把芍药甘草汤用上了。就是这样简单的一个处方。可能我这个人学经方用经方的时间太长了，我处方用药似乎有一点点的"洁癖"，这是我给自己的评价。常常我开了一个处方，我会感到如果再往里面多加一味药物都不妥当，都是多余的。所以在大多数情况下，我开的处方，药味数都比较少。今天中午我看了一个皮肤过敏的患者，他的脸、眼睛、还有手臂，整个都是红肿的，而给他开的处方，最后也只是七味药物，再往下我就开不出来了。我们现在很多人都爱用大方子。北京某医院把一段时期的处方进行统计，看每个方子到底用了多少味药，结果是平均每个处方用了18.5味药。建议大家看几本书，看人家一个处方用多少味药。一本书是《吴鞠通医案》，看一看吴鞠通一个处方用多少味药；一本书是《临证指南医案》，看一看叶天士一个处方用多少味药。我们且不说张仲景，张仲景的方子太精炼了。我们要知道药物毕竟是药物。我们很多医生常常有一种乐观的想法，本来一个处方都开好了，但又考虑到还有某个症状，或者某个方面的病变，需要再加一二味药去处理一下，于是便在已经开好的处方里加上这一二味药。他们认为只要把这一二味药加上了，它们的功能就会发挥出来。这是一种很乐观的想法。其实，我们可以想一想，添加进去的药物，它们对方子里面的其他药物，到底是什么样的一个影响呢？它们一定是顺着医生的愿望去发挥作用吗？我看不一定。我举例说明一下，本来开了一个小柴胡汤。考虑到脾胃还有一点湿气，便加一点茯苓、白术；又考虑到肝脏还有一点血瘀，便再加一些红花、桃仁；考虑到肺里面还有一点痰，便再加一点紫菀、贝母。还有一些睡眠不好，便再加一些枣仁、龙骨、牡蛎。最后开出的处方，便成了一个很大的处方。医生的愿望是好的，总觉得加进去的药都会发挥作用。有些患者喜欢大方子。他拿到医生开的处方，一看就很高兴：这个处方真好，黄芪、党参给我用了，能够补气；当归、地黄给我用了，能够补血；杜仲、牛膝给我用了，能够补肾。还有祛痰的药，我还真的有痰。如果你医生给他开的方子很小。他拿到手里一看，不对啊。这方子的药怎么这么少？我有瘀血啊，这医生他没给我开祛瘀血的药；我还需要补气，这医生他也没有给我开补气的药。不知道大家在开处方的时候，有没有上面我谈的那样的思想；不知道大家在临床上遇到没遇到上面我谈的那样的患者。

　　让我们回来继续讨论这个病案。患者服药以后，大便畅通了，排便次数减少了，腹痛也减轻了。守方将大黄减至3g，另加连翘15g清热利湿，加丹皮9g，配合白芍清热，凉血活血。又服了7剂，她的病症都好了。只是看舌脉犹有热象，还有些热的特征。所以继续清热去湿，理气活血，用黄芩汤加味，让患者服药1个月,巩固疗效。

有一个老年病人,我的湖北老乡,拉肚子,腹痛,到处治疗,效果不好,控制不住。我给他用黄连解毒汤,他吃了以后,效果非常好。但我诊他的脉,仍然滑数有力。我对他说,您别看现在肚子也不拉了,也不疼了,但是这个病还没有完全好,从脉象上来看,壅聚在肠道的热气还很重。果然过了一段时间,他的病又犯了,又回来找我继续治疗。我特别想有一个机会,跟一些临床经验特别多的人,特别细心的医生讨论一个问题。这个问题是:有些病例,不是急性热病,但是脉是滑数的脉,弦滑数有力。这种病人心率快,血压高,血管的张力大。有谁对这种脉象的认识有独到的见解,真希望他能教我。这种脉象如何改变? 患者的脉象这样来势汹汹的,用什么样的方药能够改变? 我知道有一种方法能够改变,那就是吃西药的降压药,把血压降下来,脉象就改变了。这种类型的病人,他的脉在我的手指下,血压是多少,收缩压是多少,舒张压是多少,我都是清楚的,基本上下不超过5个毫米汞柱。如果用降压药,他的心率、血管张力、血压,一下子就下来了,脉就缓和了。我一直以来都在思考如何用中药改变这个问题,思考这种脉象应该如何评价。这种脉象肯定不是好的脉象。

我讲了这个病例以后,我提出几个问题来跟大家一起讨论。第一个问题就是关于热或者说火的特征。前面我已经说过,我常常从十个方面进行诊察,舌、脉、面、目、声、气息、喜恶、饮、食、二便,从这些方面去看,前面已经说过了,这里就不说了。第二个问题我想说"有病则病受之"的道理。如果患者身体的火热很重,你医生用苦寒药,你不要担心苦寒药物会伤害他的身体,会败他的胃气,不要担心。用了苦寒的药物以后,他的身体会受益,不用这些药物,火邪会继续损害他的身体。我想这就叫做"有病则病当受之"。我第一次见到刘老开黄连解毒汤的时候,黄连、黄芩、黄柏、栀子,我想这么多苦寒药,患者受得了啊? 那个时候是20世纪80年代,刘老在北京东十四条的国医之家出诊;国医之家是北京针灸专家钮韵铎医生开的。大家知道,刘老开的处方都不大,所以一般一看就很明白是什么方剂。学生往往都是书本上的知识学得多,临床见识少。书本上讲大承气汤要如何如何慎用;用之不当,泻之则死。麻黄汤要如何如何慎用,用之不当,发汗则亡阳。所以,学生们初到临床,很多药方是不敢用的。所以第一次看到刘老一个方子开这么多苦寒的药,心里就有些吃惊。患者吃了药以后,回来反映效果非常好。这就是我为什么在这里要把"有病则病受之"这一条认识拿出来跟大家说说的道理。该用补药的时候要补,该泻的时候一定要泻。

第三个问题是关于中西医结合的。我们看一看这个病例是慢性浅表性胃炎,应该说现在西医对中医的影响是蛮大的,包括一些中医药学现代研究结果,对中医临床处方的影响都是蛮大的。很多中医在治疗慢性胃炎,溃疡病的时候会加上一些清热解毒的药。为什么?就是因为他们知道慢性胃炎可能伴有幽门螺杆菌感染。有的病例,病理报告有肠上皮化生,有非典型增生。所以具有中西医结合思想的人在开方子的时候,他们担心会发生癌变,所以就在处方里加上一点白花蛇舌草、半枝莲,目的是预防肿瘤。现在不少人有这样一些想法。中医临床也要与时俱进,所以这样用药,做这样的尝试,应该说也是值得的。现在相关的临床疗效评价不多,所以效果怎么样还不好说。我想经过较长时间的观察、积累、分析,结论是慢慢能够出来的。

我们这里再讨论一个慢性浅表性胃炎病例。患者 49 岁,1995 年初诊。10年前因为饮食不慎,引起上腹部疼痛。经过各种治疗,病情好好坏坏,轻轻重重,未能痊愈。往往有些时候因为吃生冷、饮酒等因素,胃痛就给诱发了。西医胃镜检查诊断为慢性浅表性胃炎。

现在我们中医面对的很多临床病例,如果用西医的技术与方法能够明确诊断的,大都已经有了明确的诊断。没有明确诊断的病例,西医往往也很难说清楚诊断是什么。所以我曾经说过,我们中医现在面对的不少临床病例,可以称之为"无诊断性疾病"。我说的这个无诊断,是指西医无诊断,往往去过好多的医院,看了好多的医生,都不能够拿出一个明确的诊断。但这些"无诊断性疾病",在中医大都是有诊断和辨证结果的。

这个病例有时候反酸水,恶心,烧心,大便干湿不调,脉细缓,舌略红,苔黄腻,面色微赤,手足不温。

我辨证的结果是寒热错杂,所以治疗方法是寒温并用,辛开苦降,用半夏泻心汤化裁:半夏 12g,干姜 8g,黄芩 10g,黄连 3g,党参 10g,炙甘草 6g,大枣18g,煅瓦楞子 30g,高良姜 9g,制香附 9g。这个病例我加了煅瓦楞子,大家知道这个药是专病专药,制酸的作用很好。我又加了高良姜、制香附,大家知道这是良附丸的方子,主要是治疗寒冷性腹痛的。患者服药后,上腹部疼痛停止,反酸、恶心基本消失,大便较以前正常。二诊的处方在初诊处方的基础上有出入。患者前后服了 21 剂药,上腹部疼痛未再发作。其实这个病例早就可以停药,但是他因为病的时间长了,就不想停药,希望这一次一定要把病给治好,一定要多吃一段时间的药。

大家看看这个病例,它的临床表现,既有寒的特征,又有热的特征,不像前面的那个病例,全部都是热象,一边倒。这个病例,病位的诊断是很清楚的,在于胃肠道,从中医来讲是脾胃病。病位既然清楚了,那么下一步医生要做的事情,关键是进行寒热虚实的判断。由于它的临床表现既有属于寒的特征,又有属于热的特征,所以我就判断为脾胃寒热错杂。我曾经发过这样一条微博,告诉大家我已经玩了好几年的微博。我在那条微博上谈了自己的一点认识。我认为我们中医讲的脾和胃，主要就是人体的消化系统。消化系统如何分脾和胃呢？消化一方面的功能属于胃，胃主受纳和腐熟，受纳就是接受从外面来的饮食，不仅仅是接受，容纳，还要对所接受的饮食物进行腐熟处理，这就是消化，这就是胃的功能。脾的功能是什么呢？脾的功能主要是物质吸收和利用，用中医的话说是运化，运是吸收、转移；化是变化。我认为我们应该这样分别看脾和胃。大家说这样分别脾胃是不是比较好。我们现在讨论的这个病例，脾和胃两个方面的功能都出现了异常，属于脾胃病。这个脾胃病既有寒的特征，又有热的特征，既有虚的特征，又有实的特征，所以是脾胃寒热错杂。对于这样一个病例，一个最经典的方子就摆在我们面前，半夏泻心汤，不要再找别的方子了。

作为临床医生，有一种思想是一定要抛弃的，当然只是部分人有这种思想，不是所有人都有这种思想。什么思想？让我慢慢告诉你们。你做了较长一段时间的临床以后，往往会喜欢上一个方子，或者喜欢上几个方子，频繁使用。你感觉到很有意思，偶尔会问自己，为什么我总爱用这张方子啊？我们东直门医院以前有一位很著名的经方大家，胡希恕老先生，他被称为"柴胡医生"。为什么称他为柴胡医生呢？因为他在临床上很爱用柴胡剂。前面的一个患者，他给开的柴胡；接着来的一个患者，他给开的也是柴胡；而第三个病例呢，他给开的还有可能是柴胡。这是真正有实力的临床大师。他根本不担心别人说他只会开柴胡，不会开别的方子，不担心别人说他肚子里面的方子不多。如果是实力不够的医生，却有可能会有这样的顾虑。这种顾虑是应该摈弃的。根据自己的诊断和辨证结果，该用什么样的方子，就用什么样的方子；该用多少次，就用多少次。不要有杂念。比较多应用某一类方剂的人，其实你应该有另外一种更加自信的想法，这就是你能够把那一类的方子用得很好，出神入化，以一当十，用一类方剂医治百病。大家想一想这是不是一个更高的层次？

我为什么有这种想法。我出门诊时，有很多学生围着我抄方。我发现有学生把主要的注意力放在看我用的是什么方子。他一看我还是用的某几个常用的方子，就打不起精神来了。一看我用了一个不常用的方子，立刻眼睛就放光了。我就跟他们讲，你们不要把注意力只放到我开的是什么方子，更不要一看我开的是普普通通的方子，桂枝汤，理中汤，半夏泻心汤，以为自己很熟悉，没有啥了不起。做为医学生，跟老师抄方，主要注意力应该放在老师凭什么开那个方子，凭什么开桂枝汤，理中汤，半夏泻心汤。一般的处方，用的是什么方剂，是很容易看出来的。尤其是经方，别说研究生，大学生也很容易就看出来了。你来抄方，不是来看老师用什么方子的，不是来猜方名的。最重要的是注意老师依据什么用那个方子。

说到这里，我就想起一个故事。我给学生上课的时候，讲过这个故事。这个故事的大意是这样的，有一家美国公司从德国购买了一部很精密的设备。有一次这部设备坏了，美国工程师修不了，只好请德国原厂的工程师来修理。由于已经过了保修期，修理是需要付费的。德国专家来到美国以后，围着这部设备走了一圈，这里听听，那里听听，然后他在机器的一个地方划了一个小记号。他对美国人说，你们把这个地方拆开，换一个零件就行了。美国人按照他说的去做，很简单，一会儿就完成了，设备恢复正常。美国人问德国工程师多少钱，回答是 20 万美金。美国人说你这个收费也太离谱了吧，你这是漫天要价啊，你不就围着这机器走了两圈，听了一听，划了一个小记号吗？划一个小记号就要二十万？人家德国工程师不紧不慢地说，划这个小记号只需要 5 美金。但是在这个地方划，而不是在别的地方划，这却需要十九万九千九百九十五美金。大家知道我讲这个故事的目的了吧？桂枝汤、柴胡汤、理中汤，这些方剂不是秘方，书本上网络上都有，谁都知道，谁都可以用。但是，用到哪一个病例，什么时候用，这才是医生真正的本事所在。所以我对学生讲，你们记忆一些基本的方子，重要的方子，把它们的组成、功效主治都记牢，这是必需的，是医生的基本功。但是，这并不是最关键的东西，最关键的东西是用于哪一个病例，在什么时候用。

有些小孩子，总是咳嗽，总是好不了。往往吃了一段时间药，才好了没有几天，又开始咳嗽了。家长带过来看我，我给开的处方很简单，桂枝加龙骨牡蛎汤，好吃不贵，效果很好。这个小方子大家都是知道的。我没有用特别的方子，没有很特别的药。当然并不是所有的小孩子，犯了咳嗽，我都给开桂枝加龙骨牡蛎汤。医生最厉害的功夫在于把该用的方子用在了该用的地方。

把这一则病案介绍完了以后，我也要提几个相关的知识点。第一个知识点是关于人参。大家知道张仲景《伤寒论》和《金匮要略》里面没有党参，用的都是人参。党参这种药到明清时期才被用于临床。前面我们说过，党参是桔梗科植物，人参是五加科植物。张仲景方剂用的都是人参，不是党参。当然人们对于这个问题是有争议的。有人认为，张仲景方剂动不动就用人参，而且大多数都用三两，四十多克，而且那个时候还都是野山参，吃一天的药需要多少钱啊！大家要知道，人参的价格很贵是到了明清以来才出现的事情；明清以来，人参的资源越来越少；如果不是富贵人家，常常都用不起人参。但是，东汉时期人少地多，人参资源相对很丰富，价格不是很贵，一般人家都是用得起的。张仲景方剂中的人参都是五加科的人参。

我这里还要顺便多说几句。汉代人参资源之所以很丰富，还与那一个时期人参的生长范围广泛有关。那时在山西的上党地区，也就是现在的山西长治地区，也有人参生长。为什么人参也称为党参？党参就是上党产的人参，党参是上党人参的简称。后来由于气候的变化，上党地区慢慢地就不生长人参。人们用的人参都产于东北，也就是吉林产人参。人口增多，需求量增大，产地缩小，产量减少，所以人参的身价越来越高。再后来中国的人参资源也不够用了。外国商人注意到中国对人参的巨大需求，按照与中国东北相同的地理条件，到北美的加拿大发现了人参，就把那里的人参大量输入中国，这就是西洋参。

如果大家还因为明清以来人参的价格昂贵，而怀疑张仲景方子里的人参是五加科人参的话，我再举一个事例来说做解释。有一句古诗，"旧时王谢堂前燕，飞入寻常百姓家"。其实在王谢的楼宇厅堂建起来之前，那些燕子本来就在寻常百姓家。大家看一看冬虫夏草，如果不是后来的疯狂炒作，寻常百姓，尤其是甘肃、青海、西藏，还有四川甘孜那边的寻常百姓，都是吃得起的，它本来就是很平常的东西嘛！张仲景时期，医生开一个小柴胡汤，开一个半夏泻心汤，人参都用三两，药费不太高的。明清以来人参贵了，寻常百姓用不起，吃不起，所以人们就找到了党参作为代替。

下面大家就会问，那人参、党参它们的功效有哪些区别？关于人参、党参的区别，民国的著名医家张锡纯有一个解释。大家应该都知道张锡纯，他是河北盐山人，字寿甫，他很厉害，民国时期有南北两大家的说法，"南有冉雪峰，北有张锡纯"。这种说法就反映出他在当时是很不得了的人物。后来中医界还有一种说法，"南有吴考槃，北有任应秋"，讲的是中医文献理论方面的南北两大人物。张锡纯是很有水平、很有成就的医家，他的许多认识是很有见地的。他说人参和党参的功效是一样的，只是作用有强弱的不同。我们可以这样讲，人参之力大概三倍于党参。假如说要补气，如果要用 30g 党参，那么它的力量大约相当于 10g 人参。当然，如果是急危重症的治疗，还是用人参好，最好不要用党参代替人参。比如大出血，气随血脱，需要用独参汤，你就不可以用党参代替人参抢救病人，还是要用人参。如果是普通杂病，可以用党参代替人参。

下面再看我这个处方涉及的生姜、干姜的问题。生姜和干姜的区别大家是知道的。需要说明的是关于这个问题也有两种认识。一种观点说，生姜和干姜来源于同一种植物基原，干姜是干品，生姜是鲜品。大家知道地黄，有干地黄、生地黄、熟地黄。干地黄和生地黄的区别是什么？生地黄就是鲜地黄，就是挖出来地黄还处于水分很充足的状态，所以古代有些书本里面把它写成鲜地黄。干地黄就是放置的时间长了，或者经过干燥处理，药材里面的水分少了，就变成了干地黄。这就跟山药一样，山药挖出来了，是鲜山药，而即使把它放置一个月，没有干燥，仍然保持原来的水分充足状态，它还是鲜山药，或者说是生山药。但是你把它切片，干燥，那它就不是鲜山药了，而变成干山药了。

再举白菜为例，我们把白菜买回来，把它用纸包好，放它一个十天、二十天、三十天，放它一个月、两个月，它还是鲜白菜。但是保存不好，白菜里面的水分挥发掉了，那它就变成了白菜干、干白菜。干地黄就是生地黄里面的水分充分挥发了，干燥了，就叫干地黄。张仲景肾气丸是用的干地黄。什么是熟地黄呢？熟地黄就是经过蒸和晒的加工过程，过去讲是要九蒸九晒。九是最大的一个数字。所以九蒸九晒并不是说在地黄加工过程，一定要进行九次蒸，九次晒，而是说要反复蒸和晒，尽量多次蒸和晒，才能让生地黄、干地黄成为好的熟地黄。熟地黄在唐代以后才出现。大家知道明代的著名医家张景岳被称为"张熟地"，这也反映出到了明代，熟地的应用多了起来。在唐代，尤其是唐以前，医家用的多是生地黄、干地黄。生姜和干姜也是这个道理，一说就明白了。我们到超市里买一块姜回来，这是生姜。如果你把生姜放在家里面很长时间，它会出现两种变化。如果温度、湿度都很合适，生姜会冒芽，长出个小苗来。如果空气干燥，这生姜就慢慢地干巴了，变成皱巴巴的干姜。我们中医用的干姜是这种干姜。

还有另外一种观点，说干姜指的是母姜，或者称之为"姜母"。你把生姜埋到沙土里面，它能生长出子姜，子姜长大了是生姜，原来埋入的姜是母姜。有人说母姜就是干姜。不过这种说法并不正确。那么生姜和干姜的性味功效有什么区别呢？大家也都学过了，干姜守而不走，生姜走而不守。生姜偏于走表，干姜偏于走里。生姜偏于发散，干姜偏于温中。这是我们要理解的。

还有一点，古人还提出来"无生姜以干姜代之"。这是很有意思的说法。怎么会有这样的一句话呢？大家想一想，啥时候会出现没有生姜，只有干姜的情况啊？不可能啊。其实这种情况是有的。尤其是在古代，现在这种情况当然很少了。现在物流非常发达，任何时候都会有生姜，超市里总是会有生姜卖的。但是我们要知道，如果回到过去，回到很早以前，回到古代，哪里能够总是有生姜。好不容易买来一块生姜，放着不用一段时间，它早就变干姜了。所以有时候的确只有干姜，没有生姜。没有生姜怎么办？可以用干姜来代替生姜。这里我告诉大家一个小秘密，我在临床上往往用干姜代替生姜。大家说我为什么要用干姜代替生姜？因为有些患者，我给他的处方开了生姜，大家知道药房里通常是没有生姜的，我让患者回家自己加生姜，可是他回家以后，却忘记了加生姜。有的人第一天还记得加生姜，后面几天全忘了。我想这怎么行，得有一个办法啊。现在有些人让药店代煎药，他们在家没有条件煎药。刚才我们说过，药房通常没有生姜。怎么办？有的人很认真，开车或者打车去买生姜，买了送到药房来。你说麻不麻烦。所以我就按照古人的办法，无生姜以干姜代之。药房里一般都是有干姜的。这就是我告诉大家的一个小秘密。为什么我开的方子，干姜用的比较频繁，其实一些本来要用生姜的处方，我也用了干姜。

　　大家知道半夏是有毒的。有的书里记载半夏有小毒，有的书里记载半夏有毒。半夏有没有毒呢？确实有毒，而主要是生半夏有毒。制过的半夏，姜半夏，清半夏，法半夏，往往毒性就大减了。所以制半夏的毒性已经不大了。第二，半夏的毒性表现在哪里？半夏的毒性通常表现在对于咽喉黏膜的刺激和损伤，严重的毒性反应会引起喉头水肿，这就很可怕了，是比较要命的毒性反应。这是要格外注意的。当然大都是由生半夏引起。第三，对半夏的毒性有没有克服的办法？当然有。前面讲炮制可以解毒。中医还有第二个减毒的方法是配伍减毒。现在有一些人在研究中药毒性时，往往忽略了中医的配伍减毒，孤立地看待中药的毒性。我们不回避中药毒性问题，一定要注意用药安全。但是我们不能孤立看待中药毒性。这里我想就中药毒性问题多说两句。我举一个例子。一个临床病例，如果它不是寒证，如果它是热证，你医生却给它用附子，那么附子的毒性就有可能表达出来。但是，如果它是一个沉寒固冷的病例，不是热证，你医生给它用附子，附子的毒性一般是不会出现的。所以辨证用药是控制中药毒性的一个重要环节。控制中药毒性的第二重要环节是配伍减毒。比如说用附子，如果与干姜、甘草配伍应用，附子的毒性就会大大减轻。半夏靠什么来配伍减毒呢？用姜，用生姜或者干姜。如果用半夏而不用姜，半夏就可能损伤咽喉。古人说，用半夏宜合用姜杀其毒，"不尔，戟人咽。"意思是说如果不用生姜杀毒，半夏就可能损伤人的咽喉。配合用了姜就没事了。这就是为什么张仲景的方子只要有半夏，就一定有姜，主要的道理就在这里。张仲景的方子，用白术的时候，往往也会同时用茯苓。为什么？因为白术可能导致心下痞满，用现在的语言来讲，这叫不良反应。怎么办呢？用白术的同时用茯苓，就不会产生痞满了。所以张仲景方剂里，茯苓与白术往往也如影相随。这不是配伍减毒，但这是通过配伍减少药物的不良反应。

　　前两天我开了两天会，主要任务就是看电视剧《医圣》。河南宛西制药厂的孙耀志董事长委托大宅门影业公司，就是那个拍了电视连续剧《大宅门》的影业公司，拍了一个38集的电视连续剧《医圣》。大家知道，中国的医圣就是张仲景。张仲景是河南南阳人，孙耀志董事长也是河南南阳人，他们是老乡。所以孙耀志董事长要拍张仲景。我是这个片子的医学顾问，所以我要顾要问，要对医药方面的内容把关。片子里有一个情节，一个男青年一次吃了半夏，引起了严重的咽喉症状。我说台词里要说明那是吃了生半夏，而且没有与姜一起用。因为如果是制半夏，如果与姜一起用，一般是不会出现那么强烈的反应的。应该指出的是，生半夏的毒性主要是在入丸剂或入散剂时才会表现出来。如果是入汤剂，按照张仲景常用的方法，比如加水七升，煮取三升，煮了约三五十分钟的时间，原来的生半夏，大家想想现在还是生半夏吗？早就变熟半夏了。由此想到另一味药细辛,很多人都在讲细辛有毒,细辛不过钱。是的,细辛的确有毒,用量不能过大。但我们说细辛有毒,主要是说生细辛有毒。生细辛若入丸剂,入散剂,人吃了以后,对身体是会有毒害的。但是张仲景用细辛,比如小青龙汤、苓甘五味姜辛夏汤、当归四逆汤等,都是入汤剂,它里面的主要毒性成分黄樟醚,在煎煮过程中被破坏,毒性就大大减轻了。

为了把这个问题说清楚,我还想多说几句。有一个例子,很能说明半夏、细辛在生、熟不同情况下的区别。这个例子就是我们经常吃的食物扁豆。按照一些人对待细辛的态度,似乎扁豆也应该从我们的食物清单里去掉。为什么? 因为它有毒。但扁豆有毒,是生扁豆有毒。如果你不把扁豆做熟,吃了就会中毒,而且还会是十分严重的中毒,有时候中毒的人会把命也丢了。所以吃扁豆一定要做熟;做熟了就没有毒了。细辛的毒性也是这个道理。半夏的毒性也是这个道理。从药物讲到食物,熟食物比生食物安全。水也是这样的,熟水比生水的安全性好。现在人们多喝生水,现在的瓶装水、桶装水一般都没有问题,因为出厂、水源都经过了严格检验的。但是,如果你喝自然状态下的某条河里的生水,某个池塘的生水,那就有不安全的可能。那水里面可能有致病微生物,或者危险的生物化学成分。如果把它煮熟,一般来讲就安全了。所以我们古人总结出来了一个规律,他们说,"凡食,热胜冷,熟胜生。"意思是说,各种各样的饮食,热的比总冷的好,熟的总比生的好。"热胜冷,熟胜生"后面跟着还有三个字:"少胜多"。也就是说少吃一点比多吃一点好。

这里我再给大家讲一个事情。大家知道国民党的元老陈立夫先生吧,他曾经是中统的老板。他写了一本书《我怎么会活到一百岁》,这本书没有正式出版,但大家到网络上可以看到。我有一本,是我去台湾讲学时,陈立夫的儿子陈泽宠、儿媳林颖曾夫妇送给我的,红色封面,薄薄的,才一万来字。这本书一看书名就很好玩,一位活过了一百岁的老人写的,谈的都是老人自己的养生经验。陈老先生在书中说:水不熟不饮,肉不熟不吃。这确实是很有道理。我们现在很多人吃生肉、生鱼,确实有吃出问题来的。我们都是搞医的,不要因为别人说食物做熟了,会破坏营养物质,就吃生的。大家可以想一想,食物做熟以后,有多少营养物质会被破坏? 食物做熟以后,是不是更加有利于胃肠吸收? 而且与安全性比较起来,哪一个更重要?

下面说说大枣。张仲景的方子,用生姜的多,用桂枝的多,用甘草的多,用大枣的多。张仲景方中的大枣,一般都认为它的一个主要作用是和中。现在我们的大夫如何用大枣? 现在我们的大夫常常只是把大枣作为一个药引子用,而不是把大枣作为一个重要的药物用。张仲景既把大枣作为一个重要的药物用,比如炙甘草汤的大枣用三十枚,苓桂枣甘汤的大枣用十五枚,可以看得出来大枣起着重要的作用。还有两个方子,我们也能够清楚地看出来,大枣不是简单的调和药,不是药引子,这两个方子是甘麦大枣汤和十枣汤。桂枝汤里面的大枣,人们还是注意到它的补益营气的作用。当然,经方中的大枣,在多数时候也就是一味调和药,调和药味,调和脾胃。《神农本草经》讲大枣"和百药"。和百药是什么意思?就是调和诸药的意思。通常我们都是讲甘草能调和诸药,不讲大枣调和诸药,其实大枣也能调和诸药。若干药物放在同一个方子里,医生考虑到它们的气味有些不调和,比如寒凉的药和温热的药放在同一个方子里,或者某些药物的气味比较强烈,比如黄连的味道很苦,那么就可以加甘草,或者加大枣,或者甘草、大枣一起加,这样药物的气味就调和了,或者苦味就减缓了。有些时候,患者不太接受处方中某些药物的气味,感到药不好吃,医生也可以在处方里加大枣、甘草。加了大枣、甘草以后,患者就能够接受了。比如医生给病人开个半夏泻心汤,如果方子里不放大枣,病人会告诉说这个药好难吃。如果放了大枣,而且按照张仲景说的,把大枣擘开了煮,患者会说这个药并不难吃啊。你看,药里面即使有黄连苦口,患者也不觉得难吃。为什么?因为药里面有大枣、甘草。

今天咱们的课就到此为止。谢谢大家!

[问答]

问:有些患者说反酸,但并没有反酸水,只是嘴里有酸味。请问傅老师,对于这种情况,您一般会怎么治疗?

答:你说的这种情况我也经常遇到。很多人诉说他并没有从胃里反出来酸水,但是口里面有酸味。这是口酸,不是反酸。临床上可以见到异常口味,口酸、口甜、口咸、口苦,还有口里有辛辣的味道,金属的味道,等等。口酸有几种情况。一种可能是患者的味觉出现了问题。一种可能口腔出现了胃酸以外的某种酸味的物质。最常见的情况还是出现了胃酸成分。胃酸成分顺着食管黏膜向上浸润,上到口腔来了。虽然患者没有感觉到明显的反酸水,但是的确有胃酸成分上到口腔来了。我和我的研究生做过观察,从口苦患者的唾液里面检测出来胆汁成分。口腔中的胆汁成分是从哪里来的?我考虑到一个途径可能是从血液里来的,胆汁进入血液以后,通过唾液腺分泌到口腔里面来了。而最有可能的是胆汁成分顺着食管黏膜慢慢浸润上来了。所以患者大都是晨起感到口苦。这是因为患者一晚上处于卧位,身体是水平位的,胃里面的胆汁成分就很容易浸润上来。至于治疗,我还是采用清泻肝胆、降逆和胃的方法,适量使用制酸药,如煅瓦楞子、海螵蛸,也是可以的。

问:请问您一个问题,半夏泻心汤治疗的病证是有湿热内蕴的,但临床上经常会有一种情况,就是湿热到了后期,有一部分病例出现了伤阴的现象,患者的舌苔并不是那么黄腻了,舌苔少,只是在舌根部有一些苔,大部分舌面都少苔。请问还用半夏泻心么?

答：出现这样的舌象就不要用了。这可能是胃阴虚，胃阴虚在消化内科也是很常见的。胃肠病见阴虚特征，有两个方子可以推荐使用，一个是益胃汤，就是"玉地麦沙参"这个方子。一个是一贯煎。这两个方剂都挺好的。如果伴有一点肝热，肝胃不和，用一贯煎就更好一些。如果是胃阴虚，就不要再用半夏泻心汤了，即使还有心下痞，也不要用了，半夏、干姜温燥，黄芩、黄连苦燥，都不宜使用。

问：那如果用益胃汤的话，需不需要加一些治标的，像枳实这种药物？

答：也可以考虑用一点行气药。我如果用益胃汤，有时候会在里面加上一点白扁豆；白扁豆既能行脾胃之气，同时也有补脾胃的作用。而且它很平和、安全；本来就是食物嘛。我用药有一种倾向，或者说是一个原则，那就是尽量用平和的、毒性小的药物。这是我的一个喜好。至于玉竹、生地、麦冬、沙参等药，它们一般不会导致壅滞，一般不会产生壅滞，不会引起心下痞满的不良反应。

问：刚才您说的还有一个问题，就是白术会引起心下痞满。您用白术的时候，没有加枳实，您为什么不加枳实呢，加枳实消胀，正好是枳术丸的配方啊，枳术丸的主症就是心下痞。

答：白术的用量大了，有可能导致心下痞满，这是古代医生观察到的。古代医生同时也观察到，白术如果与茯苓一起应用，就不会引起痞满了。枳术丸也是经方。用枳实行气，用白术来健脾，这与白术、茯苓的配伍有相似的道理。不过有人认为枳实有些破气。

问：老师我有一个问题，就是毒性药物的应用问题。咱们临床用药，比如常用药半夏超过 9g 就要双签字；细辛也是，超过 3g 就要双签字。其实这些用量规定，针对的是生药，针对的是丸剂和散剂，我们在临床上用的都是汤药，而不是丸剂、散剂。把对丸剂、散剂用量的规定拿来限制汤剂是不合理的。那么半夏入汤剂到底能用多少克呢？细辛入汤剂到底能用多少克呢？您在临床上有没有用过 20g、30g、50g？我们并不知道它们入汤剂的安全用量是多少。《药典》为什么不把这些内容区分开来？这些内容对临床大夫是很有用的。半夏仅仅用 3～9g 根本不能满足临床的需要。

答：这是个好问题。前天仝小林老师来讲课，你没有问问他这个问题啊。这是一个中医界一直在讨论，在争论的问题。但是这个问题似乎很难解决。我们依靠国家 973 课题进行了几年的方药量效研究以后，我们现在成立了一个中华中医药学会方药量效研究会。仝小林老师是会长，我是副会长之一，我们就是要研究这个问题的。我们注意到现在临床药物用量超过《药典》规定的比比皆是。由于有《药典》的规定在，所以超过用量了，不出事则已，稍微有一点什么事情，患者如果要诉诸法律的话，那医生还真的脱不了干系。所以《药典》的规定对医生是很不利的。医生常常不得不突破《药典》规定,但又不可突破《药典》规定。我觉得现在人们对《药典》的理解和解释是不对的,或者说人们没有正确理解《药典》的相关规定。举个例子,刚才我们讲了生姜,《药典》对生姜用量的规定是 3~12g。你们想一想,生姜的用量如果超过了规定,用了 15g,用了 30g,会怎么样?《药典》给出的是每一味药的常用量范围,给出的并不是限量。这一点《药典》说得很清楚;人家《药典》根本没有说医生不可以超过这个用量范围。但是人们都把它理解为限量,理解为不能超过的量。我觉得《药典》委员会应该出来就这个问题再解释一下,再说明一下。"常用量范围"就是平常用量的范围,如果需要,可以超过常用量范围,但超过常用量范围不是超过限量。常用量范围和限量是不一样的。人们理解也有错误。我为什么举生姜的例子?因为大家很清楚,谁说生姜的用量不能超过 12g?这不是笑话吗!当然,对于一些毒性特别大的药物,可以给它规定一个较小的常用量范围。

问:老师我的意思就是说,像细辛这样的药,是不是可以标明一个散剂或者生药的范围,还有一个汤剂的范围,这样临床上应用就更灵活了。

答:《药典》里面对于部分药物的用量,入丸、散和入汤是有分别说明的。

问:您刚说煅瓦楞子是专病专药,我想问一下它是不是只有中和胃酸的作用?

答:不是。它还有其他作用。但它的主要作用是制酸。

问:那它有消积液的作用吗?

答:有,可以用它消胃中留液。不过在前面讲的医案里,我只是用它制酸。

问:我过去遇到一位老中医,他就用煅瓦楞子消积液。

答:这样的用药经验是值得观察,值得进一步研究的。

(整理:肖荃月、王超)

89

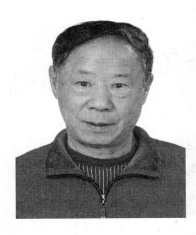

张炳厚，男，1937年出生于北京，教授，国家级名老中医，首都医科大学附属北京中医医院主任医师、博士生导师，全国中医药传承博士后导师，全国老中医药专家继承工作第2、3、4批指导老师。1958—1964年就读于北京中医药大学，毕业后长期从事中医临床、教学、科研及行政管理工作，曾历任国家中医药管理局重点专科——肾病科的学术带头人及大内科主任，北京市中医药管理局局长，第八、九届北京中医药学会会长，中华医学会北京肾病专业委员会委员，北京医师协会常务理事，《北京中医药》杂志副总编，北京中医药大学客座教授，全国老教授学会医药委员会常务理事，第二届全国高等中医药教育教材建设指导委员会顾问、专家组成员，北京同仁堂集团中医大师，北京同仁堂中医院院长、书记，美国永生中医医疗中心名誉顾问，阿根廷共和国传统医药专科学校医疗顾问。国家中医药管理局设张炳厚名医传承工作室，北京中医药管理局设张炳厚名医传承工作站。

张炳厚教授熟读经典，博采众长，不拘古法，继承创新，经验丰富，疗效卓著，总结出一整套独特的辨证论治体系，其学术思想在中医界独树一帜，人称"医林怪杰"、"治痛名家"，以脏腑辨证为核心，用方新颖不失规律，遣药奇特不违理法，引经据典，擅用虫药。精通中医内外妇儿诸科，擅治疑难怪证，尤对慢性肾病及痛证疗效显著。其研创的地龟汤类方治疗慢性肾病及川芎茶调散类方治疗头痛、疼痛三两三类方治疗痛证等类方治疗疾病，独具特色、以简驭繁，被广泛用于临床，屡建奇效。张教授独创补肾八法对肾病进行了系统论述，在肾病科诊疗常规中均有体现，共撰写了专业论文60余篇，曾获得部市局级多项科研、科技成果奖，并出版《神医怪杰张炳厚》等多部专著。

5. 中药不传之秘在于用量

——张炳厚教授

药剂学直接关系到方剂的疗效。药物剂量不足,效果不佳,会贻误患者。剂量过大,轻的可以产生副作用,重的可以出现危险,所以,药物剂量决不容忽视,根据原则确定药量到底用多少。《神农本草经》中有云:"若用毒药治病,先起如黍、粟,病去即止,不去倍之;不去十倍之,取去为度"。就是说,毒药当以小剂量起用,病、证缓解就马上停药,如果无效,就加倍用之,再无效,可以十倍用之,什么时候吃、什么时候停止,都应当有度。毒药都应是达到目的,中病即止。除此之外,药物的用量还应根据病的轻重缓解、病人的体质强弱,病情轻的用量要少,病重的用量要大,病急的用量要大,久病的或者体衰弱的就应适当的用量少,孕妇用药应当减量。

中药的剂量大有两个含义:第一个是方剂中的个别药物用量大,第二个是实际服用的量大。我还得加第三个概念,就是方中普遍都比较重的,这是药剂量含义的三个方面。一般来说,用量大的一般是治主病、主证的君药;使药用量也比较大。这不是草药煎服一杯半还是一杯的问题,而是实际服药的量。后面我讲病例的时候再讲什么时候不是君药,也用量较大。

比如桂枝汤,辛温解表的,而桂枝加芍药汤,它们的方子是一样的,倍加芍药之后,不但能辛温解表,还能止腹痛。所以一个药的加量,一个可能就是把整个主症给变了,一个可能就兼治了别的症状。由此可见,正确掌握药物剂量的重要性。

方剂的实际服用量也直接影响到方剂的使用效果。我有时候在治一个病的兼证的时候,发现它跟这个病的病因有关,但它又不是主证,可是症状又很明显。我是搞肾病的,是国家中医药管理局的肾病学术带头人。我治肾病都用类方,治肾八法,我都用地龟汤来变化,但是遇到患者肿得厉害的时候,虽然君药熟地我会用到 $30\sim40g$,茯苓用到 $80\sim150g$,用量大。对于重病来说,比如利尿药,不必加四个或者五个的,那样的作用倒缓,辨证之后认准了一个药或者两个药,用量特别大,取得的效果就会非常好。从方剂来讲,药味少,药量大,作用就好,作用就比较及时。方子大,药就比较乱,就没有药味少、用量大的效果好,但是它比较平稳,不易出现不良反应和副作用。所以说大方剂和小方剂也是有区别的。所以药物剂量含义的三方面，都得注意，绝对不可忽视。

既然提到了剂量，就要研究一下古代的度量衡，过去文献上都是几两，后来又是几钱，现在是克。这个不得不认识，但不是我今天讲的主要内容，我只是根据古代的和今天的度量衡，讲一下我认为合适的，同时也是咱们中医界比较多的人认同的度量衡。从文献上而不是实际上讲，剂量古大今小，古代的用量大，现代的用量小。所以看古文献，不能人家用一两你也用一两，而是要研究一下度量衡，不能照搬。比如明、清时期，主要是明代的，李时珍认为"古之一两，今之一钱"。同样是明代的，在他之前的张景岳就认为"今之六钱，古方一两"。之所以提出这两个，是因为特别是在高等院校，从老师到学生都是很注重经方的，也就是《伤寒杂病论》中伤寒杂病这一块，而且就社会上中医学界来讲，用经方的人也不在少数。明朝以前的没有，我所举的例子就是明朝，距汉代有近千年，所以还是更接近汉代的度量衡。最早的有王莽，他认为度量衡是：一两等于四钱八分，按现在的克数来说相当于 15.3g；一升等于现代的200ml。之所以举这个例子，是因为我们现在也是吃汤药的，他的一升就相当于现在的 200ml。

给孕妇用药，药量要相对的小，否则可能会引起流产。中药对孕妇可分为禁用和慎用两项，禁用即一般的都不能用，比如有毒性的药和破血的药，红花、大戟、牵牛；活血的三棱、莪术；利水的水蛭、虻虫；芳香的麝香，这些一般都是要禁用的。但是什么都没有绝对，当病人非常急的时候非得用这个药，也可以用，那就得看大夫的水平了。慎用药，如桃仁、红花、附子、肉桂、半夏、冬葵子、车前子，还有许多利尿药也是可能引起流产的。什么事情都是有例外的，比如半夏，它是慎用药，但是半夏在治疗孕妇病是最常见的，孕妇的第一大症就是怀孕后的恶心呕吐，用半夏治疗妊娠呕吐往往效果很好而且没有流产之弊，所以我也很常用。就像《内经》所说的："有故无殒，亦无殒也"，说白了就是有邪无弊。后面我会讲到我使用虫类药和毒性药。我刚才讲到《神农本草经》说"不去，十倍之"，不伤身体的原因就是因为有邪无弊，症状好了，邪去了，马上就停止。前年，同仁堂有些连锁店可能进药不规范，媒体给同仁堂曝光说中成药有些毒性太大，特别是朱砂超标。同仁堂就此举办了一个正确使用毒品药物的必要性的讲座，是让我讲的课，同仁堂所有的连锁店以及大公司以及海外的连锁店的人都聚集到一起了，我那次讲的方子举例的药，就是有邪无弊，无邪才损脏，所以这一方面就要凭你的经验和功底了。

还有黄连，苦寒药往往有一定的泻下作用。苦寒药里唯有黄连是坚肠胃的，它对胃肠不但没有泻下作用，还有强脾胃的作用。我有一次给一个患者开方子，黄连才用了 9g。他去外面听大名人说这方子开得挺好，就是黄连太伤脾胃了。我当时就跟他说："你这大夫不是特别有名、水平高，而是水平比较差的,黄连是厚肠胃的,怎么会损肠胃呢? 你知不知道黄连素? 黄连素就是治腹泻的,它怎么会损肠胃,而致腹泻呢?"

任何药都有它的特殊性,所以大家在学习中医的时候,除了要熟悉它的主治,还要看多数的文献,历史前沿的文献对药物有不同的评价,对药物治疗的范围也有不同的记载。我很快就会出一本中药书,内容除了各味药、虫蚁药的特点、相同药物的对照,还有不同的中药随着不同的方法进行炮制后功能疗效的不同改善,特别是同类药有什么区别。比如桃仁、红花可以一起用,那么什么时候用红花? 什么时候用桃仁? 桃仁、红花这两个药小量都能活血,大量的时候就是破血药,但是红花是活全身之血,桃仁是活局部之血。大黄䗪虫丸治干血痨,如病位在胞宫,用桃仁而不用红花,这些在我的书中都有对比。再如广郁金、川郁金,大家都知道郁金是气中之血药,那么广郁金和川郁金又有什么区别呢? 我只是在这里给大家举个例子,大家对药物应该正确使用。

再有一个问题,药物的实用量喝多少合适? 怎么才能煎到合用量? 从文献规定,一般的药加水要加到熬好了的药的五六倍。如果是补药、壳类药、根茎、矿物石的药,要七八倍的水,感冒类的,用四五倍水,但是不知道他用什么锅煎煮,所以也不好说。我一般都跟人解释,你自己熬药,我不知道你加多少水,也不知道火大火小,总之一服药煎两煎,合起来最多不要超过 400ml,就是我刚才讲的剂量的两合,每次 200ml。

我开药,一般都要求患者自己煎药,煎药的方法,这些方面也不是完全固定的,比如治泌尿系感染,我过去有一个清肾丸,现在做成了医院内部制剂,治尿频、尿热、尿痛,下焦湿热。我的衡量在于患者一天一夜有多少次排便,有三个等次:几次,十几次,二十几次。如果是十五次以上的,我让他一天吃三次,晚上睡觉前吃一次,早晨起床后吃一次,中午两点以后吃一次,等到尿一天一夜少于十次的时候再改成一天两次。我的药并不变,药量也比较大,就让他多熬点儿分三次吃,往往就取得很好的效果。

我用三石汤治疗发烧,效果特别好。我是 2003 年北京和国家防治"非典"的专家。在北京我用了三石汤治疗发烧效果很好,好多单位都使用了。2004年北京有 7 例"非典"的患者在地坛医院住院。那时候是头一年吴仪总理在中南海召集我们去开会,我当时是北京主要汇报人。那时候,吴仪总理提出来能不能个体治疗,不必都用一个方子治疗,那 7 例患者都是个体化治疗的。有一个发高烧的病人,是一个大学生,烧得厉害,体温经常是 41℃以上,他还不相信中药,我得给他做工作。一开始吃的时候效果不好,我就让他每隔 20 分钟吃40ml,药就一直那么煎着。我们当时是两三天去看一次,当我第二次去的时候,他的体温就正常了。关键就是让患者频服。

下面我讲一下关于药物剂量的概念和一些注意事项,正确使用药物剂量

的依据,这里面我一共列了12条:

1. 因气候、地理、性别、体质制宜;

2. 熟悉历代度量衡及药量度量衡的演变;

3. 根据药物的质量(产地、野生栽培、代用品);

4. 根据药物的毒性;

5. 根据临床的主病主证;

6. 根据药物的使用目的;

7. 根据辨证论治的精确;

8. 根据药物的配伍反佐;

9. 根据药物的煎煮时间;

10. 根据药物的煎煮工具;

11. 根据历代前贤用药的体会和相关文献;

12. 根据自己的用药经验和临床体会。

第一个和第二个其实刚才我已经讲过了。另外就是药物的产地,中药很注意道地产品,它的效果就是要好,如果这个药你没用道地的,那么量就要适当增大一点。治主病、治主症用量必须要大,因为那是病的主要矛盾,主要矛盾解决了,次要矛盾就可迎刃而解。所以治主病、治主症的是君药,方子中的君药必须得用量大。当然,这些方面都需要辨证精确,学中医最难的就是学辨证。另外,过去80%的药材都是野生药,现在的药材90%以上都是栽培药,栽培药的效果肯定没有野生药的效果好,所以,用现在的药,剂量就应当加大。比如《药典》里的药,都是按照古代的标准,都是野生药。比如黑丑、白丑,过去你用到6g,患者就会拉肚子,但我现在经常用到20g、25g,患者也不会腹泻,差距就是这么大。比如大黄,你用酒大黄用到10g,大便干的问题还是解决不了,所以这些问题也应该考虑到。

煎药的工具我刚才说到了,现在是用煎药机煎药,就煎20分钟,而且还是在一个大锅里头煎。所以我觉得相对来说,用量都应该大一些。个别症状,比如我刚才讲到的茯苓,针对的这个病不是主症,但是它这段时间的症状特别突出。比如说治肾病的时候失眠比较明显,就加炒枣仁60g,出现阴囊潮湿的,用海金沙30g,比如肩背疼,就重用片姜黄,用到30g、40g,这样的例子不胜枚举。它也不是君药,就用一味药解决个别兼症发病比较明显的,这样的药也需要用重量。

前面我都是讲的我用药用量重的一些方面。虫蚁药我是最爱用的,我的流派是:肾龟地,气黄芪,类方、虫蚁更惊奇。在临床上,补气药我主要是以黄芪为主,补肾我用熟地和龟板一类的药,还有类方以及虫蚁药也非常爱用。所以主流方面,除了虫蚁药之外,像黄芪、熟地、龟板,我的用量都是很大的。

　　我用药用量比较重受影响的几个方面:第一,我三年级在门头沟实习的时候,在东直门北京中医院,有一个叫苏向阳的老师,他是我们学校医史教研室的主任,那时候叫组长,后来又是儿科教研室组长。他是天津第一名中医,后来来中医院了。他爱用活血化瘀药,他跟我说了几个药,他就跟我介绍江南铃医,所谓"铃医"就是走街串巷卖药的,都用大拇指穿个铃铛,铃医就是从那儿出来的。他有几个"三两三",三两就是有三个药都是一两,还有一个三钱,还有三分。他有很多用三两三的药,比如说"疼痛三两三",就是当归一两,川芎一两,金银花一两,炒山甲三钱,还有三七面三分。他当归、川芎和金银花都是用一两,我上学的时候,要说当归用一两还可以,但是川芎用一两谁都不会相信的。我 1975 年在新安医院实习,被分配到了新疆,那些老中医就说用量大可以,但是也不能把川芎用到 30g,我心里想我早就用到了 30g 了,效果特别好。还有一本书《辨证录》,比如说头疼,别人用什么药,我用什么药,都是对比着写的。他用的药,药量都很小,第一味药几乎都是一两。比如说导火汤,治肚子疼,夜间发热明显,很简单,就抓住肚子疼发热,就用玄参一两,生地 15g,车前子 10g,甘草 10g,就这个方子,以后你到临床上去用,特别好用。所以我就主要受这些方面的影响。

　　在讲方剂讲桂枝汤之前,我还要重复讲一下我的学术思想:师成方,泥其法,不拘其量,不拘其药,不泥其量。我学他的法,但是绝不能死搬硬套,药是可以变的,药物的量不拘泥,这就是我一直遵循的学术思想。咱们看病要用方,现在我看像我这么大年纪的人,从我们有大学开始,66 年入学的,就咱们学校第一批,从他们现在看病来看,好多人都不怎么用成方,都是凑药。一个人的经验,一个人的水平是有限的,你得借鉴那么多历代名家,文献那么多,谁都有好多方剂,有效的方剂流传到现在还在用,比如六味地黄丸。

　　《医林改错》那个小册子上的那一系列的逐瘀汤,直到现在还在用,效果非常满意,让大家信,这就叫道臻千古更光辉,不管传到什么时候,只要它有效就永远也传不丢,所以方剂必须得用。有经验的人可以自拟方,或者用经验方,自拟方、经验方都是通过多少年临床观察有效的方子,它也有处方的规则,君、臣、佐、使都有,所以必须得用方。我经常说中药有数方无数,方子有很多,但中药可以查到它的数,方子的数有多少直到现在也没有人统计过。我经常对我的学生说"人间生怪病,中医有奇方"。背的方子多了,不管你遇到什么病,总会有一个方子的治疗效果好。那几味药,你看起来很平常,但是组合在一起就会有特别的疗效,这就是中医的特点。所以说必须要用方,用方就必须要背。我毕业的时候差不多能背 2000 张方子,有一次我在给全国优秀人才讲课时我说我能背 1000 多张方子,有人就说方剂上一共才 500 多张方子,那其他的方子是哪儿来的。讲课的方子都是这一类的典型,是教学用的,一个方子有好多类方,一个二陈汤可以变出好多方子。你们看过医学大词典的话,就知道一个四物汤可以变化出 120 多个方子来。每本书上都有好多方子,所以大家才要注意方。西医看病用药,中医看病要用方。西医治病就是用药,而中医治疗是以方子为治疗单位,病人来找我看病,一会儿说这,一会儿说那,我就等他说完了再解释,一下他就满意了,我看病,不是你说一个症状我就给你加一个药,你把你的症状都说出来,我根据中医的辨证给你找出病因,从病因上来治,没有病人不满意我这个答复的,所以他也就不这么问了。所以,必须要用方。

接下来我讲桂枝汤,桂枝汤剂量有三个,《伤寒论》原文里桂枝的用量是三两,我们上学的时候学到的是三钱。我毕业的时候跟刘渡舟老师在山西待了一年,三钱是我抄的刘老师的东西,他的依据是全国伤寒教研组开会时全国的伤寒大家共识的剂量。10g 是我自己的用量,这个还是限于 10 年前我的讲稿,现在我还是有变化的,至于桂枝的用量三两还是三钱就不深究了。

我看病从来追求对方剂的扩大使用,所有的类方是在此基础上,我的好多经验方也是以此为基础。扩大使用方子,起主要作用的是君药。我学方剂和看书的时候除了背下这个方子、了解这个方子之外,我还特别注重对君药的学习。桂枝汤的君药就是桂枝,桂枝汤这个方剂我就不讲了,大家都非常熟悉了。我讲一下桂枝的作用,第一,桂枝为太阳引经药,与芍药配合能治太阳中风,桂枝汤证,恶寒发热等。第二,桂枝汤能达四肢,可以治中风关节酸痛。四肢引经药最主要的是桂枝,桑枝是偏于走上肢而不走下肢。它还可以治肢节酸痛,风湿病也经常使用,比如上肢发凉或者疼痛尤其是发凉的时候,我经常用桂枝用到 30g,此时就得重用。第三,桂枝可以壮阳,治心下水饮,桂枝能够壮心阳,比如苓桂术甘汤。第四,桂枝汤配芍药加饴糖,可以治中虚腹痛,这都是建中汤的方子。建中汤我注重用黄芪建中汤,我并不满足,自己加了党参,叫参芪建中汤,治中虚。建中汤在讲义上就是在小建中汤的基础上治中不足,中不足就是阴阳气血虚。第五,桂枝配茯苓能治膀胱蓄水;桂枝配桃仁,治胞室蓄血。只有了解它的主要应用,才能够发挥运用。所以,整个的桂枝作为君药,它的功用就是解表调和营卫,温阳化饮。桂枝重用的时候多用于治疗风湿病。

第二个讲小青龙汤,方剂和上面一样,因为大家很熟就不再赘述,我今天主要讲它的用量。麻黄用量为 10～30g,当然这是炙麻黄。我用小青龙汤治咳嗽的时候,辛温解表一般就用 10g,治喘的时候用量大,我可以用到 20g、25g、30g。在这里我举一个病例,我毕业的时候被分到了新疆,其中在石河子一个柴油机厂有一个赵厂长,他是解放军下去的,有哮喘病,他在部队医院治疗很少有效果,到新疆之后遇到我了,找我看病,我就给他用的桂枝汤。加上刘渡舟老师给我讲的,治喘必须加上人参、蛤蚧、沉香、煅磁石,特别是老病必须得加,我就是这么给他用的,效果很好。后来他们解放军就被调回来了,比我早回来一年,我是1979年回来的。我到北京找老朋友第一句话就问他哮喘怎么样了,他说好了,还说回来之后就一直吃的我的药,但是有一点,就是抓药的人把10g麻黄加到了30g,吃了之后效果特别好,基本就没再犯过了。所以我现在治喘,用麻黄,不管是有寒的、气虚的用桂枝汤,还是有黄痰有热的用麻杏甘石汤,都是重用麻黄。用小青龙汤不管是治咳还是治喘,我必须得加杏仁,杏仁是降肺气止咳平喘很好的药。我现在用杏仁,一般的咳嗽得用20g以上。你们回去可以用一用,方子里什么都可以不改,就把杏仁用量加大,效果肯定好。至于杏仁的小毒性,不必害怕,也是有邪无弊,而且现在的人的体质跟古代不一样了。我们现在的北京中医院院长刘清泉,他很欣赏我的用药用量,我原来用川芎茶调散用川芎用到30g,他现在能用到60g,也没见什么副作用。他用杏仁也经常用到30g以上,每次都说用了效果特别好。他不是我的学生,但他在外面说跟张老爷子念的私塾,他也是挺有气魄的一个人。个别药用量大,确实能起到意想不到的效果,这些是治喘必须重用的。

麻黄它的主要作用就是发汗平喘,利尿化结。麻黄与桂枝同用能发散,即麻黄汤。麻黄、杏仁同用可以治哮喘。麻黄和石膏同用治肺热,麻杏甘石汤,俗称"寒包火",里面有火外面有寒。从刘渡舟老师那里学的,治喘要加人参、蛤蚧、沉香、磁石。蛤蚧和磁石都是纳肾气的,肺主降,肾主纳。喘咳时间长了或者一开始病就重不必太久,也可以造成肾不纳气,这两味药效果都很好。人参当然是补肺气的,沉香往下降肺气。人说"内科不治喘,外科不治癣,治喘治癣丢了脸",这就说明这个病特别难治。我现在治癣一般效果还可以,但我现在绝对不怕喘,就用这样的方子治喘,效果都是非常好的。记得我在同仁堂中医院出门诊的时候,有一个老年人,看着没我年龄大,也就比我小几岁,他是一个工厂的大夫,他的喘特别厉害,坐着推车都得趴着,他是搞西医的,我就用这样的方子治疗了大概有20次左右,他所有的症状都减轻了。他自己就说,我是搞西医的,但我也相信中医,但是从没碰见过中医治疗他的病有效的。他儿子跟他一起过来的,说他还是痰多,老爷子跟他一起过,他妹妹们也照顾不了,平时来了就给他买好吃的如肉类之类的,油腻的特别多,他父亲还特别爱吃,怎么说都不行,但是他一吃这些就痰多。病人家属很有意思,跟我说您给他看病,只有您跟他说才管事。我把这道理给他一解释,他吃得就少了,那痰自然就少了。鱼生火,肉生痰,白菜豆腐总平安,肉是生痰最厉害的。

下面我讲麻黄附子细辛汤。麻黄附子细辛汤这个方子我就不讲了,这是常用的,我这里重点讲的就是细辛。细辛的功效是发表散寒,温肺祛痰,祛风止痛。它的主治,第一是少阴病,恶寒,反发热,脉沉者。第二是风寒饮邪客肺之咳逆上气,倚息不得卧,小青龙汤之所以加细辛就是基于它这个作用。第三是百节拘挛，风寒湿痹病，尤其是眉棱骨痛。这些就是细辛最主要的作用。在这方面我举一个病例。对于细辛我用量大的有这几个方面：第一，治关节疼，用量大。第二，治腰膝腰腿疼，我用熟地配细辛。我们都学过的：麻黄配熟地，熟地不滋腻；熟地配麻黄，麻黄不发散。我治风湿病不用麻黄，麻黄是辛温解表药，细辛也是辛温解表药，我就认为细辛配熟地，熟地不滋腻，熟地配细辛，细辛不发散。只要是腰腿疼痛的，我经常用到15g以上。细辛治眉棱骨疼痛特别有效，我也用到15g以上。以后不管治什么病，只要出现眉棱骨疼的，你就可以在你的方子基础上加上细辛重用试一下，我用过多少例都是非常有效的。细辛特别善治上肢的疼痛。

文化大革命结束以后我来北京回家探亲，我们院里头就想让我们搞几个骨科的挂图，文化大革命的时候资料都特别的缺，我高中的同班同学徐群渊在首医当校长，所以我当时就找了他，他当时就给我找了一套。后来我们俩聊天的时候，他说他的孩子胳膊疼，特别是手脖子疼、发凉，治都治不好，他就让我给他开方，我就开了"疼痛三两三"，加桑枝、细辛、羌活，吃了一次之后就全好了。那个方子除了"疼痛三两三"的作用，主要还是细辛用了25g。

细辛这个药文献记载"味辛而厚，气温而烈"，使用起来很难。在江南地区用细辛有这样的说法，叫"细辛不过五"，也有时候叫"细辛不过三"。但是我考虑，那是因为江南人体弱，腠理疏松不密，这是这个理论的根据。但是这里说的"人"是古代人，江南比起北方，当然体质比较弱了。但是这些理论没有文献记载，只是人说的。江南还有一个说法，叫夏不用麻黄，冬不用香薷，这是一个时期出的，这些说法都是非常绝对的，还有肾无补法、肝无泻法，这些都太片面了，这些在文献上并没有记载。细辛味雄厚猛烈，气温烈，它只不过是气味雄厚猛烈这样的一个药物。古人和现代人又不一样了，这起码是清朝以前的人说的，我没有去考察过这个，也没有文献记载，只是大夫传说的。这个传说咱们学中医的人几乎无人不知，"细辛不过五"，现在传成"细辛不过钱"了。所以对此我们要辩证地认识，现代人气候条件、生活环境、身体素质都跟古代大不一样了，用药的时候应当把这些条件加进去一块来看。细辛不就是辛窜味厚，我用细辛这么多年，没见过用细辛出过什么事儿的，也没听说过哪个中医大夫因为用细辛出过事儿的。

中医中药出事的最常见的就是附子。我本人在实习的时候得了肾炎，回到新疆后自己开的药，新疆是烧烟煤摇风扇，结果我爱人王慧英老师，她给我煎好药之后去洗澡去了。熬的药我用的是附子八钱，当时夏天我就穿棉裤正在看打篮球。我去看煎的药的时候，边上还剩一整包附子（熟附片），我以为她已先煎附子，这包是余下的群药，于是我没先煎就把这包药搁锅里熬了一会儿就关火了，等我一吃药就房颤了。正好当时离医院比较近，也好救。我自己就受过这样的害,年轻的时候受过附子的害,这几年房颤有时候就会出现,然后吃炙甘草汤肯定能给治好。

　　同样的事儿在北京中医院半年出现过三次。我1979年来的中医院,我刚来那几年,都发生了房颤。老中医里头有一个叫王大经的,那是治病疗效非常好的一个老中医,他治疗寒症往往都用附子一两。出事儿的人都是因为"文化大革命"以后,管理的制度比较差,剧毒药、贵重药都应当专柜管理,你用多少药都有药剂师给你签字,取药有专人保管。管理制度不好,拿七服药他给你八包,你应当一服药三次喝,附子应当是搁在群药里的一小包,他把七两的附子都放到一个包里了,当一服药给煎了,出事儿的情况都是这样误煎出现的。后来查得严了,我给提出意见,应当专柜管理,以后就再没出现过这样的事儿。

　　下面讲麻杏甘石汤。咱们中医界有时开专家会,挺像样儿的人发言也都把麻杏甘石汤叫成麻杏石甘汤,文献上没有这样叫的。我当时提出这个意见来,问王庆国应当怎么叫,他说还是我叫得对,那就叫麻杏甘石汤,不叫麻杏石甘汤。这个方子我不细讲,"寒包火",里面有火,外面有寒。这个汤里麻黄是君药,治"寒包火"的咳嗽、喘、黄痰。我毕业实习跟刘渡舟老师在太原中医研究所学习了一年,刘老师教的我用麻杏甘石汤,麻黄和石膏的比例是1:(3～5),麻黄和石膏都是发散药,但是按这个比例它绝不发散,麻黄不会热,石膏也不会凉。麻黄是辛温解表的,石膏的解表是阳明经证,从阳明经里面把汗往太阳经发,它毕竟还是发汗的。按照这样的比例用就没有什么副作用。

　　我上学的时候,后来我到日本去,经过日本发现他们的用药剂量特别保守,按照《伤寒论》上的剂量,一点儿也不会变的,他叫"古方派"。你可以看他们配的药,工序很好,特别好吃,别说是药,连量都不会变。所以咱们那时候也有人主张用《伤寒论》的方子,是多少就用多少。就像苓桂术甘汤,就是茯苓四钱,白术三钱,桂枝三钱,甘草二钱,就按原方用量去用。这个咱们也不能说别人不对,还是得根据病人的情况,根据轻重、年龄、体质、出生地、生活地等得灵活掌握。但是我用麻杏甘石汤治疗寒包火、热性咳喘,就按老师说的,从来没有出过什么事故,截至现在,黄痰的热喘我用麻黄也是照样20g、25g、30g,石膏我顶多增加至40g,再没增加过。

　　下面我讲白虎汤。白虎汤的君药是石膏。石膏的主要功效是:清胃降火,解肌生津,拔毒生肌。它主要是清阳明胃家热,白虎汤主要是治阳明经证。承气汤是治阳明里证的热证。这两个要严格区别。治经证治腑证的,最常见的就是阳明经。所以它的主治有以下几个方面:第一,清阳明胃家壮热,口渴,引饮,烦躁谵语,胃火引起的头痛、牙痛、肺喘以及发斑、发疹。第二,外科丹药中常用石膏作拔毒生肌药。

　　白虎汤在医史上是很多人害怕的,可见当时人的体质有多弱了。老师讲课的时候讲过,说古代有一个前贤,医术很不错,他自己的母亲发烧了,就是阳明经白虎汤证,他自己不敢下药,找了他一个学中医的好朋友来,开的白虎汤,吃了就好了。他还说了,明知是白虎,因为是我母,不敢用白虎。要说他害怕慎重是好事,但是要我说一句,他还是对这个方子认识不够深刻。医学界经常有一句"医不自治",但我的病从来不让别人治。自己了解自己是最清楚的,症状在你自己身上,中医讲究辨证论治,症状是依据,每个症状都是非常重要的。别人问病人也许说得清楚,也许说不清楚,也许说得全,也许说得不全,真实不真实都不一定,但是你自己的症状你自己最清楚,你要是疗效好,为什么不自己开药呢? 我的病都是自己开药,甚至得肾炎我都是自己开药。

我看病辨证学术思想有五大要点:

第一,症状要确切而全面。中医的每一个症状都是你辨证的依据,甚至很可能是你最主要的依据,而且要确切,比如说口渴,问他一句就完了,那你能辨出为什么口渴吗? 口渴要是想喝凉的肯定是热证,想喝热的肯定是寒证。就算口渴想喝水想喝凉的,那你还得问他喝得多还是少,喝得多的肯定是实火,喝得少的肯定是虚火。而有些人口渴,喝一点水洇洇嗓子就行了,那很有可能就是中气不足,因为脾主运化,脾胃虚就不能把胃肠的津液输送到嗓子来,所以嗓子就干,但他并没有火。这就跟大便头干,后面不干一样,那也是脾虚的症状,脾气不能把津液运送到大肠头,所以大便经常是前面干,后面不干,这和大便前面干,后面溏的不一样,那是有湿热。所以说每一个症状都是辨证的依据,所以一定要确切。

第二,要围绕主症进行辨证。主症是病的主要环节,所以必须要围绕主症。比如头疼,就得问头疼在哪个部位,因为头为诸阳之会,气血汇集之处,所以你问他哪个部位,是两边疼、巅顶疼、前额疼,还是后头疼? 你都要问清楚。这个就不再详细讲了,对此我有专门治疗头疼的类方,以后讲到了再说。问完头疼的部位,就要问疼的性质,是胀痛、针刺样痛、刀割样痛、跳痛,还是晕痛。晕痛的话,虚可以,瘀也可以。对于胀痛病人,病人说血压正常我也不相信,必须得量,我认为出现头胀不是血压高,就是血压低,除此之外就是头上有热的,风热头痛也会出现头胀。比如血压 110/90mmHg,但是出现头胀的病人,我还要问以前血压是不是低,现在量出来是正常的,但是对他来说也许就是低了,自己要跟自己比,不能光看量出来的那个指标。所以说,要围绕主症进行辨证。用方子也是一样。你说感冒风寒头疼,以头疼为主我就选用川芎茶调散。如果有咳嗽头疼,我就可能用小青龙汤。若是以咳嗽为主的,那我可能就用麻黄汤。主症不同,选方就不同,用药的剂量也就不同,必须围绕主症进行辨证。

第三,在病程的发展中进行辨证。今天的体质是以这个症状为主,但是这个病好了以后,又是以别的症状为主了。或者当症状减轻了,就不能一成不变的辨证,要在病情的变化中进行辨证。如果主症变了,方子就得变,方子变了,君药也得变。

第四,个别症状往往是辨证的关键。比如当症状比较乱的时候,拿舌诊来说,就是舌头没有苔,或者舌中没有苔,或者就是舌根脱苔,哪儿脱苔就是哪儿有阴虚,往往就弃脉弃症,从舌苔来辨证。甚至真寒假热、真热假寒证,更是要辨它的标本。所以说个别症状往往是辨证的关键。有一个病例,说这个病人口渴,很多症状看起来都像是热厥似的,但是有一点是拿水到口不喝,就这一个症状证明他实际上是寒厥。《柳选四家医案》里有特别说这么一个病例。其他症状都是热厥,就这一个症状证明是寒厥,所以说个别症状有时往往是辨证的关键。

第五,既要辨病,又要辨证。这不是西学中发明的,现在的教材里讲头疼、咳嗽后面还有分型,这个分型就是辨证,所以既要辨证又要辨病,二者缺一不可。如果你有好的经验方,那就省事儿了。比如说便血,咱们中医讲血是鲜红的,还是深红的,鲜红的是近血,深红的是远血,咳血和痰里带血也是这样看。但是如果这人是痔疮,就按痔疮去辨证就行了,有好方子照着用就行。比如胁痛的病人,我就问他查过肝胆没有,有时候可能是胆囊炎。如果是胆囊炎,我直接就给他换方子,我治胆囊炎有绝招,清胆利肝汤,但是必须是肝胆湿热证。古方治疼痛很少有药是止疼的,随便举个例子,如胸疼就用瓜蒌半夏白酒汤,就温就行了,包括川芎茶调散,没有一个药是止疼的。清胃散,专为牙疼而设的,里面也没有一个止疼药。再厉害的牙疼,吃了效果也好。但是现在咱们有止疼的药,还是标本同治效果比较好,既要辨证又要辨病。这五大要点是我辨证的学术思想。

接着说石膏,石膏是好药,用对了能解大热。在白虎汤里,石膏是君药,用石膏是非常讲究的。第一,石膏要先煎,才能煎透。第二,石膏药是凉的,必须温服,顺其性。而且要多次徐徐缓服,一口口地往下咽,使这药多停留在上焦。另外,石膏是寒药,吃多了吃快了容易拉肚子,缓缓服可避免滑泻。服药后要盖上被子,要出汗,这样才能使内热外透。用石膏一两以上的,必须先煎。石膏的用量,不用则已,用就得一两以上才能有效。

白虎汤我不怎么用,我用方经常喜欢用合方,用什么什么汤合上白虎汤。我合方就用君臣药,就用石膏和知母,就是白虎;我要用逍遥散,就用白芍、当归和柴胡,它在其中不是主方,是合方;我用三仁汤就用豆蔻、杏仁、薏仁。我治发烧用三石汤,现在它的适用范围越来越大,它应当是治气分和卫分同病的方。我现在对内伤的,如手术后高烧不退的,我也用这个方子作为主方,是气虚的加人参,是阴虚就加鳖甲,该加什么加什么,但是绝对以此方为主,三石汤加上知母。

像川芎茶调散大家都知道是治外感头疼的，我就越开这个篱障，内伤头疼我也用它，用全方做引经药，气虚的加党参，血虚的加补血药，肾虚的加补肾药。我用川芎茶调散作为引经，药虽多，但是量都是 6g。但是黄芪、党参治气虚的，我可能用到 30g。我用的药量大的，取其量大力宏。量少的，不至于喧宾夺主。

三石汤，我现在扩大了它的适用范围。三石汤的方子以石膏、寒水石、飞滑石这三个药为主，所以叫三石汤，还有金银花、竹茹、杏仁、通草、金汁，之所以选择金汁，肯定有它的作用，现在童便也不常用了，我就经常用童便，但我也有限制，比如一老太太来了我就问她有孙子没，如果有，我就让用，如果中年人我就问有没有小儿子，有就可以用，自己家的孩子可以用，别人家的孩子我就不让用了。对于跌打损伤扭挫伤，童便特别好用。我在三石汤里一定要加上知母，就把白虎汤的方子套进去了。而且热伤阴，我加补阴药鳖甲，而且要用生鳖甲，清热补津液，炙鳖甲偏于潜降。热伤津液大家可以理解，热同样也可以伤气，《内经》中叫"少火生气，壮火食气"。邪火同时也生气，血液中有气，津液中也有气，气需融在液体中，流通在液体中，从这方面来看，伤液的同时也可以伤到气。比如肾虚的病人都是先阴虚，然后在阴虚的基础上逐渐发展才能伤阳，所以治肾都是阴中求阳，补上阴液了，大海有水了就可以导龙入海，就能引火归原，这些都是中医治疗的特色。

下面讲炙甘草汤。这个方子特别好用，治疗心慌，心悸或者惊悸，或心律失常，不管房性早搏，还是室性早搏，效果都非常好。这方子特别好用，用原方不必有什么加减。这方子是大补心脏的气阴、气液的。我看病讲究病因，两个以上的要全力找出以谁为主，病位在两个以上的，也要全力找出以谁为主，精细到这种程度效果才能更好。大补气液，到底是气虚还是血虚？在心慌的同时如果感到胃的地方心空的就是气虚，如果感到心烦的就是阴虚，阴虚有火才会烦，有时候两个都有，那就是气阴两虚差不多。也有人反映什么都没有，那就没有办法了。

我用这个方子，炙甘草最少用到一两，现在我有时候可以用到 40g。原方里头用量最大的是生地，但是生地是清热凉血的，引起大便稀的副作用挺大。我刚才说到我吃附子中毒，我这几年老犯房颤，因为我当过局长，几次住院一住就是中心医院，一报告市里就老来看，所以我也不愿意住了。我住院也就给输点儿丹参注射液，其他的就吃我自己开的炙甘草汤。所以我现在家里老预备着，要是犯了，吃了也就好了。我在老家有一个小学同学，他是慢性心房纤颤，这个病在西医来讲是不可逆的，他来找我看病，我给看了之后效果就挺好，他的症状都减轻了，但是我认为它还是不可逆的。他吃了有一年多，慢性房颤就消失了。治心悸，屡有效验。我治心脏病主要就用两张方子，心肌缺血的，如冠心病，就用冠心6号。传导失常的，就用炙甘草汤加减。我重用甘草有这么几个方面，一是心悸，二是哮喘用量也大，还有补气。溃疡病光胀不疼的，因为甘草甘缓，不适合重用。呃逆的，"呃家不喜甘也"，也不能重用。胃光疼不胀，特别是十二指肠球部溃疡比较多，需要重用甘草30g。风湿病我也重用甘草，肾病也重用，这两个按照采访说的是甘草有激素样作用。还有一点，痰多的我也重用，这个用中医理论不好解释，甘草在中医文献中没有化痰这么一说，勉强也只能归为健脾，而脾为生痰之源。可是西医的甘草片，就是治痰的，所以我就用它来治痰，效果还是很好的。咱们中医也不能这么绝对，人家西医治痰用的甘草片主要成分就是甘草，所以我在甘草的功效里就加了一个祛痰。实际上甘草就补气和中，清热清心利尿，补气和中是炙甘草，清心利尿是生甘草。有时候病人既有心火心气，又比较虚的，我就生炙甘草并用各15g，或者是各20g，等到火下去了就改回炙甘草。但是吃这个药，必须得加酒，一般吃这个药要煎40分钟，我一般在煎到20分钟的时候要加上一两二锅头酒。我记得我给一个比我低一届的老中医看病，他在心血管科住院，心慌总是不好，我就给他开了这个方子，当时他就问我为什么加酒，我当时就说原方就是八升药七升酒。酒这药是好东西，它是温热的，可以治好多病不说，关键它能引诸药达病所，它是温通的。所以醪醴这个剂型在中医方剂里是最早的，比汤剂要早得多。所以不单这里要用，我治风湿病以及好多妇科病，我都会用到酒，凡是寒的我都用酒。我一般在同仁堂中医院煎药的情况多，在那儿我说了算，煎药从开锅算都得煎40分钟以上，别处都是煎20分钟。病人如果在这儿煎药的话，如果是男的，体质好的话我就让他热药之前加上半两酒再吃。如果是自己煎药的话，就第一煎在煎到20分钟的时候加上二锅头酒，第二煎就不用再加了，效果就特别好。所以醪醴、酒，你们还是要重用的。咱们现在就是看病太单调，我今天恐怕没有时间讲炮制的问题了，以后有机会再讲。现在开方都开两个字，如生地、白芍，这都是不行的，连炮制都没有。原来北京以同仁堂和大栅栏中医药店为主，有自己的一套招呼病人的规矩，比如开白芍就给你炒白芍，开甘草就给你炙甘草，开白术就给你炒白术。十几年前国家中医药管理局说了，开俩字都给你生的，所以现在我开药基本都是三个字，所以大家在这方面都得注意。

下面讲黄芪，黄芪建中汤。黄芪建中汤是在小建中汤的适应证的基础上，即中虚，气虚阴阳俱虚。它是一个大名方，古代文献记载不多，既没有立法，也没有方剂的解释、君臣佐使，就只有治疗症状。所以从我们各大院校有讲义了，才有功能、主治、君臣佐使，这样分得这么清楚。如果汉代张仲景在《伤寒论》里把君臣佐使叙述得很清楚的话，就不会在《伤寒论》上有那么多争论了。

在这里我重点讲黄芪。我刚才讲到，我的流派是"肾龟地"，重用熟地和龟板。"气黄芪"，补气的我用黄芪比较多，黄芪的量用得比较大，比如参芪建中汤,我用冠心 6 号治疗心绞痛的时候我都用 30g 以上。补阳还五汤,黄芪的量甚至用到 120g、150g。治风湿病,我用的量也大。治肾功能不全的时候,我也用量很大。我自己认为黄芪除了补中益气升阳之外,还有一个通阳的作用。

我有一个依据,比如重用黄芪的有几张方子都用四两的,都在《医林改错》上,补阳还五汤、桂枝五物汤、黄芪防风汤、黄芪桃红汤、黄芪赤风汤,它们都用黄芪四两,都是治痿痹的,如内风、外风、痹症、身体不灵便、肌肉骨节疼痛等。就补阳还五汤来讲,现在的讲义上说治气虚血瘀,气虚为何不用人参呢? 黄芪和人参都是补气药,它们俩还是有区别的。人参是守而不走,大补气液,补气的作用远远超过黄芪。黄芪补气是走而不守,还能升阳通阳。

《李东垣医书十种》,我跟刘渡舟老师都介绍过,对此我很用功地学习过。李东垣的最大贡献不在于补脾胃,而在于升阳,这是他的一个发明。四物汤、六君子汤等补气的方子都是在保元汤的基础上出来的,从《伤寒论》《金匮要略》就有,并不新鲜。李东垣的贡献就在于升阳,补中益气汤、补脾胃泻阴火升阳汤、升阳益胃汤等,有时候用柴胡、升麻不够,他还用防风、羌活、独活这些风药往上升,这是他的一大发现。

补阳还五汤治什么病? 气虚的话为什么不用人参、党参,而用黄芪? 像我刚才讲的那些方子,从它治病上就是由于阳气不足,血流不畅得的痹症。再者从君臣佐使来讲,补阳还五汤以补气的黄芪作为君药,但是哪一味药作为臣药? 一个方子不能有君药没有臣药,臣药是辅助君药的,加强君药作用的,所以黄芪应该是从通阳上来讲的。而且补阳还五汤本身说的就是补阳而并非补气,这里的"阳"指的就是黄芪来说的,用它来通阳补阳,它在治筋脉不通、肌肉萎缩这些症状都是由于阳气去不了。所以,对于黄芪,我是有自己的看法的,我很重用黄芪。但是黄芪还分生黄芪和炙黄芪。补中升阳益气这方面是炙黄芪的作用大,除此之外,都用生黄芪。在这里需要注意一点,如果病人血压高,那就最好用生黄芪,炙黄芪主要是益气升阳的,治表病而不是通阳的就得用生黄芪,所以我在临床上用生黄芪比较多。

举个病例,十年以前有一个东北的人带着他儿子,大概有十八九岁,就是眼睑下垂,到我这儿来看病的时候眼睛根本就睁不开,必须得给掰开看,病非常重,他走遍上海、南京、广州好多地方,最后来到北京就碰到我这儿了。结果我一看是这个,因为我以前治过这个,一辨证开方子,刚写了黄芪、党参,那孩子的爸爸一手就把处方给摁住了,问我是不是要开补中益气汤,我说是啊,他说我走遍全国都是吃的补中益气汤,就没管事过。我就跟他说我的用量跟别人不一样,你们不是东北人么,我给你开三服,你在这儿住三天,不好再说,要是好的话就继续在我这儿治,就这样勉强开了。当时黄芪我还没开到 120g,一开始我只开到 100g,吃了三天回来了,眼睛也睁开了,很高兴,于是增加到

120g,又看了一个礼拜,越来越好。我就跟他说你就照着这个方子吃,好的话黄芪就慢慢往下减,但是最少不能少于60g。我跟他说如果病好了,一定要告诉我。那时候还没有手机,只能写信,后来他就告诉我全好了。后来这小孩儿又胃疼找我,还是一个病因,我就用黄芪到120g,主要用它升阳。

我眼总充血,我儿子带着我去眼科医院看病,当时医生诊断我的眼睛油脂管堵塞,后来给我开了一些金银花之类的清解药,还有龙胆泻肝汤,但是我都没吃。我认为自己肯定是中气不足,气不通是因为升阳升得不够,在心脏以上升阳升得不够也会不通,不通不一定是非要往下。我就用的补中益气汤,黄芪没用到120g,用的100g,我开了7服,吃了4服,直到现在眼睛都不红了。所以说不通是因为升得不够,眼睛里的油脂管是在上的,这就不是用龙胆泻肝汤往下泻的问题了。黄芪是非常好的药,希望大家能重视它。

还有一个病例,我朋友的爱人,是颈椎病引起的颈部拘紧发凉,我用附子用到30g煎40分钟,也不管事,后来我就重用黄芪150g,附子、肉桂、羌、独活我都不用了。原来给她用的麻杏石甘汤加上金毛狗脊,再加上一些补肾的药,用这样的方子怎么治都不管事,所以后来就重用了黄芪,拘紧发凉都好了。

下面讲酸枣仁汤。酸枣仁汤我主要讲酸枣仁,治疗失眠的。酸枣仁主要是补肝胆、宁心、敛汗。它治疗失眠主要是通过补肝胆来治心脏,治心烦不得眠。黄连也治心烦不得眠,是治心火的。柏子仁也治心烦不得眠,是油脂类的,主要养心的津液。它们的作用都不太一样。柏子仁滋润力很强,膏多,能养心补心。所以不管我治什么病,如果这人睡眠不好,我加酸枣仁60g,如果这人不出汗,不宜用收敛太过的药,我就用柏子仁。

我先讲一下我为什么爱用类方,类方就是你用一个方子或者自拟一个方子作为基础,是治共性的方子。比如失眠,我用一个二仁安寐丸,炒枣仁、柏子仁、珍珠母、紫贝齿,这是共性的基础方,只要是失眠都可以治。但是失眠的原因不一样,有的是心脾两虚的,有的心肾不交的,有的肝胆郁热的,有的气滞血瘀的,有的血虚的,都不一样,就需要再辨证,在辨证的基础上再加上那些治个性的药。通过辨证,个性的药是主要的,基础方不是主要的,但是基础方也有个性药,比如酸枣仁汤治失眠,酸枣仁用量大。不管是哪一类的失眠,枣仁都是君药的一个。药物多了我可能用二君四臣这么配方,不是一君二臣。川芎茶调散不管治哪一类的头痛,川芎也是君药之一。虽然这方子效果很好,但是我现在不怎么用了,都是用的我的类方。特别是黄连阿胶鸡子黄汤配上二仁甘寐丸这方子,治肾虚的失眠特别多,效果特别好,像彻夜不眠、白天也不困这种心血和肾阴都是大虚的,肾阴虚不能上济于心,不能和心阴共同抑制心火,心火亢就造成失眠、多梦、怔忡、心悸等。但是这个黄连阿胶鸡子黄汤并不是书上的那个,我这个是以复脉汤为基础加上黄连和鸡子黄。我治失眠不是早晨吃药,是下午两点以后吃一次药,晚上睡前半个小时吃一次药,白天人不睡觉,所以药力就集中到睡眠前头这段时间内。晚上吃药就加一个鸡蛋黄,不要鸡蛋清,打进去,拿筷子搅一搅,用药的热力把它冲熟。

金匮肾气丸。我强调一下我的观点:补肾阴、补肾阳的药,凡是有熟地的,都必须是君药,金匮肾气丸也是以熟地为君。新中国成立初期的时候,全国杂志上对此争论很大。从药物剂量上来讲,金匮肾气丸中熟地、肉桂、附子从排位来讲,熟地是在前头的。一个方子的君药不能去,去了就不再是那个方子了。连张景岳都说,吃金匮肾气丸若是常服,需要去附子肉桂加五味子。以至于后来钱乙创出六味地黄丸、麦味地黄丸、知柏地黄丸、杞菊地黄丸等,都没有附子肉桂,都是以熟地为君,这方面我就不多说了,等到我讲肾病的时候再详述。

下面讲一下虫蚁药。我是爱用虫蚁药的,但是虫蚁药都有小毒,用量还是要小的,比如全蝎、蜈蚣这两味药同时用的时候。虫蚁药能搜风剔骨通络,会飞的入气分,地上爬的入血分。虫蚁药叫血肉有情之品,是中医的一个特色,这些药的作用是中草药不能够比拟的。所以在通经活络止痛这些方面,虫蚁药就显得特别重要。一般我治头疼多用全蝎、蜈蚣。但是这两个药也有些区别,它们都是搜风剔骨通络的药,但是止疼的作用是蜈蚣强,解痉的作用全蝎强,我一般是开全蝎、蜈蚣各三条。我一般都开全蝎、全蜈蚣,蜈蚣现在给条,但是蝎子就乱了,但是蝎子也应该用全的。蝎子最大的作用就在于它的毒针,那是它主要药效所在,所以开药的时候应当开全蝎、全蜈蚣。一般我就开 2g、2条,蝎子论克,蜈蚣论条,病情厉害点儿的用 3 条。但是如治颜面神经麻木,麻痹拘紧,我有时候全蝎可以用到 9g。按文献上规定,这些虫蚁药大部分都用五分,最多用一钱五,我现在都在加倍地使用,我一天门诊不定用多少这样的方子,没有出现过什么副作用。我一般常用的药有全蝎、蜈蚣、穿山甲、地龙、水蛭、白花蛇、僵蚕、五灵脂、蝉蜕、土鳖虫、露蜂房、蝼蛄这些药,当然还有一些血肉之品:乌梢蛇、龟板、鳖甲这些都是没有毒的。这里要提出一点,小白花蛇特别好用,治疼痛要优于别的药,我平时小白花蛇用得多,大白花蛇用得少。

大家都知道三叉神经痛、带状疱疹遗留神经痛比较难治,这样的病不敢说到我这里手到病除,但是肯定有效果,但是也有治的时间长的,如半年八个月的,但是都是一天天地在减轻,当然我还用方子了。有时候七服药我至少用两条小白花蛇。治三叉神经痛和带状疱疹遗留神经痛,多的时候我用到四条,这个用量是比较大的。要是在同仁堂中医院煎药就放在药里一起熬,要是自己煎药,就单熬,兑着服。比如说我治阳痿早泄用海狗肾、小海马、蛤蚧这些药,我就动员病人在同仁堂煎,因为自己煎就得兑着吃,方子一起煎会有相互作用,单煎效果就不好。同仁堂煎药都得煎 40 分钟以上,效果就好。所以我的药,除了那些治感冒的药以外,要不病人自己煎,要不在同仁堂煎,我绝对不会让他去外面煎 20 分钟。

还有炒山甲，说是入肝经，实际上我觉得它是通行十二经的，因为它有一个作用叫载诸药入病所。我同意这个说法，但这个说法不是我发明的。我见过通行十二经的药，酒也是。

露蜂房散结的效果特别好，我治妇科的乳腺炎、乳腺增生我基本都要用它。更奇怪的是，前两年同仁堂现在的总经理介绍了一个男的，大乳房病，我用消瘰丸加上猫爪草、三棱、莪术，再加点儿炒山甲，我其中就用了露蜂房。他那乳房大得很厉害，我就治了三四次，胀痛都没有了。我建议大家，虫蚁药，特别是在疼痛、风湿病上，你们多研究、多使用，从小剂量开始。

十八反基本已经不怎么反了，但是文献上就是那么规定的，你不出毛病则已，一旦出了问题，打官司就输了。我经常用反药，但是也没什么，那就得凭你的经验了。十八反、十九畏，几千年到现在，它的准确性以及和现在的人体的特性有没有什么变化，都没有做过具体的研究。十八反、十九畏也是从个别人的经验来的，也没有做过具体的研究到底反不反，直到现在咱们药理也没做过这些。但是你必须得遵守，不出事儿则已，一出事儿就得负责任，因为《药典》上就是这么规定的。所以说这些方面大家都得慎重。我今天就讲到这儿，给大家一些提问的时间。

[问答]

问：张老师，您好！我想请教一下治胃火，如风火牙痛，用石膏、黄芩、黄连这些药物，怎么进行区分？

答：一般我石膏用到 15～20g。刚才提到的清胃散，是朱丹溪为牙疼专设的方子，属于胃有郁热、胃火上炎。原方子基础上加上酒大黄和石膏效果更好。我用酒大黄和石膏，主要是泻火，凡是泻热得有出路，不论是从小便出，大便出，吐出，汗出，祛邪都得有出路，所以那方子特别有用。

一般来讲黄芩是泻心肺的火，黄连是泻胃火，黄柏是泻肾火的。石膏虽然是治阳明经热，但是基本上、中、下焦的火都可以用它，而且它的泄热力量比较大。这个方子特别好用，我用它治牙疼的不是很多，用它主要治口腔溃疡，口腔溃疡往往兼有牙疼，我现在基本上都是药到病除。还能治脸上起痤疮，特别是年轻人的青春痘，都是胃火上炎，有时候我就纯用这个方子，有时就合上五皮饮、五藤饮等个别藤和皮的药。上面有病，基本就是在五皮饮和五藤饮的基础上加花，如金银花、绿梅花、玫瑰花等，下面的就加根，如芦根、茅根、茜草根等，这个方子特别好用，比如男女青春痘，我几十年都不会治，现在用这个方子就能治了。另外口腔溃疡还得辨部位，是舌头上比较多还是面颊上比较多，舌头上多是心火旺，在腮上多是胃火旺，还可以用清胃散。但是心火旺就得加一些像连翘、竹叶这样的药，尿热的还得加上滑石一类的药。

问：我发现有些病人口苦，但是舌象和脉象并不是肝胆湿热证，而是有点脾虚，但是在临床上怎么治也治不了他的口苦，有时候持续了十年二十年的都有，在这方面您有没有什么宝贵的经验？有没有什么针对口苦的药物？

答：首先，你要辨证清楚，口苦大多都是因为热，肝胆热的多，胃热的也多，但是你别忘了脾胃气虚是病根，湿实阻滞化热也会口苦，你要是光用泻火药，本来就脾胃虚寒，就不能用了。保和丸里之所以加连翘就是因为要清热散结，胃胀的时间长了，湿实瘀阻，时间长了化热。哪一种邪在身体里时间长了都是会化热的，因为身体有体温，停滞不动了就会化热。拿河流来说，流动的水就是凉的，但是下面如果有一个死坑，里面的水就是热的。过去烧炉子旁边都会搁一个坛子，放在不远处，里面的水就是热的，放进去凉水也会捂热了。所以，火也得辨，到底是实火还是虚火，实火也得辨清楚是哪个脏腑的才能有效果。我跟你说的最主要的一点就是，口苦不一定都是热，它还有化热的。

治口苦，第一个用连翘，指胃火而言。第二个竹茹，它是清肝热的，更主要的是它能清心包热。一些神志恍惚的病就会用到竹茹，就是因为它能清心包热。

问：我是搞骨科的，想请教一下膝关节的病，关节软骨增生，但是看《伤寒论》《金匮要略》上并没有相关的辨证。如果是关节积液的话，是不是有湿，还得加上祛湿的药？

答：首先，要看关节是疼是胀是凉是热。如果肿大的，就是热，如果发凉的就是寒，治疗上是不一样的。但是有一个是主要的，肾主骨生髓通于脑，所以凡是骨头的病还是得从肾来治，所以你要注意补肾，还得分清寒热，骨伤了就容易造成抵抗力差，就容易造成痹症、风湿病。比如颈椎病，它是调节上肢神经的，时间一长抵抗力差了就容易招致风湿，如果是骨头的病，有发热的，就用健步虎潜丸，现在没有虎骨了，但是这方子的效果还是很好。比如我现在的司机，他母亲下楼的时候把腿扭伤了，肿得特别大，疼得厉害，我没看病人就用的健步虎潜丸，没有用虎骨。原来伤筋动骨一百天，吃了五服药就好了。这个理论也是源自朱丹溪的"阳常有余阴常不足"，健步虎潜丸是以大补阴丸为基础的。

过去说肾无清法，现在清肾的方子有三个，一个是大补阴丸，还有健步虎潜丸和知柏地黄丸。如果是有热，寒的不明显的，就可以用健步虎潜丸的原方，效果还是很好的。骨关节的病，痉证就得从肝治，肝肾同源。痹症老不好，风寒湿痹，久病不已，内舍肝肾，肾不主骨，肝不养筋，它是五脏都侵犯的，但是关节的组成不是骨头就是筋，骨为肾所主，筋为肝所主，所以说"久病不已，内舍肝肾，肾不主骨，肝不养筋"，这时候就得加补肾补肝阴补血的药。

关节积液当然得利湿，汉防己最好用。

问：想跟您请教一下您刚刚讲过的黄芪建中汤中的饴糖，是不是就是用麦芽糖，还是可以用其他的来替代？

答：小建中汤里，饴糖是非常重要的。但是我最近没有用过了，饴糖是关中糖，长条的那种麦芽糖，好像我就没用过饴糖，非常不好意思，我好像真的没用过这个，但是我知道这个饴糖在建中汤里是非常主要的，就是麦芽糖糖块。

问：老师，我们在治中虚腹痛的时候用附子，在用附子刚开始小量逐渐增到大量的时候，要考虑怎么反制一下附子的毒性。临床上我们一般用炙甘草、蜂蜜来反制。但是现在患者中高血糖的比较多，这样的话用炙甘草和蜂蜜就得考虑到血糖增高的问题，所以我们就用熟地来和附子配伍使用。所以今天想借这个宝贵的机会，想请教一下在附子的使用过程中，您对药物的反制的体会。在临床上有时候我们会碰到这样的病人，从舌象来看舌很干很红，苔很腻，但是舌边上有齿痕，从脉上来看是数脉的表现，但这样的患者却有畏寒肢冷的表现，这时候我们就想舍舌脉从症，用一些附子乌头类的药物。我就想请教一下在舌脉和症状上比较混杂的时候怎么运用附子乌头这一类的药物。

答：首先，附子是大辛大热药，它通行十二经，走而不守。它里面的乌头碱是有剧毒的。既然是有辛和热，制它的辛和毒的用甘草和干姜，制它的热的，用熟地和知母。我给你提出一个最主要的问题供你参考，治风湿病的，附子本身是通行十二经，壮阳还阳的，它不治痹症，治痹症的是川乌、草乌，是乌头，你不如把附子少用一些，把川乌、草乌多用，肯定比那个效果要好得多。治痹证的热药是乌头，不是附子，附子只是通经而已。咱们讲寒痹、风痹、行痹、着痹、湿痹，风痹主方用防风汤，湿痹用薏苡仁汤，寒痹主方用乌头汤，讲义上就是这么写的，乌头是主要治痹证的。

附子解毒必须要久煎，这是最主要的，别的解毒方法都是次要的。你要是用15g的附子，就得煎30分钟，越是用量大，越得久煎。兴安医院有个老大夫叫王文鼎，我也跟他在一起学习过。文化大革命的时候我在那儿进修，他当时给交通部的副部长治鹤膝风，大骨节病，发凉的，他完全用的生川乌、生附子，一直煮着，频频地服，那病就给治好了。三生丸、三生饮本来是个好方子，但是咱们现在谁敢用生附子、生乌头、生半夏？虽然有这方子，但没人敢用，但是那老先生就给用了，他就是拿脸盆24小时那么煮着，解毒主要就是在于破坏乌头碱这个方面。

我跟刘渡舟老师实习的时候，发现他切完脉以后，老是喜欢用食指再切一下尺脉。时间久了我发现他也爱用附子，他每摸尺脉的时候附子都得用15g以上，但他不用30g。后来我就问他为什么切尺脉，他说他是在考虑是否用附子。刘老用附子有三个道理，我直到现在都遵循着：第一，从症状来讲必须是形寒肢冷；第二，从舌苔上来讲，白苔也好黄苔也好，必须要有津液，干苔不可用；第三，从脉象上来讲，尺脉不能长不能大，相火旺的不能用，这就是症和舌诊、脉诊三个大的方面，所以这么用，就没什么副作用了。

（整理：刘绍永）

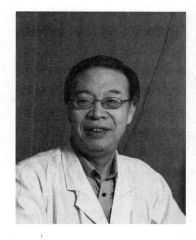

彭建中，男（1949—），北京中医药大学教授、主任医师、博士生导师、中医药临床传承博士后流动站合作导师；赵绍琴名家研究室负责人；北京市第四批、全国第五批名中医（师承制指导老师）。

彭建中教授是中医泰斗任应秋先生的关门弟子，又是著名中医学家、三代御医之后赵绍琴先生的学术继承人，深得两家真传。在40余年从医生涯中，始终坚持实践第一的理念，尤其注重理论指导临床，将中医各家学说同临床实践紧密结合，走出一条临床发展之路。擅长治疗各类慢性肾病和疑难病，效果显著，患者云集，好评如潮。在长期大量的临床实践基础上，认真总结师门经验，结合个人体会，提出"慢性肾病非虚论"、"同病同治论"等一系列具有较高临床指导价值的新论点，为中医肾病理论的创新和临床水平的提高作出了贡献。

执教讲坛，培养后学；坚持临床，服务患者；总结经验，传承学术。先后发表学术论文50余篇，参加编写和点校古今医学著作20余部，代表作有《赵绍琴教授辨治慢性肾病的学术经验》《慢性肾病新论》《运用师传经验辨治慢性肾病的临床体会》《赵绍琴临床验案精选》《古今名医验案精粹选评》《论同病同治》等。

从20世纪末开始，建立彭建中教授肾病中医治疗网 www.pengjianzhong.com，开展远程诊疗，现已成为国内外肾病患者寻医问药的一个平台。

6. 慢性肾病新论及临床应用心得

——彭建中教授

有人说：肾病，尤其是到了肾衰竭阶段，那就是"不是癌症的癌症"，临床很难治愈。除了应用激素、透析、肾移植，西医也没有其他办法。我有一个从英国回来的病人，说英国肾病治疗可以总结成三部曲：等、透、换。第一步先等，到肌酐高到一定程度时再行血液透析，这是第二步；到条件成熟时再行肾移植，就是第三步了。所以，治疗肾病，现代医学真的没有什么好办法。肾炎阶段无非是应用激素、免疫抑制剂等，有的有效，有的无效。到了肾衰阶段，就只有透析或肾移植了。我觉得中医要想发展，想在当今的医学领域站得住脚，就要研究西医治不好的病，只要疗效比西医高，就会被承认。所以中医这门医学，能够治好病，才是第一位的。

今天就谈一谈我对治疗肾病的体会。我是从我的老师那儿学来的，临床上有些体会，不一定正确。治肾病的很多，各有各的方法和观点，中医各家学说妙就妙在是各树一帜，究竟怎么样得靠临床检验。临床大夫都想听经验，最好能得一秘方，一用就灵。例如去年给学校办的国外班讲课，学生都是在国外摸爬滚打很多年的，他们第一条要求是只讲临床，千万别讲理论。我说你们错了，中医妙就妙在用理论指导临床，没有理论，哪能做得好临床？没有理论指导的临床是盲目的，是瞎猫逮死老鼠，逮到一个也是瞎碰的。所以我要讲一点儿理论，理论上解决了，临床治疗就有方向了，不管遇到什么样的病，都在这个理论指导之下。

我要讲的理论叫做慢性肾病新论，之所以叫新论，是因为跟过去的讲法不同，今天讲的肾病不是中医的肾病，而是现代医学领域的肾病，包括慢性肾小球肾炎、肾病综合征、IgA肾病、糖尿病肾病、紫癜性肾炎、狼疮性肾炎等，这些病发展到后来必然的结果是慢性肾功能不全和尿毒症。对于这样的肾病，理论上如何认识呢？首先要解决这么几个问题：慢性肾病本质上是虚证还是实证？慢性肾病在生活上怎样处理？慢性肾病能不能通过中医的方法得以好转甚至痊愈？

第一个问题，慢性肾病不是一个单纯的虚证，要和我们传统对肾的认识区别开来。传统中医理论认为肾是先天之本，主生长、发育、生殖，肾藏精，藏精少了就虚，故肾主虚。从肾阳虚、肾阴虚，发展到肾阴阳两虚，所以有一种说法叫做"肾无实证"。但是将这种理论套用于现代医学的肾病，那就大错特错了，因为慢性肾病一开始可能是肾炎，是感染了病毒、细菌而引起的身体的免疫反应，肾炎久治不愈发展成肾衰。此外还有很多，比如糖尿病肾病是由糖尿病引起的，紫癜性肾炎是由过敏引起的，痛风性肾炎，狼疮性肾炎，起病总是与感冒和感染密切相关，往往是旧邪未去，新邪又生，感冒、感染一次加重一次，最后不可避免地发展到肾衰竭。符合"病由邪生，因邪致病，邪重病重，邪轻病轻，邪去病向愈"这个规律。

下面从临床症状上辨析肾病的虚实。证候上，很多病人无论是肾炎还是肾衰，常表现为行动无力，动则气喘，面色苍白，另外还有很多实证：心烦急躁、夜寐梦多。一方面表现为虚，另一方面却隐藏着邪气所造成的典型的邪实症状。这种病的虚证表现是毋庸置疑的，因为到了肾功能衰竭的时候，肾性贫血发生了，血色素很低，掉到 5、6g，走路一摇三晃，面色苍白，口唇爪甲淡而无华，甚至舌也很淡，心慌气短，疲乏无力，表现出一派虚证。但如果医生把它当成虚来看待，应用补法，就会加重病情。我们的任务是研究"虚"的产生原因，即"审证求因"，这是中医的辨证精华。我常给学生讲，我们看待任何一个症状的时候，要把它当成中性的，其本身不具备虚实的特点，我们要查清这个证是怎么来的，这是辨证的一个基本功。透过现象看本质，审证求因，找出产生症状的根源才是最重要的。具体到肾病，血色素低，血不养心，心慌气短，走路无力，按照教科书来说都是虚，但是到临床上用就错。虚是由于体内有邪，因邪而致虚，邪毒是第一位的，我们可以通过证候、面色、舌象、脉象加以辨别。这种认识基于对疾病本质的把握，所以说理论很重要。假定认为肾炎等同于肾虚，那么如果一个病人，化验结果满视野的红细胞，镜下血尿甚至肉眼血尿，可是病人一点感觉也没有，有人说这个病是肾病，是肾虚，虚就得补，所以要用六味地黄丸，你说这是理论指导吗？肯定你也有理论，但是你的理论就错了。

所以一定要从本质上认清这个病大多数是属于实，是因邪致病，因邪致虚。中医有个理论叫"大实若羸状"，邪气聚集的太多了，导致气血不能流通表现出来的，才是一派的虚象。用来说明肾炎，特别是到了尿毒症阶段，非常贴切。尿毒症，是毒素排不出去，血液里面充满了毒，虚象是由邪毒引起的，所以这时要排毒、祛毒、解毒。如果看病人太虚了，给他用红参，吃完尿中反而出血了，肌酐、尿蛋白更高了。所以我们要了解慢性肾病根本上以实为主，兼有虚证。

第二点，讲一讲饮食上的调理。肾病不是虚，药物不能补，那么饮食上也不能补，可是往往在饮食环节上出错。为什么呢？蛋白从尿中大量流失，不但医生觉得该补，病人更觉得该补，吃大量高蛋白食物，结果越吃蛋白流失越多。

因为摄入蛋白越多,肾的负担越重,加重损伤,蛋白就会流失得更多。所以正确的对策是反其道而行之,不补反泻,合理的忌口,有效地减轻肾脏的负担,促使肾脏的损伤早日愈合。我的老师曾给我们讲过这个道理,他说好比一个茶壶,现在底上漏一个洞,水全流出去了,我们现在是应该往里面添水呢,还是先把它破的这个洞焊起来呢? 当然是先把水倒干净了,拿焊条把壶底焊好了再装水。现在忌蛋白的道理是一样的,大量摄入蛋白就好比往壶里大量兑水,兑的越多,水压越大,流的就更快了,这是非常浅显的道理。很多病人的尿蛋白迁延不愈,恰恰是饮食上做出了错误的抉择。

另外一个理论:在肾病调治当中是动好,还是静好? 过去的观点就是静卧,现在很多西医肾病专家依然是这样做的。"你的病够厉害的,回家静卧吧,躺床上三个月,不能动,一动就坏!"就是这么一个理论。我的观点就是反过来,要适当合理地运动。单纯的静不能解决问题,只能加重血液的瘀滞。因为我们对肾病的认识很清楚,它是有络脉瘀阻,在这种情况下,治疗上要施以凉血化瘀,在生活上要配合适当的运动促进血液循环,事实证明,通过适当的运动、锻炼,能促进病人体质的增强,提高免疫力,自然就有利于疾病的康复,跟我们现在对于人的一种健康理念也是符合的——生命在于运动。当然,我讲的是适当的运动,不是漫无目的的,做超出病人身体负荷的大运动量当然是不行的,所以慢性肾病要适当运动锻炼。

第三点,慢性肾病可以遗传。这其实不是新的理论,医学上证明了它就是遗传性疾病,比如多囊肾,又如 Alports 综合征也是一种很早就出现肾衰的一种可怕的遗传性疾病。但对于大多数疾病来讲,目前只认为是免疫性疾病,不会遗传,可是在临床上发现很多病有明显的家族史,说明这种免疫性疾病与遗传基因有关系。我的老师温病学家赵绍琴教授用温病学的理论指导杂病的治疗,尤其是在肾病上,用卫气营血的方法进行辨证论治,他讲血分病治得差不多了,就要再深一步治髓,这个病从根本上讲是病入于髓或者是病发于髓。我体会他认为这种遗传性疾病是与髓有关,比卫气营血更深一步,是邪毒深藏于髓而导致。老师只是引导一下,提出概念,从理论上讲是一种创见,我们应该沿着这一思路做进一步的研究。

下一个问题是各种慢性肾病,发展到了肾衰这个阶段,治疗有没有效? 尤其是中医药对他有没有效果? 我们认为是可逆的,但是肾病损害不可逆这种观点早已明确地写在教科书上。之所以说它是"不是癌症的癌症",因为最后的结果就是透析、肾移植,没有其他办法。从出现肾功能衰竭到发展为终末性尿毒症,平均时间是 8 个月,速度是很快的,病情逐渐地不可逆地进行性发展,不透析就死亡。搞医学的,尤其是西医都明白这个道理,但是我认为这个说法还得研究。通过我们的临床实践,用正确的方法来治疗,它是可逆的,至少是部分可逆的,可以延缓的,可以长期生存而且获得好的生存质量。所以我们应该研究它,逆转它,而不是一味地跟在西医的后面,西医治不好,那我们就更治不好,这样我们中医就彻底地没有生存的余地了。所以我们从理论上把这些问题弄清楚之后,就得面临一个问题,你怎么样从本质上认识慢性肾病,它是虚还是实,它是热还是寒,这个问题解决了,治疗的大方向就明确了,再遇到这种病时,不至于那么没有一点主张。如果我们把问题弄清楚了,知道这个肾病的由来,就基本上把这个肾病定格为一个由邪气引起的内热比较重,影响到血分,产生了络脉瘀阻,然后就明白它该怎么治。临床上辨证论治的精髓是审证求因,而不是把一组一组的症状下定义,比如那个是气虚,这个是血虚,这就很麻烦,我们搞了很多证候规范化研究,找很多专家研究症状的组合,然后给它下一定义,拿到临床上试试,有些就不管用。所以不能刻舟求剑,而是要真正了解一下我们中医辨证论治的精髓,把病吃透了,找出它的本质规律来,我们才能够正确的认识。我和我的老师,在临床上常用的治疗方法,可归结为这几点:凉血化瘀、疏风胜湿、疏调三焦、分消利湿、清热解毒、通腑排毒、益气培元。

凉血化瘀是贯彻整个肾病始终的一个方法,因为这个病的本质是络脉瘀阻,热入血分,始于邪气由外入内,深入体内流不出去,逐渐深入血分。举个最简单的例子:紫癜性肾炎,是由外感或感染引起的。过敏性紫癜,表现为吃了什么东西,或者感受什么毒物,就开始产生过敏现象,身上出现血点,紫癜在中医上来讲是血分病。过敏性紫癜有四种类型:皮肤型,出现遍身紫点;胃肠型,长到胃肠里面,肚子剧烈疼痛;关节腔型,出在关节腔里,关节疼痛;肾型,出现血尿、蛋白尿。这四个分型都有可能出现,这是一个明显的邪入血分的过程,导致血热妄行,血脉瘀阻,才出现这个病。紫癜性肾炎说是血分,其他的肾炎呢?肾本身就是一个血管球,是人体血液滤过的地方,血液通过肾脏的滤过作用,把代谢废物排出体外,血液就又恢复了正常的清洁度。所以当邪气——无论是病毒、细菌还是免疫反应产生的免疫复合物,最终都是通过肾脏过滤的时候损伤了肾脏的基底膜。是通过血液进去而损伤的,那它怎么可能不是血液病呢?所以说它是邪入血分造成了络脉瘀阻,这一点是绝对没有问题的。有人说:"你这个中医一点都不传统,老是跟现代医学的生理病理结合,老专家们都反对。"老专家们都反对怕什么?只要我们认识正确,因为我们是新专家,不是老专家,我的老师绝对是老专家,但我的老师最能接受新事物,锐意创新,所以才能在肾病治疗方面有所突破。现在我们是什么年代的人啊!我们面对的就是现代医学的病,不要墨守成规。所以有了这样的认识,我们的方法就来了——凉血化瘀,有瘀就得化瘀,有热就得清热。不是活血化瘀,是凉血化瘀,化瘀之中掺透着凉,这才是正确的治疗方法。

第二个大法是疏风胜湿。为什么叫疏风胜湿？邪从外来，风邪为主，风为百病之长，其他的细菌、病毒在中医看来总是携风而入。感冒、受风要疏风以祛邪，同时风能胜湿，这是一条铁定的规律。李东垣讲过："湿胜者，助风以平之"。怎么祛湿邪？"治湿不利小便，非其治也"，利小便是一个传统的治法，我们可以用，但是还有更好的方法——疏风以胜湿。为什么说这条很重要呢？因为肾病与水湿脱不了关系，肾是水脏，"肾者主水"，肾炎、肾病综合征都离不开水肿，这是水湿壅盛，那么这种情况下祛湿很重要，怎么祛湿啊？仅仅知道利小便法，用八正散也可以，但是不完全，应该知道有一种叫疏风胜湿的方法。

疏调三焦。为什么？三焦是"孤之腑也"。它的功能是通水道，"决渎之官，水道出焉"。《内经》有一句话"少阳属肾，肾上连肺，故将两脏"。将，统帅。上面统着肺，下面统着肾，谁有这么大的力量啊？就是三焦，这里的少阳指的就是三焦。把肺肾连通起来，使之成为一个人体最大的水液排泄系统，所以叫"水道出焉"。慢性肾病很多情况下水液代谢失常，出现水肿，甚至出现肺水肿、心包积液、胸腔积液、腹水这些危险症状的时候，三焦壅滞不通，怎么办呢？疏调三焦，以利气化，达到水道通利，水邪自然消散。

分消利湿是我们常用的方法，水湿重，从二便出，这叫分消利湿。肾司二便，大小便要保持通畅，从大便排出废物，从小便排出水湿、水邪和代谢废物，这是特别好的方法。所以古人讲过，"治湿不利小便，非其治也"，告诉我们湿气壅盛的时候要注意给邪气出路，从哪出？小便是一个重要的出路。当然我们和前面讲的疏风胜湿结合起来看，水邪的出路一个是从二便，一个是从毛窍，也就是《内经》讲的"开鬼门，洁净府，去宛陈莝"，这就是我们在治疗水湿之邪壅盛的时候所应当采取的主要方法。

清热解毒。为什么要清热解毒呢？外邪侵入，深入血分，郁久而化热，热久而成毒，所以很多肾病表现为血分热毒，热郁血分所以会出血。《温病条辨》里面已经告诉我们了："入血就恐耗血动血，直须凉血散血"。温病里面，邪入血分的治疗方法是凉血化瘀，因为邪入血分的直接损害就是对血液的耗散和动血。血热妄行表现出来的主要症状就是皮肤出现出血点，我们称之为紫癜；那么关节疼，是血出到关节腔里了；肚子疼，是血出到胃肠了；小便里有血了，轻则镜下血尿，重则肉眼血尿，也是热入血分的一个重要表现。所以像紫癜性肾炎，还包括红斑狼疮等的面部红斑，还有如皮肤性肾病身上的很多皮肤病的损害，色红如蝴蝶斑，都是血热的表现。我们要从凉血化瘀的角度治疗，同时配合清热解毒。所以肾病从大多数情况来看，属于热入血分，热郁血分，郁久生毒，所以需要凉血化瘀，清热解毒。假如是单纯的血热，没有明显的湿邪，在这种情况下尽量不用疏风胜湿的方法，就凉血化瘀配合清热解毒就可以了。

通腑排毒。多于肾衰阶段应用，当然肾炎阶段也可以用。我们在治疗肾病的整个过程中,一定要注意保持大小便的通利,因为大小便是人体主要排毒的一个通道,假如病人好几天不排大便,必然会导致内热壅盛,血热化火化毒。时刻保持大便通畅,在尿毒症阶段尤其重要,体内的代谢废物排不出去,所以称之为毒,需要以大小便为排毒的出路。这时,保持大便的通利是尤其重要的,因为肾功能损伤了,小便排出的能力已经显著下降,缓急之间让肾的功能恢复也微乎其微,缓不济急,"急则治其标","大小不利治其标",这是《内经》的观点,所以要先通大便排毒,使其减轻症状,毒素减轻了,整个身体状况恢复一些,给了我们充足的时间进一步调整肾脏。通腑排毒主要用大黄,生的为好,药力大,根据人的体质,毒小则少用,毒大则多用,毒气很重就加大剂量,也无不可。应该学习古代医家攻邪派代表张从正的"陈莝去而肠胃洁,癥瘕尽而营卫昌,不补之中有真补存焉"的治疗思想。这是一个辩证法思想,对于肾病尿毒症来讲,攻法、下法就是补法。

益气培元。我们在治疗过程当中也要考虑到正气有没有不足,有不足的情况下也要适当的用补。一些年老久病的病人,又有尿毒症,有毒素的一面,也有正气不足的一面,因此也需要适时地应用益气培元的方法。比如说用黄芪,一般我喜欢用生黄芪,因为炙黄芪更温热一些。用量可多可少,少则10g,多则30g、60g、80g都可以,效果非常好。除了黄芪,一般的平补肾气的药也可以用,但是当邪气壅盛的时候最好不用。当邪毒已去大半,这时邪毒虽然还存在,但是正气不足已显得比较重要,我们就适当用益气培元的方法来配合凉血化瘀、疏风胜湿,和通腑排毒配合到一起进行治疗,往往可以收到比较好的效果。

我们老师赵绍琴是三代御医之后,在治疗肾病方面非常有经验,我在这里举他的一个处方,1989年7月10号的一张处方。按语:尿毒症,尿素氮57mg,前列腺肥大术后,出现了肌酐、尿素氮升高,这个属于肾功能衰竭,脉象濡软且滑,濡软是有湿,滑说明内还有热,这是个复诊处方,仍用清化下焦湿热方法,病在下焦,湿热壅滞,所以用清化下焦湿热的方法,处方:荆芥6g、防风6g、生地榆10g、赤芍10g、丹参10g、地丁草10g、茜草10g、白茅根10g、茯苓10g、生大黄7g。这个处方很简单:荆芥、防风,疏风胜湿;生地榆、赤芍、丹参、茜草凉血化瘀;地丁草清热解毒;白茅根、茯苓清热利湿;生大黄通腑排毒。基本上都包含了前面讲的几个方法。

下面举几个病例,来具体说明肾病在临床上的处理。

第一个病例,患者全某,男,19岁,1997年8月初诊。3岁时患肾病综合征,他妈妈是一个西医的护士长。那条件是得天独厚,母亲知道怎么护理,用中西药来治疗,吃激素,从三岁吃到九岁,情况一直比较稳定。但是多年之后,15岁时又复发了,并且一感冒他就复发,所以这个病特别容易复发。稳定五六年,他还会复发,并且复发之后很严重,出现大量尿蛋白。尿蛋白定性检查持续为＋＋＋＋,医用大量激素冲击疗法,每日强的松用量高达 180mg,相当于临床治疗足量的三倍,然而毫无效果,反而造成面部疖肿此起彼伏。后来又试用免疫抑制剂环磷酰胺,及多种中药补剂,均无效。所以来北京找我就诊,患者右颊疖肿红肿高耸,根脚宽度超过二寸,面部因疖肿变形,唇紫舌红,苔黄厚腻,脉象滑数,按之有力,伴见溲赤便干,心烦易怒,夜寐梦多。患者的母亲是西医的护士长,一贯认为丢多少蛋白,就需补多少蛋白,遂倾其所有,为其精心安排高蛋白、高营养饮食。每周至少吃一只老母鸡,炖 1～2 只老母鸡,喝鸡汤吃鸡肉,天天补。我嘱其要严格控制饮食,一定要清淡饮食,完全吃素,一日主食不能超过四两。要按我老师的规定吃一两也就够了,我们老师特别强调不让多吃。因为我想老大夫往那一坐,今天说只许吃一两,那病人肯定一点都不敢多吃,但我还年轻,只吃一两,人家肯定接受不了,就吃四两吧。并用凉血化瘀、坚壁清野的方法,药用赤芍、丹参、茜草、生地榆、紫草、大腹皮、槟榔、茅芦根、大黄等。买一个秤,天天舀四两粮食煮粥。如此依法坚持治疗,一个月后,面部疖肿消失;两个月后,尿蛋白开始下降;三个月后,尿蛋白完全转阴。至今未复发。这位患者饮食控制很严格,他的母亲嘴上没说觉得我这个方法不好,但她救子心切,她得听我的,而且他孩子长大了,坚决要求你不能给我做好吃的。所以是药物和饮食调配的双重作用使他获得迅速的疗效。这是肾病综合征顽固蛋白尿,由于饮食调配失误造成顽固不愈,最后通过中医治疗配以合理的饮食疗法迅速获效的案例。

下面讲关于水肿的问题。肾病常伴水肿,特别是肾病综合征,大量蛋白尿造成低蛋白血症,导致胶体渗透压降低,常出现全身性水肿,严重的可见腹水甚至胸水。其本质仍是蛋白质流失,但是给病人和家属造成焦躁情绪的是水肿症状——肚子肿得动也动不了,脚上一按一个坑,眼睛睁不开眯着。所以此时消去水肿是第一位的,因水肿消退能让病人看到效果,从而产生信心,此即中医所言"急则治其标"。

下面看一个病例:患者张某,女,28 岁,广西柳州人。因患慢性肾炎,专程来京诊治,住北京某大医院肾病科,确诊为肾病综合征,采用激素治疗。因伴见水肿,医投速尿。初时水肿消退甚快,但随消随肿。速尿服之月余,反见小便日少,水肿日甚,渐至一身面目洪肿如泥,腹大如鼓,经查有大量腹水和中量胸腔积液,小便每日排出量不足 600ml。经人介绍,于 1997 年 11 月前来就诊。证见面色苍白,一身面目高度水肿,按之没指,凹而不起,腹大如鼓,脘高于胸,腹部叩诊实音,触诊有水波动感。患者动则喘息,不能平卧,微咳无痰,便结纳差,小便短少,每日不足 600ml。舌红苔白厚腻,脉象沉濡,按之有力。综合脉症分析,此属肺气闭郁,不能通调水道,三焦不畅,决渎不行,水湿泛溢为肿。

治当宣肺利水，疏调三焦，在外边宣一下把肺气宣出来，下边分消利湿让她把水排出来。药用苏叶梗、前胡、杏仁、枇杷叶、赤芍、丹参、茅芦根、焦三仙、水红花子、大腹皮、槟榔、葶苈子、冬瓜皮、茯苓皮、大黄等，每日一剂，水煎服。嘱其忌盐，清淡饮食，少量为佳。一剂后，小便略增；三剂后，小便大增，达每日2500ml；五剂后，每日排出小便3000ml以上。前后服药10剂，一身水肿及胸腹水完全消退，体重由服药前的130斤下降为87斤，10日之间去水43斤。此病人的情况，消蛋白尿就显力不从心，故先集中力量消水肿，以解除病人眼下的痛苦，待水肿减轻，再从根本上解决蛋白尿的问题。到消去水肿这一个阶段，只算是初战告捷。此病例中，宣肺利水、疏调三焦法治疗水肿尿闭证，正合《内经》"开鬼门，洁净府，去宛陈莝"之旨，故而效佳。这种病你得先解决水肿，水肿之后再解决蛋白尿的问题，一步一步来。

下面是一个镜下血尿的病例，患者张某，男，6岁，于2004年12月9日就诊。患儿于2002年10月（当时4岁半）时发病。尿常规检查潜血（＋＋＋＋）。先后就诊于北京市各大医院，遍请中西医治疗，均无效。故前来就诊。患儿除持续性镜下血尿（＋＋＋＋）外，别无他证，诊察其舌脉也无明显异常，唯在就诊时患儿颇显烦躁多动。根据大量潜血持续两年余，应为隐匿性肾炎，IgA肾病的可能性最大。我认为镜下血尿也是血尿，属于血证，我们应如何把握呢？根据对肾病的认识，我认为属于血热妄行，治疗应凉血化瘀，清热解毒。那么想法对否，效果如何，就需实践的检验。金元著名医家刘完素的火热论将诸般血证悉数列入火热病机，已指明了治疗此病的大方向。于是辨为肝火血热而妄行，处以清泻肝火、凉血化瘀、清热解毒之方。每周复诊1次。连续治疗无间断，患者情绪逐渐平稳。但尿常规检查结果并不理想，开始治疗的头6个月，患儿尿潜血依然如故，竟无一次减少。治疗半年，毫无寸效。这不仅是对患儿父母信心的打击，更是对医者的考验。经过反思，对于小儿血尿作血热治疗，无论从理论上还是从既往经验上看，大方向都是对的。因此我坚持原法不变。幸而患者父母对我坚信不疑，一直坚持为患儿治疗。直到2005年6月份，尿潜血开始减少，每周减少一个加号，一个月内即转为阴性。后巩固治疗2年。随访至今，未曾复发。这是一个较典型的镜下血尿的治疗案例。此例借助于现代医学的检查结果进行诊断，借助于刘完素的火热论进行辨病，病机既明，大法已定，虽不效亦不更方，全因知此病必用此法，舍此别无良法。假如我因为没什么效果而去变换药方，那恐怕就真治不好了。但我思来想去还是这个方法最适合，一个胡同走到底，所以要学会做到不效也不更方是很不容易的。幸得患儿父母坚信不疑，能够坚持治疗，最终得以痊愈。

下面讲一个尿毒症的治疗验案。患者杨某，女，78岁。1997年11月初诊。患者素有泌尿系感染病史，三个月前发现血肌酐、尿素氮升高，在某医院服用中药补肾剂治疗,反致饮食锐减,大便不通,血色素下降。服用西药包醛氧淀粉也未见效,遂来就诊。初诊所见:患者面色萎黄,口唇苍白,神疲乏力,脘腹胀满,饮食不思,时时恶心,日日呕吐,一身皮肤瘙痒,大便 10 余日未行,结粪如球,坚硬异常。舌苔黄腻垢厚,脉象弦滑有力。近查尿素氮 68mg/dl,血肌酐 6mg/dl,血色素 7.5g/dl。此病人的表现兼有正气不足和邪毒壅盛的方面,但邪实为本,正虚为标。此属邪毒壅盛,弥漫周身,充斥三焦。亟宜开通地道,攻邪排毒。遂将通腑解毒置于治疗的首位,以凉血化瘀、通利三焦法加大黄为治。因虑其年高病久,不堪峻攻,故初诊处方中大黄仅用 5 克。讵料药后丝毫不为所动,大便未通,诸证依然。此为病重药轻,遂将大黄用量加至 10克。药后大便一周始得一解,且坚硬如前。诸证略减,减不足言。知其禀赋素强,邪毒结实,大黄非重用不足以奏功,遂放胆增用大黄至 25 克。药后大便畅行,日二次。诸证顿减,舌苔渐退。前后复诊六次,持续治疗 40 余日,复查尿素氮降至 21mg/dl,血肌酐降至 1.8mg/dl,血色素升至 10.2g/dl。其神疲乏力诸般虚象亦大为好转。可见,肾衰尿毒症的治疗,当以攻邪排毒为首务。用通腑解毒的办法使邪毒随大便而出,则肌酐、尿素氮下降,未用补血补气药,但血色素随之上升,常说的"祛瘀生新"也是此意。我们临床可见肌酐、尿素氮和血色素这对指标呈一定负相关性。肌酐、尿素氮上升,血色素就下降;肌酐、尿素氮下降,血色素就上升。

临床诊察肾衰尿毒症,脉象多应指有力,舌苔多腻浊垢厚,其属邪毒壅盛。古代前贤所谓"大实若羸状",此证是也。治当凉血化瘀,通利三焦,加入大黄攻邪排毒,并须连续投剂,邪尽方止。此乃师传心法,用之屡验者也。惟大黄须用足量,方可收预期之效。虽云足量,亦须因人而异。弱者 1g 已足,强者30~60g 不为过,当重用时但用无妨,用之不但攻邪建功,而且能扶正收效。我临床治疗肾衰尿毒症,曾于一剂药中用大黄 100g,患者服后得畅下而神清气爽、精力愈增。正所谓邪去正自复,毒清血自生。若杂以滋补扶正,恐反生掣肘,难以得效。明代吴又可《温疫论》中主张用大量大黄连续使用来攻逐邪毒治疗传染病。我们治疗尿毒症也可以借鉴他的方法。当然,如果脉息虚弱无力,而舌苔垢厚,证见虚实夹杂,方为本虚标实,可用攻补兼施之法。

下面看另一个尿毒症病例:岳某,男,77 岁。2004 年 12 月 21 日受凉后突发水肿,血压高达 190/120mmHg。2014 年 1 月 1 日水肿加重,入住天津医学院一附院时尿量 600ml/d,Cr138μmol/L。3 日后转至北大医院,复查Cr800μmol/L。随即插管血透,连续 14 天,后改为隔日一透,计 1 个半月,因患者休克,遂改为腹透,每日 9 次,一个月后出院,每日腹透 5 次,尿量不足100ml。来找我就诊。2012 年 7 月 5 日初诊:Cr760μmol/L,全身肿甚,每日尿量不足 100ml。以疏风胜湿、凉血化瘀、通腑排毒、益气培元、宣肺利水为法组方,每2周复诊1次。2012年10月5日,Cr416μmol/L,腹透减为2次/天。2012年11月5日,Cr357μmol/L,腹透减为1次/天。2013年1月6日,Cr296μmol/L,停止腹透。此后未再透析,完全用中药控制,病情稳定,Cr维持在200μmol/L上下浮动。可以看到他的Cr水平匀速下降,直到现在患者生活质量良好。

下面这则病例也是一位经过透析的患者。患者杨某,女,54岁,天津人,2007年7月10日就诊。患者于11年前因重度肾积水切除右肾,此后身体状况一直良好。2007年5月出现乏力,纳差,恶心,呕吐,贫血貌,遂于2007年5月30日到当地医院检查,血肌酐86μmol/L,尿素氮48.4mmol/L,血糖11.9mmol/L,二氧化碳结合力15.2mmol/L。确诊为尿毒症晚期,随即收住院,行血液透析,每周2次。共住院4周,透析10余次,并给予降压、纠正酸中毒、注射促红细胞生成素等治疗措施,患者症状减轻。出院后改为规律血透每周1次。患者不愿依赖透析,经人介绍前来就诊。携带近期透前化验单:血肌酐608μmol/L,尿素氮8.7mmol/L,血糖8.6mmol/L,患者自觉乏力明显,食欲虽较透析前有所恢复,但仍较差。下肢浮肿不甚。大便每日1行而欠通畅。舌质暗红,舌苔厚腻。脉象洪滑,按之有力。综合所见,当属湿热蕴毒,络脉瘀阻,三焦不畅。此病虽属尿毒重症,且已进行血液透析,但所幸血透时间不长,且尿量尚正常(每日1200ml左右)。若治法得当,尚存摆脱透析之可能。治宜凉血化瘀、疏风胜湿、通下排毒之法为主。因其右肾切除已久,定然下元亏虚,故又当辅以益气壮元之品。用药为荆芥、防风、白芷、独活、藿香、苏叶等以疏风胜湿;生地榆、赤芍、丹参、茜草、丹皮等以凉血化瘀;小蓟、紫草、卷柏、炒槐花、凤尾草、虎杖等以凉血解毒;葶苈子、冬瓜皮、茯苓皮、抽葫芦、茅根、芦根、猪茯苓等以利尿消肿;焦麦芽、焦神曲、焦山楂、大腹皮、焦槟榔等以磨积消滞、疏调三焦;黄芪、杜仲、续断、桑寄生、补骨脂等以益气壮元;荆芥炭、生大黄以引入血分、通下排毒。患者家属于2007年7月31日前来代患者前来复诊,告知患者已服药20剂,药后自觉身体轻快,食欲、体力及精神明显好转,大便畅通,日2～3次,尿量增加,下肢浮肿消退。患者自行停止透析。停透半个月后,于2007年7月27日复查肾功能:血肌酐384μmol/L,尿素氮25.3mmol/L,血糖5.6mmol/L,二氧化碳结合力17.1mmol/L。说明经过20天的中药治疗,患者的肾功能已显著好转,可以脱离透析,以中药为主进行调理,密切观察,求其长期稳定。遂继用前法加减。并嘱其口服小苏打片,以纠正其酸中毒。

下面是一个马兜铃酸中毒的病例。马兜铃酸中毒在中国很常见,很多人因吃龙胆泻肝丸导致,龙胆泻肝丸含关木通,服用十几年甚至几十年之后出现肾功能损坏。这则病例是吃冠心苏合丸导致的,冠心苏合丸里面有青木香,同样导致马兜铃酸中毒,肾衰竭。

刘某,女,69岁,承德人。患者因患冠心病曾长期服用冠心苏合丸。2002年11月21日体检发现双肾萎缩(左肾70mm×41mm;右肾72mm×36mm),肌酐超标。被诊断为慢性肾功能不全。2005年9月5日复查,肌酐上升为571μmol/L,尿素氮14mmol/L,尿酸450mmol/L,血压160/96mmHg,尿蛋白(++)。遂于2005年9月13日来京就诊。因其曾长期服用冠心苏合丸,故判断其为马兜铃酸中毒引起的肾损害,病属尿毒症前期。用凉血化瘀、疏风化湿、通腑排毒、益气培元方法。患者携药30剂回家治疗。

患者药后肌酐下降,症状改善,遂自行决定不再来京复诊,继服原方治疗。直到2006年3月9日复查肌酐回升才第二次进京复诊。二诊改方后,肌酐再次下降,患者服用第二方1年,直到2007年4月29日复查肌酐又有所上升,这才第三次来京复诊。2008年5月5日,患者第四次复诊。该患者三年之中仅仅就诊四次,平均每一张处方患者要连续服用1年左右。即使如此,也收到了病情稳定的效果。马兜铃酸中毒引起的肾损害的一个显著的特点是肾间质纤维化会导致的肾脏萎缩,通过治疗前后的肾脏B超对比,肾脏有了明显的增大,说明通过治疗患者病情有了明显改善。我认为对于同一种病,可以用同病同治的思想来指导,但是要遵循大法指导下的随证治之。

患者胡某,女,43岁。2012年7月31日初诊。水肿20余年,查无实据。经闭4年余。诊断为特发性水肿兼经闭。按唐容川"水病则累血"、"瘀血化水,亦发水肿",病机诊为水瘀互结。立法:宣肺利水、活血化瘀,一方二法,兼而治之,唯消水为主,活瘀次之。处方:荆芥、防风、白芷、独活、赤芍、丹参、茜草、炒槐花、葶苈子、冬瓜皮、茯苓皮、抽葫芦、苏叶梗、全瓜蒌、薤白、红景天、生黄芪、车前子、茅芦根、菖蒲、马鞭草、生蒲黄。7剂,水煎服。药后水肿略减。2~6诊大法不变,随证加减,每诊处方7~12剂不等,而水肿渐次消退。

2012年11月11日七诊:水肿已基本消退,而月经尚无踪影。改方化瘀为主,消水次之。处方:柴胡、黄芩、川楝子、蝉衣、僵蚕、片姜黄、马鞭草、菖蒲、仙灵脾、蛇床子、鸡血藤、生蒲黄、冬瓜皮、茅芦根、生黄芪、生杜仲、葶苈子、茯苓皮、抽葫芦、决明子、生大黄、炒五灵脂,7剂,水煎服。此方中含有赵绍琴老师常用的升降散。

2012年11月18日八诊:上方服1剂后,月经即来,量少色黑,三日即净。此4年多来首次月经来潮,患者喜出望外,却又担心下月月经能否如期再至。查其水肿已全消。仍按前法加减,化瘀为主,兼以补肾,消水则更次之。处方:柴胡、黄芩、川楝子、蝉衣、僵蚕、片姜黄、灵磁石、全虫、马鞭草、菖蒲、仙灵脾、蛇床子、茅芦根、生大黄、决明子、生黄芪、生杜仲、鸡血藤、冬瓜皮、生麦芽、生蒲黄。14剂,水煎服。

2013年2月1日复诊,自述近来新增下颌骨、肩关节、胯关节等处经常脱臼,几乎天天发生,脱臼后自己能用手复位。因思肝主筋、肾主骨,这种症状是肝肾不足,筋弛骨弱,必补益肝肾,从本质上治疗。于原方中加菟丝子、骨碎补、桑寄生、山萸肉等滋补肝肾,强筋壮骨。2013年2月16日复诊说药后已10日未发生脱臼了。

小儿的肾病综合征很常见,很容易出现大量蛋白尿加水肿。满某,女,5岁。2013年2月8日初诊。2011年7月15日发病,经肾穿刺确诊为肾病综合征微小病变,激素治疗,开始有效,但极易复发。迄今不到1年半的时间里已住院8次,花费20多万元。尿蛋白(＋＋＋＋),周身浮肿,重度腹水。2013年2月8日从某儿童医院出院直接到门诊找我求治。在水肿和腹水如此严重的情况下,应该采取急则治其标的原则,速消其水。故采用疏风胜湿、宣肺利水方法。处方:荆芥、防风、白芷、独活、生地榆、赤芍、丹参、茜草、萆薢、土茯苓、葶苈子、冬瓜皮、茯苓皮、抽葫芦、茅芦根、生黄芪、焦三仙等。8剂,水煎服。

2013年2月16日二诊,患儿父亲一人前来代诊(因天冷怕孩子感冒)诉说患儿服药后尿量逐渐增加,至第6日已达每天2000ml,水肿及腹水明显消退,饮食、睡眠、大便都很好,精神状态也特别好。今天孩子高兴地说:爸爸,我能看见我的肚脐眼了。效不更方,以原方稍事加减,并要求低盐低脂低蛋白饮食,一周后复查尿常规再复诊。这个病人到现在是已经完全痊愈,状况良好。

下面是一个尿毒症重症患者,张某,男,49岁,2013年9月10日初诊。肌酐达1063μmol/L,尿素氮35.45mmol/L,尿酸498μmol/L,尿蛋白＋＋,尿糖＋＋＋＋,血红蛋白75g/L。处方:荆芥炭、荆芥、防风、白芷、独活、生地榆、赤芍、丹参、茜草、炒槐花、萆薢、土茯苓、白花蛇舌草、生黄芪、生杜仲、灶心土、生大黄,15服,水煎服。服药半个月后肌酐降为738μmol/L,一个多月后,肌酐下降三百多,此时就可以逐渐减少最终停止透析以中药治疗了。

下面是一个痛风性肾损害病人,宋某,男,63岁,2012年5月11日就诊。肌酐283μmol/L,尿素氮17.83mmol/L,尿酸483μmol/L,痛风发作时身痒,右脚踇趾趾跖关节内侧有一鸡蛋大小痛风结节。这个病人肾功能不全,肌酐高,但它是来自痛风,痛风性肾损害。治疗三个月以后复诊,肌酐下降,痛风结节也明显消退。

很多泌尿系之类的感染都治不彻底,用很多抗生素,用上就好,停药就复发,总是反复发作,搞不清楚原因。我告诉你一个秘诀:这是死水与活水的关系,流水不腐,户枢不蠹,流动的水它不会腐败,死水才会腐败,所以只要体内存积的是死水,譬如说有积水,或者尿液排泄不畅,那么这个水一定要腐败,也就是说它老感染老好不了,你把死水变为活水就好了,所以我说泌尿系积水是感染的一个帮凶。所以,要想彻底解决泌尿系感染问题,就必须清除泌尿系的积水,使尿液的排泄流畅起来。通过疏风胜湿、宣肺利水,清除泌尿系的局部积水,或把死水变成流动的活水,即使积水未能完全清除,也同样有助于泌尿系感染的治疗。

下面的病例是一个先天性的畸形,双肾盂、四个输尿管。于某,女,73 岁,双肾盂双输尿管先天畸形,泌尿系感染反复发作 30 年。发作时用西药抗生素控制,停药即反复。近年来每月必发,尿急尿频尿痛,痛苦不堪。2012 年 4 月初诊,用疏风胜湿、凉血化瘀、清热解毒、宣肺利水、益气壮元方法,复方大剂治之,药后迅速控制感染,症状消失。随证调理至今,再无复发。

下面这则病例也是一个肾积水的病人,患者渠某,男,54 岁。2011 年肾结核肾盂积水。尿检连续发现大量结核杆菌。西医用异烟肼、利福平、乙胺丁醇等联合治疗,但尿液中结核杆菌始终大量存在。2012 年 1 月患者前来求治。着眼于肾盂积水明显,用凉血化瘀、疏风胜湿、宣肺利水方法。治疗 1 个月后复查已找不到抗酸杆菌了。续服 1 个月再查,仍未找到抗酸杆菌。化验员感觉很诧异。由于有肾积水、肾结核,最终肾脏变形了,积水排不出去,结核杆菌就消不了,每次化验,能够查到很多抗酸杆菌,中药没有那种有抗抗酸杆菌的效果,但咱们就是有办法让他结核杆菌消失,也就是把死水变为活水这么个办法,所以治疗前,她拿来化验单,抗酸杆菌是每一百视野里面是 3～9 条,治疗一个月后,没有了。看了三百个视野没有发现结核杆菌,就是他连续使用异烟肼、利福平这些一线抗结核药,也解决不了结核杆菌,但是我们用上中药之后它就没了。

下面是肾盂造瘘以后白色念球菌感染的病例。王某,男,32 岁。双肾先天畸形,于 2011 年行双肾盂造瘘,术后插管,并用大剂量抗生素抗感染,导致白色念珠菌感染,尿液如米汤状,西医治疗 2 年余,未能控制感染,B 超显示,双肾盂大量积水。肾功能受损,肌酐升高至 $220\mu mol/L$。患者于 2013 年 4 月 11 日来京就诊。白色念珠菌感染中医治疗并无成法可依。尿液浑浊,显系湿热下注。着眼于大量肾盂积水,当先宣肺利水,变死水为活水,或可控制感染。处方用荆芥炭 15g、荆芥 6g、防风 15g、白芷 6g、独活 6g、生地榆 10g、赤芍 10g、丹参 10g、茜草 10g、葶苈子 30g、冬瓜皮 30g、茯苓皮 30g、蛇舌草 30g、红藤 30g、公英 30g、银翘各 10g、车前子 30g、石韦 10g、瞿麦 10g、萹蓄 10g、焦三仙各 30g、灶心土 30g、生黄芪 30g。服用一个月后,白色念珠菌治愈,肌酐下降至正常。

上边这都是过去的,下边给你说个现在的病例。这是昨天的一个病人,昨天在国医堂,有个母亲来到就哭,给我鞠了一个大躬。原来是小孩去年肾积水做肾穿,始终不好,吃了我一个月药完全转阴,所以他高兴得不得了,说总算看到希望了。

还有一个昨天的病例,病人是肾囊肿,3月份开始吃药,吃了两个疗程,中间换了一次方,结果发现确实小了不少。B超显示右肾是三组数字,长乘宽乘高。从5.4cm缩到4.7cm,4.8cm缩到4.2cm,4.4cm缩到3.9cm,左肾是两组数据,是2.2cm到1.9cm,2.1cm到1.7cm。

慢性肾病包括尿毒症,是世界性难题,但是中医药确实是有办法、有潜力能够解决一些问题。但是我不敢说比西医的办法好,但是我们所取得的效果完全可以堂堂正正地摆到西医面前让西医看看,一点不比它差,有些问题西医解决不了的中医肯定能解决,所以我们得对中医药有信心。努力吧!前途是光明的,谢谢大家!

下面是互动时间,有什么问题可以提。

问:老师,您对这个水肿病人限水限盐有什么看法?

答:低盐、低脂、低蛋白,对水不用太限。

问:治疗水肿的方法有宣肺利水,提壶揭盖,我看有的老师用的是麻黄一类的,它们和荆芥、防风有什么区别吗?

答:麻黄也行,我和你说一个小故事,这个清代名医张志聪的《侣山堂类辨》记载的他的一个病例,不知道有谁看过没有,他说一天他到一家去出诊,夏天,病人肿得一塌糊涂,厉害得不得了,没有尿,所以他看了之后就说了一句话:"时值夏月,愚不敢用麻黄",所以改用苏叶,杏子,桔梗三味药,吃了之后效果怎么样呢,当天夜里,半夜的时候,憋得想尿尿,憋不住尿床了,把褥子被子全尿湿了,然后换了一套新的的被褥,又睡了,睡到第二天早上,尿又来了,还是憋不住,又把新换的被褥全给尿湿了,两泡尿一尿,水肿全消了。我给你们说的意思就是,他这一句话"时值夏月,愚不敢用麻黄",就是这个病可以用麻黄的,应该用麻黄,但《内经》上讲了,用热远热,夏天用麻黄,有点不太好,他的担心也是正常的,这种肾炎水肿可能有高血压,高血压你怎么用麻黄,所以说,我不用麻黄,不是说它不能用,而是有一些顾忌,你说麻黄连翘赤小豆汤不是也挺好嘛,可以,也是宣肺,可以起到这种作用。但是有些人往往因为有高血压,所以你用麻黄不太合适,是不是?我觉得这样讲,你可以用麻黄,也可以用麻黄的替代品。

问:像水肿这样的病人我们用宣肺或者疏风祛湿的方法,它是这个病机的特点需要从这方面治疗,而不是说出现了肺气不宣的症状采用"提壶揭盖"的方法?

答:浮肿的病人一般伴随着少尿,从理论上讲,尿液的排出、生成和排泄与哪几个脏腑相关?为什么《内经》上讲"少阳属肾,肾上连肺,故将两脏",那么就是说,通过三焦这个渠道、纽带,把肺肾连起来,它才称之为水道,它才称之为决渎之官,水道出焉。那么为什么出水道,为什么它能够行水呢?所以行水本身这个功能的完成是需要肺肾两脏,还有三焦共同协调才能达到的,所以不管它有没有肺气郁闭的征象,那么一旦出现水肿和小便不利,肺气必然有闭,这是肯定的。就好比镜下血尿,没有别的症状,但仍然是血热一样。

问:一般认为吃中药会引起高钾血症,您对这观点怎么认识? 从中药的角度来看,如果本身就有高钾血症,咱们用中药怎么改善呢?

答:确实有些中药含有高钾,植物也含有高钾,所以高钾血症的时候要小心,你选用那些不含钾的,尽量避免这种情况发生。一般来讲它是一个误解,说中药能够产生高钾血症,那么食物吃得不当也会产生高钾血症,他为什么不说,不能够因噎废食,对不对? 应该看哪一个更重要,血钾高了,自然有降血钾的方法,中药也有一些药物能够降血钾,而且西医现在的方法也很多,常用的胰岛素加葡萄糖,或者用降血钾树脂,或者用排钾利尿药,这些都是可以解决的,没有那么危险,该怎么用就怎么用,只是已经明确有一些中药含钾高的,你尽量避免就是。

问:哪些中药有降血钾的作用?

答:譬如说生白术就有降血钾的作用,因为是利尿排钾,这个钾基本上是从小便排出的,那么小便一通利,钾就能排出得好一些,西药的降钾利尿药如速尿、氢氯噻嗪,都是降钾利尿药。那么相同的情况,我们中药有一些利尿功能的药,如果他的小便增加了,自然排钾量也会增加。

问:治疗肾病过程中,寒热辨别的关键点在哪儿? 还有血分药在使用过程的核心在哪儿,或者什么时候不使用血分药?

答:刚才我着重讲了虚实,没有讲寒热,其实寒热和虚实是密切相关的,假如这个病是实病,它多是偏于热,对不对? 邪气聚集,热入血分,那就说明热,它已经变成毒了,聚热成毒,都成毒了,它能不热吗,基本上以热为主,偏于实热,而非虚寒,临床上虽然出现一些类似寒的症状,但不是真寒,你比如说手脚凉了,都是四逆汤证吗? 不是,张仲景在《伤寒论》中有四逆汤证还有四逆散证,四逆散证也是四肢厥逆,那么这是什么厥呢? 这是热厥,是肝郁、气郁引起来的,它不是寒,不是一见手脚凉就是四逆汤,不是这样,所以往往是郁而不是寒。

实际上我讲的这些方法里面就包含治疗蛋白尿的意思,它是一个大法,而不是某一个消蛋白尿的特定的药,要是那样的话,我们找出能消蛋白尿的作用的药制成一个成药多好。不是的,我们是根据它的病机,它热入血分,我们凉血化瘀,它有湿,我们疏风胜湿,它有热,我们清热解毒凉血,所有这些用好了,再加上饮食,那么能够促进肾脏损害的修复,蛋白尿就减轻了,从减轻逐步到恢复正常,完全可以的。所以它是一个渐进的过程,而不是某一个药、某一个方子把它解决了。所以我刚才讲了,当水肿严重的时候,我们为了减轻患者的心理负担,要把着眼点放在迅速消除水肿,后续的治疗,仍然按照这个方法,就能够解决蛋白尿的问题。因为蛋白尿病人是看不见的,最多看见尿里面泡沫多,它没有像水肿那么严重,躺都躺不下去了,那么他心里慌了,所以我们在治疗的时候要选择你的攻击点,你看你治疗哪一点,先解决哪一点,我们所谓的急则治其标,就跟军事上我们先打比较重要的,当然情况不一样,我们也可以先扫清外围,也可以集中力量打他司令部也行,总之有所选择,他来了说了一大堆症状,你总得选一个突破点,因为病人来了,写在一张纸上,写了七八十个症状,你总不能全都给他解决,所以要拣最重要的、最主要的,能影响全局的,或者能够让病人感觉到疗效的,哪怕很轻微的,哪怕改善了他的睡眠,改善他的饮食了,让它大便通畅了,让他小便变清了,他看见疗效了,他不就相信你了嘛,对不对?

问:在临床上经常会碰到糖尿病肾病,水肿会很严重,好多会引起心衰,这种临床治疗起来会不会很难,除了用咱们的祛风除湿的方法,还有什么别的独特之处,比如病人经常需要透析,如果用中药的话,因为水肿是特别难治的,有什么特别的方法?

答:糖尿病肾病一个很显著的特点就是大量蛋白尿和水肿,有时候水肿表现很严重,这个时候其实用咱们的方法就行,当中可以加上补气的。糖尿病的血糖比较高,或者血糖已经控制了,或者人家用胰岛素了,其实糖尿病肾病发展到肾病这个阶段的时候,跟其他肾病基本上是一样的,就用我们的方法完全可以,疗效很快。临床上碰到哪些病人,或者哪些证型,或者哪些西医的疾病治疗效果不好,用咱们中医治疗的,可能需要与病人沟通,是不是要留有余地?这个非常重要,应该要留有余地,你应该跟病人说清楚这个病的预后,让病人了解这个病一切都有可能,告诉他可能会好转或者怎么样发展。如果肌酐很高的话当然可以建议他去透析,如果他不愿去透析,你当然也得治,话说清楚就好。

问:肾结石引起的肾水肿,他有蛋白尿和血尿,大概用什么样的方法治疗?

答:结石就要排石,因为讲课不可能把所有的病面面俱到,肾结石的治疗也是很常见的一种方法,肾结石的治疗,如果石头很大那肯定也排不下来,如果石头的位置不太好,就在肾的下极,那也不好排。如果结石位置很好,就在肾盂里面,或者石头又不太大,甚至就在输尿管里面,那排石就是很简单的事。所以你要和病人说清楚,这个病我只能治到现在为止,还得去找西医,做个排石,或者手术。我能给你改善症状,但有时石头太大,排不了,或者你去做超声碎石。所以你要根据西医的检查结果去判断,而中医不能老用传统的方法。我个人认为不应过分的强调传统,传统应该要继承、应该要发扬,这是毋庸置疑的,但是一定要和现代医学结合起来。如果你想要现代医学承认你,想要让病人或者西医承认咱们中医的疗效,那你就得拿出可信的结果来,就得有客观指标,而不能说我这个病就用评分的方法,自我感觉评分评得很好,就有效。我们得拿出点真凭实据,什么是真凭实据,当然是化验结果。例如我是肿瘤我消了、我是肾囊肿我消了2个厘米、我肌酐尿素氮下降了、我蛋白尿定量从3.0下降到0.3

了,等等。这些才是实实在在的客观指标,病人看得到,西医也看得到,我的病人里面有很多是西医介绍过来的,因为他看到了实实在在的疗效。

问:关于用中药用量的问题,药量要与时俱进,那不得多用点?

答:这个问题是这样的,一个是药物质量可能现在没有过去那么好,再一个是有一个量效的关系。有时候有些病可能剂量大的时候效果好一点。这是通过临床实践体会出来的。赵老的特点是少而精。确确实实是用量很少,药味也少。最轻的时候只有一味药不就解决问题了吗? 人家治疗产后尿闭一味苏叶泡泡水喝喝就好了。赵老那个境界咱们不是达不到吗,是不是? 所以就多用点药提高疗效了。另外也不一定少了就好,多了就不好。我看赵老的老师用药也很多,二十多味药也是很常见的。所以说这个病如果病情复杂,病情比较重,那么多用点药也是可以的。或者说咱们水平低只好用广罗原野的方法,到处张网打兔子,总能逮住一个。有一个扶阳论坛叫火神派风行一时,很长时间了,在咱们学校也讲过课。同学们趋之若鹜不惜以身试法,就是自己多买点附子,五六十克附子自己吃吃尝尝好像也没什么事。所以这个事很难说。这个就是中医,说到底是各家学说,各执一说,我不能评论人家别的学术观点,是对还是错,肯定都有用处。他们扶阳派其实就是从张仲景三阴治法,附子汤、四逆汤、茯苓四逆汤这么一个方法来的。他在四川那个地方湿气比较重,阴寒之气比较盛。那么可能是这种方法比较适合他那个客观环境,不是说所有的病都是喝扶阳药,也不是所有的病都是喝凉血化瘀药,得根据实际情况来定。从我们来讲,不是说一点温阳药都不用,其实说赵老以及我在临床上的实践也用到三淡汤(淡附片、淡干姜、淡吴茱萸)。什么情况下用呢? 真正是阳虚寒盛水停的时候才用。用的比例毕竟是少的,就好比我刚才讲的血尿,无论是肉眼血尿还是镜下血尿或者没有任何症状,我仍然把他当作血热来治。那个小孩几年的血尿,那么长时间,治疗那么长时间没有效果。我方法仍然不变,原因是我有一个理念,这个病属热的占大多数,我就在赌博,赌一个血热。所以说很多病是这样的。百分之九十可能是血热,可能还有百分之几不是,可是现在没法辨,怎么办呢? 我只能去赌博,是不是? 就是用概率的方法来分析一下。用这个观点来讲,我用凉血化瘀治愈的几率要比温阳的方法要大得多。也就是说有些时候你分不清楚是阳虚或者是血热,那么就靠你自己了。这就是我讲,首先要对这个病有一个基本的认识,基本的分析。如果我换一个病,也许就不是这样的认识了。所以温阳学派、扶阳学派、火神派也好,他们肯定有存在的合理价值,也就是说他适用于某一部分病,并不是所有的都适合。所以说我不能对他的方法说对还是不对,要是放到一个病上具体来应用才有意义。就相对肾病来讲,我敢说用我的方法比用火神派的方法要好得多,但换一个病我就不敢这样说了。

(整理:肖荃月、黄一珊)

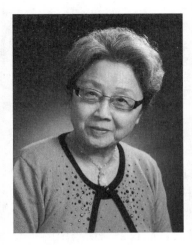 **阎小萍**，女，北京中医药大学教授、博士生研究生导师，中国中医科学院博士研究生导师，第四批、第五批全国名老中医，焦树德教授学术经验继承人，享受国务院特殊津贴，现担任中华中医药学会风湿病专业委员会副主任委员、中国中西医结合学会风湿病专业委员会副主任委员、中国中西医结合风湿病联盟副主席、全国名医理事会副理事长、世界中医药联合会风湿病专业委员会副会长、北京中西医结合学会风湿病专业委员会主任委员、北京中医药学会风湿病专业委员会副主任委员、WHO ICD-11传统医学评审专家、中国医刊、中国临床医生杂志、中国全科医学杂志、河北中医等编委等职务。

从事中医临床一线工作44年，早年秉承恩师焦树德教授学术思想，提出强直性脊柱炎的中医"大偻"病名及相应证治，创建"大偻"辨证论治的理论体系，先后研制出补肾强督方、补肾舒脊颗粒、清热舒脊颗粒、寒痹外用方、热痹外用方等协定处方及院内制剂，造福广大患者。率先提出风湿病"五连环"（患者教育、体育医疗、中药为主、内外兼治、中西合璧）及"综合强化序贯治疗"两种方案，对强直性脊柱炎、类风湿关节炎、骨关节炎、干燥综合征、系统性红斑狼疮、多发性肌炎、皮肌炎、硬皮病、复发性风湿症等多种疑难风湿病的中医、中西医结合诊治，有很深的造诣，取得了很好的临床疗效，医治风湿病患者逾10万人次，风湿病患者遍布全国各省市、自治区，乃至东南亚、欧美等世界多个国家。

作为国家临床重点专科、国家中医药管理局重点学科、国家中医药管理局"十一五"、"十二五"重点专科（风湿病）协作组组长单位、北京市特色专科（风湿病）等项目负责人，带领科室先后承担科研课题16项，申请国家发明专利4项，获得国家发明专利1项，技术专利转让1项，主编6部，参编著作10余部，代表著作有《常见风湿病诊治手册》、《强直性脊柱炎》、《类风湿关节炎与强直性脊柱炎合理用药300问》等，以第一作者或通讯作者发表论文150余篇，以第一完成人获省部级科技进步一等奖1项、三等奖3项，获得中华中医药学会、国际骨质疏松大会等奖励10余项。培养博士研究生18人、硕士研究生22人、中国中医科学院师承博士生4人、北京市"125工程"培养拔尖人才1人、国家青年优秀人才3人。

7. 谈谈风湿痹病及其系列中成药的临床运用

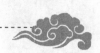

——阎小萍教授

在临床当中,不是每一个风湿病病人来了以后我们都开汤药,运用中成药的机会确确实实还是比较多的。但是如何去运用中成药? 又如何去运用治疗风湿痹病的中成药? 我觉得作为每一个临床大夫来讲,从它的理念,从它的临床运用方面还是要有所掌握,而且这里有一些是我自己长期临床当中的一些体会,愿意今天跟大家分享。

我今天讲的就是风湿痹病和它的系列中成药的运用。我想我们这些临床上的英才们,你们在临床当中可能也会体会到,中成药的运用确实是比较常用的,那么这系列中成药如何去运用? 我们通过系列中成药治疗风湿痹病的临床运用,从中体会到,临床运用中成药的时候,我们的理念上应该有哪些拓展? 这个就是我们今天要讲的内容。

我将从以下这几个方面展开今天的讲座,第一点,什么叫做痹病? 什么叫做风湿病? 风湿和痹病这两者之间到底有什么关系? 第二点,痹病的分类有多少? 常用的分类又是什么? 这个分类有哪些临床的特点? 第三点,尪痹这个病名是怎么来的? 有什么病因病机跟辨治上的特点? 都表现在哪里? 今天跟大家剖析一下。第四点,我们懂得了这个尪痹,懂得了尪痹的由来,那么我们就看辨治尪痹的时候是不是要等到成尪了,一眼就看出来成尪痹了才来治疗呢? 在这里我提出来一个观点,就是说治疗风湿病的时候要注意治疗的时间窗,要治"欲尪"而不要治"已尪"。第五点,治疗风湿病有一系列的中成药,这一系列的中成药是怎么产生的? 是不是某一个人有某种想法,有某种经验,把它研制成一种新药,然后构成了这么一个系列,然后将它在临床当中运用起来,开发起来呢? 我们说绝对不是,它是众心之所汇,是大家的智慧融汇到一起的一个突破。第六点,我们对这些中成药的功能、主治,适用于什么证候,这些情况要有所了解。了解它的功能、主治,了解它的特点,那么我们就可以看到由此及彼,由表及里这样一个拓展的过程。在临床当中还有许多其他治疗痹证的药物,那么我们就可以从中领会到它的内涵之后同样把其他的药物运用起来。但是这一系列中成药必定是我们几十位老中医的精华所在,是我们这个学会众多老中医的智慧的体现。所以我们看看这些中成药包括什么? 它

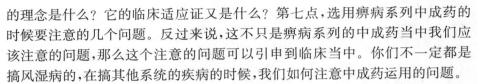

的理念是什么？它的临床适应证又是什么？第七点，选用痹病系列中成药的时候要注意的几个问题。反过来说，这不只是痹病系列的中成药当中我们应该注意的问题，那么这个注意的问题可以引申到临床当中。你们不一定都是搞风湿病的，在搞其他系统的疾病的时候，我们如何注意中成药运用的问题。

下面我们来说说第一个问题，何为痹病？何为风湿病？两者之间的关系怎么样？

痹病过去叫做痹证，最开始的时候叫病字边的"症"，后来又叫言字边的"证"，但是不管是哪一个，不管是证还是病，它都是《中医内科学》中的一个病名。新中国成立后，中医院校里的讲义当中就有"痹证"这个病名，或者说有这么一个单独的疾病来供我们大家学习。究竟什么叫做痹病？痹病就是指人体素虚，比如说生过孩子以后，过度的劳累之后，等等，这个时候会出现正气不足，肌表卫外不固的情况，然后再久居湿地，或者是涉水、冒雨，或者遇上气候的剧变，寒冷的变更等，就导致风寒湿邪侵袭人体，滞于经络，留于关节肌肉，阻滞气血，造成气血的不流通，而发为不通则痛的痹病。这种病日久以后正气越来越虚，因此会内生痰浊、瘀血、毒热等。正与邪相搏导致了经络、肌肤、血脉、筋骨，甚至是脏腑的气血都会发生痹阻，失于濡养而出现了肢体的疼痛、肿胀、酸楚、麻木、重着、变形、僵直、活动受限等临床表现。甚至于肌肤、脉、骨、筋膜、筋腱这些病变还要往里发展，然后累及相应的脏腑，这样一大类的疾病，我们都叫做痹病，所以看来痹病的范围是非常广的。

近年来中医药事业蓬勃发展，中西医结合学术交流也日益增加，所以中医、中西医结合的专家们都认识到用"痹病"来概括这一大类的疾病还是有不足的地方，所以各位医家根据历代中医文献的考证就把"痹病"改为中医的风湿病。因为它毕竟是感受风寒湿热之邪，所以它又叫做"中医风湿病"。对于"中医风湿病"这个名，大家可能都会说西医有风湿病，那我们在前边加一个中医，就成中医风湿病了，是这样的吗？绝对不是。"中医风湿病"的病名自古就有，并不是受现代医学的启发而命名的。在长沙马王堆出土的《五十二病方》《神农本草经》《黄帝内经》《伤寒论》《金匮要略》《诸病源候论》《医门法律》等这些前贤的著作当中都有"风湿"这个病名，所以我们可以看到"风湿"这个病名确实有几千年的历史。之所以后世没有再提病名，没有再反复地提出来，也没有人能够完全地沿用张仲景医圣所说的"风湿"的命名，没有把"中医风湿病"的命名给延续下来，这确实是一件很遗憾的事情。但是我们追溯它的历史，它的根源来说，我们的老祖宗在《内经》里，甚至更早一点，我们可以看到中医自古就有"风湿病"的病名。

我们把这些中医的文献综合起来看，可以看到，凡是提到"风湿"这两个字的，一般都有两个含义，一个含义就是"风湿"指的就是病因，就是刚才我们说的，风寒湿邪合而为痹，风寒湿到后来又加入了热邪，这是指病因而言。第二个"风湿"主要指的是这一大类疾病的名称。在1986年3月卫生部在北京召开的中医证候规范学术会议上,就确定下来"中医风湿病"这个病名,并且规定了它具体的含义:中医风湿病指的是人体的营卫失调,感受了风寒湿热之邪合而为病,或者是日久正虚,内生痰浊瘀血毒热,正邪相搏使得肌肤经络血脉筋骨,甚至于相关的脏腑的气血产生了不流通、痹阻,使这部分组织器官失去了濡养,所以就出现了不通则痛的风湿病。在这种情况下会出现肢体的关节、肌肉的疼痛、肿胀、酸楚、麻木、重着、变形、僵直以及活动受限等一系列症状,甚至也可以累及脏腑的这样一大类疾病的总称。由此不难看出中医所指的风湿病包括的疾病的范围很广,更加符合实际情况。

大家都知道西医的风湿病学中所阐述的风湿病包括十大类,100多种疾病,而我们的风湿病就一个风寒湿邪合而为痹,不通则痛叫痹病,是这么简单吗?绝对不是。实际上老祖宗对我们的教诲,我们可以看到,它也是由于经络、气血、筋骨、血脉甚至相关的脏腑所累及的。所以五脏痹,五体痹等这些表现了一系列的内外的临床表现,这样一大组疾病叫做风湿病,我们明白了这个之后,反过来就觉得我们自古就有了这个风湿病,而且和西医有很多地方是不谋而合的。但是也有它独特的地方,也有它完全不同的地方。但是总的含义还是相近的。中医和西医是两个不同的医学体系,大家应该明确他们尽管是两个不同的医学体系,但是他们所研究的对象是统一的。西医所指的风湿病又叫风湿性疾病,还叫风湿类疾病,它的含义是泛指累及关节、肌肉、韧带、肌腱、滑囊等以疼痛、肿胀等为主要表现的疾病。无论发病的原因如何,凡是出现这些症状,我们都列入风湿病的范围。实际上风湿病绝对不是一个单纯的疾病,它是一组这样的疾病,它的病因既可以包括传统观念里说的受风寒潮湿等外环境,更重要的还包括其他因素。有感染性的因素,有免疫学的因素,有代谢性的因素,还有内分泌性的因素、退行性病变的因素等。我们常见的痛风是代谢性的疾病,是因为嘌呤代谢的异常,它就属于风湿病的范畴。糖原代谢的异常,糖尿病相关的关节病变。糖尿病是涉及很广的疾病,也可以影响到肌肉,也可以影响到关节,所以这样的疾病也在风湿病的范围中。那么我们还可以看到,有些人得了溃疡性结肠炎,这种病和血清阴性脊柱关节是相关的,就是肠病性的关节炎。这样看,这些原因的疾病全在风湿病里。再者比如说强直性脊柱炎,我们在强直性脊椎炎患者的大便里培养出来肺炎双球菌,志贺立体杆菌。这说明感染的原因同样可以造成风湿病,因此西医风湿病所包括的病变范围可以是局限的,也可以是以关节病变等局部症状为其临床表现累及相关系统的全身疾病。因此大家不要认为关节病、风湿病就是骨关节问题,甚至肌肉连着的问题,绝对不是这样。如果把风湿病看得这么简单,说明还是没有深度理解风湿病的含义。无论是中医风湿病还是西医风湿病,它的内涵都是很深的,范围很广。

到目前为止,具有不同名称的风湿疾病已经有一百多种了。1982年的时候美国风湿病学会将这一百多种疾病分为十大类。这十大类的疾病已经被国际卫生组织采用。常见的风湿病比如说有类风湿关节炎、系统性红斑狼疮、干燥综合征、多发性肌炎和皮肌炎、血管炎、多系统硬化、骨关节炎等。例如,常见的骨关节炎往往去骨科看病,实际上这是风湿病重要的一个病种。过去的时候大家都知道长骨刺是由于年老、长期的关节磨损而出现的。后来大家认为长骨刺就是骨关节的疾病,所以又叫骨关节病。我们说这样是不行的。很多学者研究骨关节炎当中发现患上骨关节炎之后同样它的关节会发生红肿热痛,做B超、CT、核磁会发现关节里有许多的积液,把积液抽出来化验培养之后发现里边有许多的致炎因子,这样就不能完全把骨刺理解成一种退行性病变,所以把它叫做骨关节病不太合适,应该同样把它叫做骨关节炎。所以后来把骨关节的这种退行性病变,长骨刺叫做骨关节炎。另外还有很多与感染、代谢、内分泌,甚至和肿瘤相关性的关节性的病变,凡是与筋脉、骨肉、肌腱相关的一系列的病都归入风湿病,这样我们大家就都理解风湿病的内涵这么广,而不单纯是从病因考虑的风寒湿合而为痹。

第二点我们谈谈痹病的分类和临床特点。关于痹病的分类众说纷纭,许多医家根据《内经》所说的"风寒湿三气杂至合而为痹""所谓痹者,各以其时重感于风寒湿之气也"。而我们看到这些疾病当中风寒湿这三个病因。所以在临床当中我们可以看到主寒者比主热者多一些。在《内经》里甚至于提到"风寒湿三气杂至合而为痹",这个观点延续到今天我们还在重复着前贤的这句话,那么我们大家来想不红肿热痛怎么能叫关节炎呢?我们说不是。因为现在我们大家看到它热,肿的时候好说。但是它不热,皮肤是正常的皮肤,只是局部会肿胀,那这是不是关节炎呢?是不是痹病呢?当然是,而且大多数都是这种寒症。为什么这么说呢?在《内经》当中有地方提到"痹热",我们可以从这两个字里边体会到是先有痹再有热,就是风寒湿三邪合而为痹之后,根据人体的不同体质而从化,从阳盛之体化热,从久用温热药物也可以从阳化热。所以《内经》里提出"痹热"一词,《内经》中另有一个地方也提出"热痹",但是提出这俩字的前提是从阳化热之后产生的"热痹"。我们这样来看,就会发现《内经》特别地强调体质以及外邪的从化而论的。这样我们在临床当中看痹病的分类不要只知其一点,一叶障目,不见泰山。不要只认为有红肿热痛才是痹症。从老祖宗开始,寒性的证候比较多,根据不同的情况有了从化的改变,才会出现痹热的情况。唐朝以后有些医家强调外受热毒的作用,所以将痹病又分为了风寒湿痹以及热痹。现在确实有许多人着重在研究热痹,热痹的根源在于从阳化热,但是也不排除感受热邪和毒热之邪。大家可以想一想,地球在变,气候在变,除了赤道附近的热邪之外,其他地方也都变暖了,热邪日益渐多。因此我的老师焦树德教授在晚年的时候把痹病里边的三种证候又加了一种,叫做湿热伤肾证。老先生也是随着历史的发展把自己的学术观点不断充实,随着医学的发展把自己的医学体会不断完善。

下面继续谈谈痹病临床分类和特点。我的老师焦树德教授在 1981 年的时候第一次提出了痹病的病名,而且被广大医家所认可。在王永炎院士主编的中医院校教材《中医内科学》痹病篇中就把它纳入进去,一共是风、寒、湿、热、尪五种证候。我们已经知道痹病有风、寒、湿、热、尪五个大的分类,我们知道风痹的特点是游走不定;寒痹的特点是疼痛不移,遇寒则重;湿痹的特点是关节沉重、酸痛、肿胀;热痹的特点是红肿热痛,而且遇寒之后会舒服一些;尪痹的特点是肢体关节的肿胀、疼痛、僵硬、变形、活动不能、几成废人这样的状况。

第三点,我们谈谈尪痹病名的由来和它的病因病机及其辨治的特点。痹病包括了各种原因所造成的关节肌肉等肿胀、疼痛、僵直。常见的风湿性疾病在过去都归属到风湿痹病的范畴之内。以后随着中医痹病学的发展,历代医家认为只用行痹、痛痹、着痹、热痹这些去划分临床常见的痹病是不够的。而只有这些是涵盖不全的。所以应该看到以关节受损、变形为特点的、可以令人残的这样一种痹病是与前面四个完全不同的,应该给予它一个特殊的命名及描述。这个病的特点就是关节、骨受损变形,就是我们说的骨损、筋挛、肉削、形尪这八个字。也就是说这个病变的关键在于骨,而肾主骨,因此有些学者认为叫它骨痹合适,叫它肾痹合适。而又有一些人认为凡是这样的关节变形成尪了,病程长,总也治不好的叫顽痹。还有的脊柱弯曲变形,关节肿大,活动屈伸不利等叫做龟背,这是不对的,这是对小儿佝偻病的称呼。还有的叫做历节风,竹节风,鹤膝风,鼓槌风等根据形态表现而取的名字。总而言之,历代医家各持己见,但是缺乏系统性的深入的论述和统一的疾病病名。我的老师在学习和继承前贤们的基础上谨遵张仲景提出的"诸肢节疼痛其人尪羸"的一段论述,参考了近代许多文献,反复推敲后觉得叫做尪痹比较合适。老先生提出凡是见到关节变形,骨质受损,筋挛,肉卷,屈伸不能,活动受限,几成废人的这样一大类的疾病叫尪痹。根据长期的临床实践,焦树德老师又提出证候有肾虚寒盛证、肾虚标热轻证、肾虚标热重证这样三种不同的证候及治疗原则,以补肾祛寒为主辅佐化湿散风、养肝荣筋、活血通络、强壮筋骨等为治疗原则。我们知道肝肾同源,补肾就能养肝,祛寒化湿散风,促使风寒湿三邪外出,化瘀痛络,达到去瘀生新的目的。如果出现邪瘀化热的时候就要减少燥热之品,加入苦坚清润的药物。若出现已化热的情况,就暂时给予补肾清热的药,等标热去除以后再应用补肾祛寒的原则。医家把尪痹分了许多证型,但是焦老只分了三种,肾虚寒盛证,肾虚标热轻证,肾虚标热重证。老先生为什么要分为这三类? 因为老先生非常熟悉《内经》,他体会到了从化学说在疾病的病因病机的转化方面所造成的症状的不同改变。因此他划分的这三种证候完全是尪痹临床表现，体现了《内经》从化学说的内涵。因此我在讲学的时候，我就跟大家讲这一点。我曾经听到过焦老治疗尪痹确实首屈一指，他也是尪痹的创始人，那为什么他这样分了这三种证候呢？说实在的，这种想法在当时的时候，我了解、理解、悟解都不是很深。但是随着我临床实践的增加，这时我深深体会到焦老重视《内经》，深研《内经》中从化学说的道理所在。对于前贤的教诲可能我们没有领会，但是在长期的医疗实践中我们可以从中悟到真谛。这种治疗原则是源于《内经》当中"治病求本"，急者治标缓者治本，标本兼治的治疗大法。从焦老的治疗原则变换当中我们可以体会到：第一，从化学说；第二，治病必求其本，标热重的就暂时用清热的药，等热减之后再治本病。在这样的情况下焦老出了三个相对应的方子：补肾祛寒汤、加减补肾祛尪汤、补肾清热治尪汤。这样我们就读懂了老先生三个方子的由来及变换。通过长期反复的临床实践不仅仅取得了良好的临床效果，尪痹这个病名也被众多医家和学者所认同。因此，焦老的提法在1994 年王永炎院士主编的《中医内科学》中就已经被录用。在国家中医药管理局的"十二五"重点专科项目中也明确指出类风湿关节炎相对应的中医病名就是尪痹。尪痹在临床当中主指类风湿。类风湿多数不能致死，但是类风湿肺可以致死，类风湿肺指的是肺的间质性改变，肺的纤维化样改变。因为类风湿肺的患者容易感染，不容易控制，基础条件不好的患者可引起呼衰或其他的情况。另外，很多的患者会出现寰枢椎的病变，出现脖子疼痛，活动受限，如果寰枢椎的病变影响了血管神经，就会造成脑的供血差，病人经常出现头晕，有可能还会出现短暂性的意识不清楚。这样我们可以看出类风湿影响的部位、影响的病变确实挺多的。因此对于类风湿我们要及早发现，及早诊断，及早治疗。对于它的治疗不要到"已尪"后再治，要在"未尪"的时候及早治疗。在这里需要强调的一点是国标当中指出的尪痹主指类风湿关节炎，所谓的主指，指的是在尪痹中以类风湿关节炎为多见而已，并不代表其他的疾病比如说强直性脊柱炎、干燥综合征、骨关节炎、硬皮病等关节的肿胀变形就不属于尪痹。尪痹是骨损、筋挛、肉削、形尪，具备这个特点就是尪痹。尪痹是主指类风湿，但不是说类风湿就是尪痹的全部。尪痹包括的疾病范围很广。反过来用中医的理念来考虑，凡是有是证就可以按照是病的辨证原则去处理。在重点专科项目当中指出类风湿关节炎相对应的中医病名是尪痹，但这并不意味尪痹对应的西医病名就是类风湿关节炎，它还包括了许多其他关节肿痛变形的风湿性疾病。总而言之，尪痹是对关节肿痛变形一类疾病的总称，而绝非一两种疾病，一叶障目，不见泰山，这是片面的。因此我们在临床当中要注意这一点，辩证地去看问题。

第四点，非常重要的一点，辨治尪痹要充分体现"治未病"的思想，抓住辨治"欲尪"的时间窗。尪痹得名于《金匮要略》，也就是前面我提到的，尪羸主要是指肢体的变形、身体的羸瘦、不能够自由活动、几成废人的这样的疾病,尤其是痹病日久不愈,逐渐发展为肢体关节的变形,筋脉挛急,肌肉萎缩,屈身不能,活动受限,身体羸弱,几成废人。显而易见,尪痹都是痹病晚期的一种表现。等到病变都成了再去治疗的时候是亡羊补牢,为时已晚。因此,在辨治尪痹的时候要充分体现"治未病"的思想。现在开展中西医结合的工作,把中医"治未病"的思想在临床当中体现,要结合化学的一些方法。

卫生部副部长、国家中医药管理局的王国强局长,他曾经说过,核磁姓中还是姓西?CT 姓中还是姓西?X 光姓中还是姓西?实验室检查的项目指标姓中还是姓西?他们既不姓中也不姓西。它们是医学和光学、电学、化学等学科的结合。那么中医可以用它,西医也可以用它。不是说只能西医用中医不能用。中日友好医院的中医风湿病科就是这样,我们是按照焦老这些老专家的中医学术的特点传承到现在。以中医为主的治疗方法我们从来没有一天弃置过,削弱过。但是反过来说,学习现代科学的这些手段,无论是检验学的,还是影像学的,CT、核磁、B 超等这些现代科技,我们从来没有落后过,我们科里所有升到主治一级的大夫,每一个人到协和去进修,包括我自己本人,在六十岁的时候还到协和去进修。为什么?因为他们在诊治方面,在掌握光学、电学、化学、检验学等检查手段方面比我们老祖宗,比我们现代的医家们掌握得要好。"三人行,必有我师",我改了一下,应该是"两人行,必有我师",我跟谁走在一起,谁的优势都值得我阎小萍学习。所以我把所有的人都派到协和去进修,我自己也再次去进修,我在做住院大夫、主治大夫的时候我也去好多地方进修过,但是到现在的岁数,我仍旧没有放弃这些,为什么呢?我就是要学习这些,拿来这些东西为我所用,为我中医所用。所以这点可以看出来我们为什么要等到成尪了以后再去治呢?西医现在治疗类风湿能用的手段,我们同样也能用。这些方法既不姓中也不姓西,姓的是科学。那么我们就拿过来为我们所用。西医治疗类风湿,有许多的抗体,比如在临床当中,AKA、APF、抗CCP 等,这些都是常用的,你用我也用,查一查有没有遗传背景,有遗传背景的,抗 CCP 又是阳性,AKA 也是阳性,ANA、AFP 还是阳性,他出现了关节问题,哪怕是单手的关节,诊断类风湿的时候还欠那么点标准,那怎么办?西医讲凡是见了这种关节炎,有可能往这个方向发展,检查出抗体,那么不管它是否已经到尪的阶段,关节变没变形,我都可以用改善病情的药物,及早地发现,及早地诊断,及早地治疗。西医可以早期用,为什么我们不可以,西医可以用药防治病情变成尪,同样我们也可以辨证用药预防其成尪。在这种情况下,我们是不谋而合,而且我们的治疗原则是息息相关的,因此我跟大家讲,在治疗尪痹的时候千万别等到成尪了,形体尪了,肢体关节尪了再治疗,这个时候已经晚了。若等到出现关节变形了,患者只能坐着轮椅来就诊了,这时候再用补肾祛寒治尪汤,可不可以? 可以,但是这时候的加减就不一样了,治的时候也已经晚了。

　　上工不治已病治未病,那么什么叫做治未病? 它有两方面的含义,第一是防病于未然,预防疾病的发生,就像所说的圣人不治已病治未病,不治已乱治未乱,病已成而后药之,乱已成而后治之,譬犹渴而穿井,斗而锥之。第二是既病防变,当疾病发生以后在处理上应当防止病邪的深入。就像《金匮要略》所说的"夫治未病者,见肝之病,知肝传脾,当先实脾"。这两个含义是不能够忽视的。在辨治尪痹的时候莫待已成尪而后治之,而是要抓住痹欲成尪的时间窗,及时地给予补肾养肝健脾,活络利节除痹,以缓其痹病成尪的状况。若已成尪,更要加补肾健脾利节,防止骨质的破坏,关节的损伤,功能的障碍,改善尪的程度。一名优秀的医生对于疾病一定要早期发现,早期诊断,早期治疗。就像《内经》所说的上工救其萌芽,下工救其已成,救其已败。在临床治疗当中,补肾的药物在病情轻的时候会用,在病情较重的时候也用,为什么? 就因为肝主筋、肾主骨、脾主肌肉,在有骨损、筋挛、肉削等尪痹的表现时候,由于这三脏失主,我们在治疗的时候,防其致尪,我们就要对这三脏从一开始就要关乎之。早期用药是防其已变,中期是防其进展,晚期是亡羊补牢。所以在治疗尪痹的时候要掌握好时间窗。

　　第五点,什么是系列中成药? 这系列中成药是怎么产生的? 同样消化系统疾病也有系列中成药,心血管病也有系列药,这个我也清楚,因为风湿病的医生是全科的医生,不是专科的医生,看的是专科的病,实际上做的是全科的医生。比如风湿病和心脏方面的联系,我们就要看透在哪个部分? 请什么样的专家来看风湿性心脏病? 和风湿病相关的肾脏疾病、脑血管疾病、呼吸系统疾病也是如此,所以风湿病的专家应是一个全科的专家。任何一种疾病在发生发展的过程中都有不同的病程阶段,每一个病程中又有症状、体征、舌脉的不同表现,都可以区别于其他不同的阶段。中医辨证论治就是根据这些特点的属性,以中医的理论作为指导原则,确定出不同证候的分类、然后按照理法方药,一致性确定不同的处方用药。系列中成药只针对同一个疾病具有内在关联的不同证候同病异治的多个方药而言,这些方药加工成中成药就变成系列的中成药。痹病系列药是针对痹病的不同证候而设立的,是集体智慧的结晶。这一系列药是著名的专家路志正、我的老师焦树德、谢海洲、冷方南等这些老专家们参阅了古代文献,结合了临床经验,针对痹病最常见的五个证候拟定出来的五种不同的处方。并且在 1983 年 9 月召开的第一届痹病研讨会上进行了论证,集中了全国二十多个省、市医疗科研单位的专家,朱良春、王为兰、陈之才等专家的经验,结合他们的经验最终形成了痹病的五个系列处方药。又经过了全国的中医内科学分会痹病学会的组织牵头,经过了 27 个省、市、自治区的三十余家临床医疗、科研单位参加,按照统一的方案大样本、多中心临床观察验证,历时一年多,结果证实了这五种痹病系列中成药疗效确切、质量好、毒副作用非常小，甚至没有毒副作用的特点。1985年在北京经过专家的严格审查、技术鉴定，正式批准生产。痹病系列药有哪些中成药呢？有寒湿痹冲剂、湿热痹冲剂、寒热痹冲剂，瘀血痹冲剂、尪痹冲剂，以上中成药都有片剂、胶囊等剂型。

首先，说说寒湿痹冲剂。疼痛，关节部位的肿胀，肿胀部位的皮色可能是正常的颜色或者是苍白的颜色，关节痛的部位发亮，用手摸的时候有一种冰凉的感觉。因为关节的冷痛感，患者喜欢用热去敷它，经过敷之后疼痛减轻，关节的这种恶冷喜热，可以使患者全身都有怕冷的感觉，好多风湿病病人穿着棉袄，这种以恶寒为主要症状是寒湿痹的特点。寒湿痹患者关节痛一般有这样的特点，白天轻晚上重，夏天轻冬天重，晴天轻雨天重。还有一些患者，尤其是体型比较胖的患者在关节冷疼的时候同时会感到肢体的沉重，上楼走路比较困难，胳膊抬不起来，关节非常沉，这些症状表明寒湿是重要的致病因素。寒湿痹多为慢性病程，时轻时重，反反复复，每当体质下降或者感受外邪的时候就有可能发病。这类病人的舌质多是胖淡的，病轻时舌质也有可能是正常的，舌苔一般表现为白腻苔，而且是寒越重苔越白，湿越重，苔越腻。脉象有时候是弦紧，有时候是细缓，主要取决于受的寒湿轻重而言，寒偏重以弦脉、紧脉为主，湿邪偏重以细脉、缓脉为主。寒湿痹冲剂主要是由乌头、附子、麻黄、细辛、桂枝、威灵仙、木瓜、蜈蚣、生黄芪、白术、白芍、炙甘草等药物组成。具有祛寒除湿，温经通络的功效，主治寒湿痹症的证候。所以寒湿痹的冲剂、胶囊或者是片剂的适应证就是寒湿痹。

第二个，我们说说湿热痹冲剂。湿热痹在临床当中也比较常见，在疾病当中表现为湿热证候为主的就是湿热痹。素体阳气偏盛的人感受风寒湿以后，邪从入里，易从阳化，从热化而为湿热痹，或者是直接感受湿热之邪。湿热痹虽然多见于疾病的早期，但有些风寒湿痹瘀久化热也是很常见的。其他的痹病从阳化热，或者是一时的正气不足，复发的情况，也有可能表现为湿热痹。湿热痹的临床特点有发热，但这热一般都是低热，最多是个中等热度，在用药以后有发汗，但发汗以后未必能减轻，不随着发汗而热减，或者是热减一点之后再有回升。口渴也是比较常见的症状，虽口渴但不一定想喝水，同时伴有心烦不安，胸闷，胃脘部胀满，不思饮食，恶心等症状。严重的时候会出现呕吐，呕吐物为不消化的腐败物。小便量没有明显变化，但是颜色偏黄，大便常常变软或者会出现溏稀便。局部可以见到关节的红肿热痛，肌肉酸痛沉重，走路的时候不能够抬高步，手指等关节出现红肿热痛，局部也可能还会出现红斑。观察患者的时候，舌质偏红，舌苔偏黄，以弦脉、数脉为主，有时夹杂滑脉，濡脉。结合检查可以看到血沉和C反应蛋白的升高，血小板等异常的情况都会出现。湿热痹冲剂主要有防风、防己、薏苡仁、连翘、苍术、黄柏、川牛膝、威灵仙、地龙、萆薢等组成,具有清热消肿,通络止痛的作用。主治湿热痹阻的证候,所以说湿热痹的中成药的适应证就是湿热痹。

我们介绍了一个用于治疗寒性病症的药物,介绍了一个治疗热性病症的药物,但有的时候病变是很复杂的,有的时候既有寒性的特征,也有热性的特征,我们也可以拿治疗寒湿痹和湿热痹的药物各一半的剂量来治疗,也可以选用寒热痹冲剂。寒热痹冲剂在临床当中适用于寒热错杂的痹病。因为人体的体质有阴阳之别,感受的邪气有寒热之分,调治也有当和不当之差,这几种原因相互影响,对于痹病的病势进退和病性的寒热阴阳都有决定意义。比如说病邪为寒湿的阴邪,而机体为阳气偏盛的体质,那么发病以后就容易产生寒热错杂的病症。湿热痹治疗不适当的时候也可以向寒湿痹转化,寒湿痹用药有误的时候也可以向湿热痹转化。寒热错杂的痹症在临床当中既有热性的表现,也有寒性的表现。因此,我们在治疗中应该仔细辨别。寒热痹无论是寒重热轻或者是热重寒轻,还是寒热并重,不管它的证候表现有多复杂,我们都可以适当地采用寒热痹冲剂。寒热痹冲剂主要由桂枝、芍药、知母、麻黄、白附片、附子、防风、生姜、甘草、地龙等药物组成,具有散寒清热、和营定痛的功效,主治痹病寒热错杂的证候。对于寒湿痹初化热的时候用它更好。寒热痹冲剂的适应证就是寒热错杂的情况。值得提出,寒热痹辨治也可以用寒性和热性药物搭配比例去治。总之,一定要仔细审查,明辨寒热痹谁轻谁重后再去配药物的比例。

还有一个就是瘀血痹冲剂,中医当中所指的瘀血是在疾病过程当中出现的病理产物。瘀血阻滞又会出现相关的证候,瘀血痹就是以瘀血阻滞为主要的痹病。多是由于痹病日久,邪气阻滞气血,气血运行不畅,导致了血滞不通则痛。瘀血痹的临床表现是以关节刺痛,固定不移为特点。血瘀不散,时邪聚集,所以疼痛的部位拒按,血瘀则气滞,气滞则水停,水聚则生痰,痰气相结,所以疼痛的部位可表现为肿胀疼痛,甚至有时候在关节附近出现硬结。瘀血在内,津液不能上承,所以病人常出现口干不欲饮的症状。瘀血阻滞,气血不能荣养肌肤,所以常见到病人皮肤干燥,没有光泽,或者是血瘀患者常常会出现面色灰暗,舌质多为紫暗,为瘀血的征象,舌苔为黄白相间苔,为瘀血有发热的表现,脉象多为细弦兼有涩象。瘀血痹冲剂是由当归、川芎、红花、丹参、乳香、没药、姜黄、川牛膝、威灵仙、炙香附、炙黄芪等药物组成。具有活血化瘀、通经定痛的功效。主治痹病瘀血痹阻的证候,瘀血痹制剂的适应证就是瘀血痹。临床当中典型瘀血痹并不多见,更多的是与其他证型夹杂着。所以将瘀血痹合并于其他的痹病一起辨证是比较切合实际的。在这里说说我的观点,我是不拿瘀血痹冲剂单独去治痹病的,因为这种瘀血痹是瘀血造成的,但最根本的瘀血是气血阻、气血不通造成的,因此寒的也好,热的也罢,寒热错杂的等这些都要牵涉到瘀血痹。我在临床上常用瘀血痹冲剂二分之一或三分之一的用量加在寒湿痹冲剂或湿热痹冲剂当中去用。无论哪种类型的风湿病，单独的瘀血是不能造成的，它只是疾病发展中兼见的症状，最后产生的这样一个病理的结局。所以它可以用在任何的证候，与其他中成药配合着运用，而我从来不把它作为一个药去单独应用。换句话来说，瘀血贯穿着整个病变的过程当中，所以每一个病变在不同的阶段都可以用，但是它不作为主打的药去用。这是我自己的观点，你们在临床当中可以体会一下。

第六点，尪痹冲剂，尪痹片，或者尪痹胶囊。尪痹是疾病当中病情严重的时候，多见于病情的晚期，也有素体肝肾阳虚者，一旦患上痹病就可能直接产生尪痹了。尪痹临床上以虚弱无力，关节肿痛，肿大变形为其特点，关节的肿胀程度、轻重不一，轻的病变需要仔细比较才易发现，重的病变一眼就可以看出来，大多数患者患病的肢体有一定的僵硬感，以晨起为明显，经过数小时之后这种僵硬感有所减轻。尪痹是一定等到这个人尪了，等到关节僵直了，出现了关节的变形了等症状才叫尪痹吗？不是的。一出现关节肿胀的时候就要考虑尪痹的早期，欲尪的情况，不要等到成尪了再去治疗。它的疼痛部位开始固定于个别几个关节，病程长了以后往往表现为周身关节的疼痛，而且常为游走性、痛点不定，而且有时上肢关节比较厉害一些，有时会出现下肢关节的疼痛，颈椎、胸椎、腰椎等关节不定期的出现疼痛。尪痹进一步发展，膝关节、肘关节、肩关节、髋关节等出现肿痛，影响活动，四肢肌肉出现活动的减少，出现萎缩，关节的肿大加上关节上下肌肉的萎缩就形成了一种特殊的体态，尤其在膝关节肿大变形，周围的肌肉出现萎缩，小腿细，大腿细，中间的膝关节特粗，像仙鹤腿，所以叫鹤膝风。尪痹后期由于关节的疼痛肿胀，关节筋骨得不到濡养，关节逐渐变形，由于关节的畸形，关节病痛加重，活动受限，使病人部分或全部丧失了生活自理的能力。除了关节变形以外，尪痹的患者多表现为形体消瘦，精神疲惫，腰膝酸软，畏寒喜暖，面色不华，以及男子出现阳痿，女子出现月经不调，舌脉都为晚期脉络瘀阻的表现。我在治类风湿的时候喜欢用山萸肉，因为山萸肉养肝荣筋，补肾壮骨，消除疲劳。所以类风湿患者全身症状出现了特别的疲劳、酸软乏力的时候就用山萸肉，我一般用在二十克左右，最多用三十克，临床效果很好。反过来说如果在类风湿急性发作期的时候，表现有低热、贫血淋巴结的时候就先不用山萸肉。尪痹冲剂主要由地黄、续断、炙附片、独活、骨碎补、桂枝、淫羊藿、防风、威灵仙、皂角刺、羊骨、白芍、枸杞、知母、伸筋草、红花等药物组成。具有补肝肾强筋骨、祛风湿通经络的功效，用于治疗肝肾不足，风湿痹阻所致的尪痹。这个药临床效果非常好。"尪痹片"这个药绝对不是等患者尪了以后再用，尪了以后再用就没有这么好的疗效，你对这些药就会有困惑，纠结这个药到底能不能治这个病。如果我们换一个观点，这些尪痹成药不用在已尪，或者和别的药搭配着用在已尪，在已尪与未尪夹杂的时候用之也好。

第七点，我讲的最后一个问题，在选用痹病系列中成药的时候应该注意的几个问题。在现在这种快节奏的社会里，要求我们抓紧时间，要求我们既能治病，又能取效。在临床当中，把中成药运用好就是我们很好的一个杀手锏，所以下面我们谈谈关于痹病系列中成药怎么去用。

我将从以下五个方面来讲：第一，辨证选用，有是证用是药；第二，体现君臣佐使的配伍；第三，体现治未病的思想；第四，治痹病的时候不拘泥于病名；第五，强调风湿病的综合治疗。

我们先谈第一点，辨证选用，有是证用是药。这句话是我在临床中常说的，这体现了我们临床证候诊治需要的特点。这系列药包括了寒湿痹冲剂、湿热痹冲剂、寒热痹冲剂、瘀血痹冲剂、尪痹冲剂这五种中成药，分别对应五种不同的证候。因此，凡是痹症属于这五种证候的，我们都可以选用相对应的系列中成药，但是由于尪痹的临床表现比较复杂，各证候之间的界限有时候不是太明确，证候之间有的时候又有交叉。

应用系列中成药的关键是抓住主证，只要主证相符就可以考虑用相应的系列中成药，主证是君药相对的，君臣佐使合理搭配。选用系列中成药要依照君臣佐使配伍的原则，一般痹病在发病过程当中只是以一种证候为主要表现，所以单独选用一种系列药也是可以的。但是痹病的出现往往是错综复杂的，绝对不是一种药就能治疗全面的，所以我们把两种或两种以上的药来同时运用。致病之邪，风寒湿热邪气也不会单独来致病，所以风寒湿证候和湿热证候都是以某一证候为主，而不是仅限于一种证候的表现。另外，痹病是在正气虚的前提下感受邪气而发病的，所以需要全面地辨证论治。邪实和正虚是同时存在的，只不过侧重不同而已。比如说寒湿痹、湿热痹、瘀血痹等都是以邪实为主，而尪痹则是以正虚为主，在临床实践中我们也体会到缠绵难愈的痹病，往往是寒热同时存在的，邪实正虚同时存在，在这种复杂的情况下，单纯的系列中成药就不能很全面地予以治疗，需要两种或两种以上的中成药同时应用效果才更好一些。但值得提出的是，两种或两种以上的中成药同时应用时，不是单纯地把一些药都直接给患者吃，也要从适是证用是药的角度出发，主证何在？次证何在？主药是什么？引经药是什么？要君臣佐使综合起来配伍。比如在治疗尪痹的时候用尪痹系列成药一次六克，一天三次，再配伍活血通络的瘀血痹胶囊，一天三次，一次三粒，这样就比单独用尪痹成药效果要好一些。但是我们也要考虑尪痹成药性质偏热，可以配合湿热痹成药，给予三分之一或四分之一的用量，防止患者服用尪痹冲剂后从阳化热、化火的可能。

我们知道尪痹比较严重，关节变形，活动障碍，在失去了最佳时机选用尪痹的时候就晚了,所以重点要放在欲尪而未成尪的时候。我们也可以查抗体,查遗传易感基因,查完之后他认为是早期病变,就用一些改善病情的药物治疗,我们也可以用一些防止骨损、筋挛、肉削、形尪的药,平和补益肝肾的药。所以作为一个医生,一定要掌握好上工不治已病而治未病。

治疗病不要拘泥于西医的病名。尪痹是主指类风湿关节炎,但是尪痹中成药并不仅用于类风湿关节炎,凡是能见到关节肿痛变形、活动不利、屈身不利的这样具有骨损、筋挛、肉削、形尪等痹病特点的都可以用尪痹系列制剂治疗。

最后,我们强调治疗风湿病要采取综合的治疗,无论是中医风湿病的概念,还是西医风湿病的定义,都是反映了风湿的病变侵犯到了人体的肌肤、血脉、肌腱、韧带、滑膜、筋骨以及关节等部位,甚至影响到相关的内脏系统,如果单纯地用口服药物进行治疗,往往显得有些单薄,为此,我们强调内外兼治,力图佳效。我提出五连环的治疗方法和综合强化序贯理念。我想如果单纯地靠口服药物治疗也可以,但是会有一定的欠缺,所以我们要综合治疗。五连环指的是健康教育、体育医疗、中药为主、内外兼治、中西合璧,是治疗当中不可缺少的五连环。综合强化序贯的治疗就是辨证地选用多种外治的方法,在住院期间用多种仪器进行序贯治疗,使得受邪气侵犯的靶部位得到有效的强化治疗,从而有效减轻了症状体征、提高了疗效,出院后让病人在家中口服药物,巩固治疗。风湿病难治吗? 找不到原因的病,而且筋骨关节都受累了,生活质量降低、自理能力降低,病人痛苦,我们也痛苦。所以病人来了以后就赶紧从早到晚序贯地治疗,内治药、外治药、外敷药、外洗的药、关节腔注射的药都要赶紧用,可以在短时间取得效果。我们通过五连环的治疗、综合强化序贯的治疗这两个理念在风湿病的治疗中取得了很好的效果。外治的方法很多,但是要以寒热为辨证的纲领,就是寒性的证候组一套治疗方案,热性的证候组一套治疗方案。所以综合的疗法,中医内外兼治的方法是中医治疗风湿病的特点和优势,是取得临床疗效最佳的方法。

今天我们就讲到这儿,看看大家有什么问题,我们沟通一下。

问:老师,您好! 请问您在治疗类风湿和强直性脊柱炎时经常用西药吗?

答:强直性脊柱炎基本不用西药,类风湿多半都要用,但是在用的过程当中,我会尽快地把西药撤到最小的维持量,甚至是停用。

问:使用中药的疗程一般要多久?

答:至少要半年,逐渐可以增为一年、两年等。有些病人跟了我断断续续有十几年,当然这十几年不是天天吃我的药,复发了或加重的时间我帮着看一看。一般的,吃中药半年以上,最好是一年以上。

问:膝骨关节炎怎么去治?

答：这种情况我很少用西药，最多用一点氨基糖苷类药，中药用补肝肾的药。我有一个经验方，叫"骨痹通"，主要是补肝肾，强筋骨。为什么病人有骨刺了，还要强筋骨呢？因为骨刺是不正当的骨增生，骨关节炎病人往往同时存在骨质疏松，而且骨关节炎的病人往往会出现滑膜的轻度病变，以及关节腔积液。所以还是按照补肾壮骨，养肝荣筋通络的药物进行治疗。但是无论是治疗哪种风湿病，我都不离开补益肝肾健脾的治疗思路。因为不管哪种风湿病都会出现肌肉酸疼，体倦乏力，而肌肉为脾所主，活动不利为肝所主，骨质的破坏变形为肾所主，所以补肝肾健脾的药物在治疗风湿病当中是绝对不能丢的。因为膝骨关节炎的病变位置靠下一点，所以要用引经的药往下走一点，然后再加上祛风湿的药。如果丢掉补益肝肾的药效果会差，甚至差很多。

问：您在治疗类风湿的时候用不用雷公藤？

答：会用雷公藤的，但是要注意，用雷公藤的时候要避开生育期，避开需要生育的时期，最好是中成年以后，老年的时候也用。提醒大家，老年人本来就有骨髓增生不良，而雷公藤会抑制骨髓的再生，所以用的时候要慎重，在用的时候一定要监测好安全指标，注意血常规和肝肾功能的指标，一旦出现问题，立刻停药。如果肝肾功不好，要尽量避开它。我个人用在汤剂的时候不多，多用于片剂。

问：风湿病在缓解期的病人用什么药？

答：尪痹片在缓解期的时候可以用，用三分之二或二分之一的量都可以。另外缓解期的时候也可以停下来不用药。若是老年的膝骨关节炎也可以配上藤黄健骨片，也可以用六味地黄丸。新中国成立后就有人做六味地黄丸的动物实验，证明六味地黄丸能够治疗骨质疏松，减少骨量的丢失。所以我建议一般的病人有空的时候想起来就吃点儿六味地黄丸，防止出现骨的病变、筋的病变，因为它毕竟是补益肝肾非常好的药。

问：在治疗类风湿的时候我们也经常用益肾蠲痹丸，但是我们不知道这个药对肾的毒性到底怎么样，您对这个药有没有这方面的经验？

答：关于这一点，我们国家药品监督管理局让厂家重新把说明书写一下，上面一定要注明肾脏的损害这一点。关于益肾蠲痹丸，我应用少。许多人顾虑以下两个问题，一个是寻骨风的问题，尤其是给老年人用的时候，他们的肝肾脏功能在逐渐减退，所以本身肾功能就受影响，在这种情况下用这些药也许就会出现不好的情况。另外这个药当中动物药比较多，但是异性蛋白引起的药物过敏的情况也是比较多的，有的时候因为过敏可以引起靶器官的损伤。但是如果有些人原来用过，效果不错，也无不良反应，我就继续让患者用，若有不良反应时，我可以适当地减量。因为我想减量之后这些毒副作用可能会相对少一些。我的方子平庸无奇，我很少用毒药、动物药，因为我想平安当中求疗效。我想告诉大家,在目前的这种情况下,做一个医生是很纠结很难的,所以能用安全的就用安全的,这样病人踏实我们自己也踏实。但是,值得提出的是,尽管方中有"有毒之药",但经君臣佐使的合理配伍,减其毒性,突出发挥其好的治疗效果,也是应当深悟思考的。

问:大活络、小活络您常用吗? 补肝肾的时候经常用仙灵骨葆吗?

答:我不常用大活络、小活络。我会用仙灵骨葆,最多用到十五克,用了几十年也没出什么事,我是在一大堆药物当中去用,我也搞不清楚是哪味药把它的毒副作用减轻了。仙灵脾有毒副作用,但我不是用的单味药,我用的是经君臣佐使配伍后的处方,所以该用还接着用,本着"有是证用是药"的原则就行。

问:对于附子、川乌、草乌等这些有毒药怎么去把握它的安全性?

答:我先说一个例子,防风能杀附子毒,所以凡是用到附子的时候我肯定会用防风,防风的剂量要大于附子的剂量。另外,附子不见干姜不热,所以附子要与干姜配着用。

问:关于焦老的补肾祛寒治尪汤的加减的问题。

答:补肾祛寒治尪汤要研究透,如果是标热轻证,就减下来一点致热的药,比如肉桂、桂子等,然后再加上一点知母、炒黄柏这样的寒凉的药。若是到了肾虚标热重证,就急则治其标,只留下补肝肾清热的药,热清之后,就以补肾祛寒治尪汤为主,少加一点清热的药,慢慢没有热象以后,把清热药就可以都撤掉。这是临床当中一些体会,加减多少在这一大类药中慢慢挑就可以。

问:有些研究说一些补益的药在治疗免疫类疾病当中最好不用,因为他们有加强免疫的功能,那我们在治疗类风湿的时候能不能用参类的药物?

答:可以用,还是那句话,有是证用是药,可以不大剂量地用。因为参类药物健脾益气的效果非常好,我可能还会多用黄芪之类的。

问:黄芪和参类在治疗风湿免疫疾病当中,您爱用哪一种?

答:哪方面表现出的问题多就用哪一种,如果出现造血系统的问题,血色素低,我可能会两个一起用。我不拘泥免疫高低的问题,它是指其中的一个成分对应的免疫指标的高低,我用的是一系列的药组合在一起,他们起的作用可不一样。不让他们牵着走,关键是"有是证用是药",参考他们就可以。

(整理:肖荃月、刘绍永)

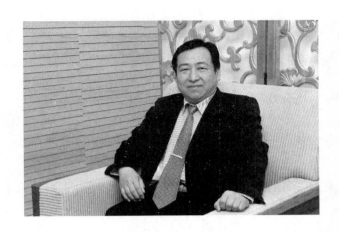

杨晋翔，男，教授，主任医师，博士研究生导师。中华中医药学会脾胃分会副主任委员、北京中西医结合学会副会长、北京中医药学会副会长、北京中医学会脾胃病分会副主任委员、中华中医药学会中医内科分会常委、世界中医药学联合会康复保健专业委员会副主任委员。

1982年毕业于北京中医药大学中医系。1986年研究生师从北京中医药大学中医内科董建华院士。现任北京中医药大学第三附属医院负责人。曾担任东直门医院、东方医院副院长、常务副院长、党委书记。全国中医药高等教育学会临床教育研究会副理事长。北京市教工委教育标兵。

近三十年来一直从事中医内科临床医疗、教学科研工作。参加国家"七五"、"八五""十五""十一五"攻关科研项目关于中医药治疗内科疾病研究课题；国家教委、国家自然基金项目中医药治疗内科疾病研究。主持国家中医药管理局级课题2项，教育部重点课题1项、首都发展基金课题1项。曾获国家教育部科技奖、中华中医药学会科技二等奖、北京市科技进步奖、北京高等教育优秀成果奖、北京市科委优秀论文奖、北京中医药大学科技成果一等奖、二等奖及三等奖。

擅长中医药治疗脾胃病、萎缩性胃炎、食管炎、浅表性胃炎、胃肠病、便秘、结肠炎、慢性肝胆胰病、肝硬化、疼痛性疾病。主编《胃炎及消化性溃疡》、《中医内科学》、《疼痛性疾病中医治疗学》、《现代名中医疼痛诊治绝技》等著作及参加编写书籍近20部。发表学术论文脾胃病及疑难性内科病症治疗等50余篇。

8. 经方在脾胃病中的作用

——杨晋翔教授

各位同道:下午好!我非常愿意和大家一起交流一下经方在脾胃病中的应用。

今天带给大家的经方在脾胃病中的应用,想从几个方面来进行论述,一是经方概述;二是脾胃概说;三是经方主治与脾胃病病机关系;四是常用经方在脾胃病中的应用。我会在讲述的过程中介绍一些我对这方面的认识以及董老运用药对的经验,都是些临床上比较实用的内容。

经方概述这一方面,无论是《伤寒论》,还是《金匮要略》,都奠定了我们脾胃病的分型论治、辨证论治的大法:在治疗疾病时,无论外感、内伤,均要时刻顾护脾胃,包括辨证论治、选择用药、药膳调养和判断预后等多个方面。很多疾病的同病异治,不同疾病的异病同治在《伤寒论》《金匮要略》中体现地非常明确。比如黄疸,黄疸在张仲景的论述中有八种不同的证候类型。再比如张仲景的肾气丸,最起码有五种以上不同的疾病可以用肾气丸来进行治疗,所以说它奠定了脾胃病和其他疾病的一个基础。

脾胃的生理方面,我想大家都比较熟悉了,最重要的方面就是脾胃是后天之本、气血生化之源。脾的主要生理功能是将水谷化为精微,运化水液,输布津液,防止水湿的产生。脾的运化功能,主要依赖于脾的阳气,故"脾宜升则健"。胃为"水谷之海",生理功能是受纳与腐熟水谷,以通为顺,以降为和。

在脾胃的研究中,有很多我们现在的医学大家,如我们北京市中医医院的李乾构先生和危北海先生,还有东北的李玉琦先生、周旭文先生,还有南方的周仲瑛先生等。他们在脾胃病的论述中,有两大派系,一个是脾胃合治,另一个是脾胃分治,这也是研究的主体的内容。脾胃与肝胆的关系非常密切,肝是主疏泄的,调畅人体气机,它通过调畅情志、促进脾胃的运化功能、影响胆汁的分泌与排泄这几个方面与脾胃形成了密切的相关性。脾胃病的病机特点我觉得也有一个非常好的概括总结,脾的病变特点主要体现在对水谷精微的运化功能上的减退,对于水液的运输功能的减退、升清无力和对血液的统摄无权这些方面,进而出现一系列的疾病表现。胃的病变主要是受纳和腐熟水谷功能的障碍,然后导致胃失和降、胃气上逆等病理变化。在胃这个方面,董建华老师在生理上强调了一个

"降"字,病理上强调了一个"滞"字,治疗上强调一个"通"字。所以说不同的学派对于胃病的治疗经验有不同的总结。这是脾胃的病机,脾胃和肝胆的病机特点也是从这几方面来体现的,除了肝胆之疏泄失常,不能助脾胃运化以外,还有肝胆之气易郁易化热,影响脾胃功能等。

脾胃病常见的病机特点有这么几个方面:一个是寒邪阻滞,这个在临床上也非常常见。第二个是热邪中阻,尤其是胃热内蕴,临床上非常常见。第三个是寒热互见,到了脾胃病的疑难阶段或者是后期阶段多表现为寒热错杂、虚实夹杂。当然,气机郁滞也是脾胃病病机当中常见的一个特点。另外,脾胃虚弱、饮食积滞、湿热阻滞、瘀血内阻等,这几方面都是脾胃病常见的病机特点。

关于脾胃病常用的治法,我想通过八法来总结一下:

温法,比如温补脾阳法,其代表方剂为理中汤或小建中汤,这个在临床上应用非常广泛。第二个是温脾摄血法,我们常用黄土汤来治疗上消化道出血,针对脾阳不足而出现出血的时候往往采用温脾摄血的办法。第三个是温胃散寒法,这个在临床中也非常常见,代表方是理中汤。第四个是温脾化饮法,我们用苓桂术甘汤。在临床应用当中,我们应该如何把现代医学与我们传统的中医结合起来,这是我们这一代人需要探索的一个问题,也是我们中西医结合学会在研究的一个内容。比如我们在做胃镜的时候发现胃底有一黏液池,黏液非常清稀、非常多,这个时候我们把这个作为中医望诊的延伸,在治疗上采用温脾化饮法,主用苓桂术甘汤,经过治疗,效果也非常好。体现了既有辨病,又有辨证,把辨病与辨证相结合来论治临床的问题,我觉得会取得很好的效果,这就是一个很好的例子,即通过温脾化饮来治疗这类的情况。温法还有第五个方面,就是温肾健脾法,比如真武汤、附子理中丸等。在脾胃病中,除了脾虚,很多疾病到了后期都会导致肾虚,所以说脾肾两虚、脾肾阳虚的情况在脾胃病的后期是完全可以出现的。

温法中,温补脾阳最具代表性的是理中丸和理中汤,针对的是中焦的虚寒,以温中祛寒、补气健脾为主。临床需要把握的辨证要点是胃脘怕冷,上可至胸、下可至腹,还可以伴有胃脘的隐隐疼痛、喜热饮、肢体不温,舌淡苔白,脉沉细无力。我认为对舌苔的描述最准确的应当有四个方面:一看舌的形态:大小、肥瘦、淡胖及齿痕等;二看舌质;第三看舌苔:黄腻、白腻,水滑苔等;第四个看舌下脉络。理中丸、理中汤的类方如附子理中汤、桂枝人参汤、甘草干姜汤。护国寺中医院的徐老非常善于灵活运用甘草干姜汤。甘草干姜加肉苁蓉这个角药是他的一个基本用药。针对理中丸、理中汤,临床上对于慢性浅表性胃炎、功能性消化不良、肠易激综合征、胃及十二指肠溃疡、胃下垂、慢性肠炎、慢性口腔溃疡、胆道蛔虫症、吐血便血等疾病,都有很好的效果。

对于理中汤,要注意它的加减变化,《伤寒论》中有这方面的记载:"若脐上筑者,肾气动也,去术,加桂四两;吐多者,去术,加生姜三两;下多者,还用术;悸者,加茯苓二两;渴欲得水者,加术,足前成四两半;腹中痛者,加人参,足前成四两半;寒者,加干姜,足前成四两半;腹满者,去术,加附子一枚。"

对于合方的应用,经方派在临床中运用经方除加减法还有经方的合方方法,比较常用。以理中汤为例,它常常合吴茱萸汤或者根据病情合小半夏汤或者合芍药甘草汤。尤其是焦树德老师在治疗胃痛时常用的四合汤,非常典型。

温法中温补脾阳的小建中汤,是针对脾胃虚寒、气血不足的证候用以温中补虚、和里缓急的。在临床上一定要把握住辨证要点:腹中喜温,面色不华,舌淡,脉沉或细弦。临床上和它相似的类方有黄芪建中汤。秦伯未老师就善于灵活运用黄芪建中汤治疗消化性溃疡。因为最近在整理杜怀棠老师的临床经验集,杜怀棠老师是秦伯未老师的学生,所以我们在整理秦伯未老师那部分的时候,就发现秦伯未老师在治疗消化性溃疡时经常运用黄芪建中汤的这些类方。在临床上,除了胃和十二指肠的溃疡,像慢性浅表性胃炎、慢性萎缩性胃炎、功能性消化不良等疾病,凡表现为虚劳里急腹痛的,都可以采用黄芪建中汤或者小建中汤来治疗,经常合四逆散或者是理中汤一起使用。若头晕目眩心悸者,加炙甘草汤,以补血养血;若胸膈痞闷者,加四逆散,以行气宽胸;若腹痛者,加芍药甘草汤或枳实芍药散;若腹泻者,加理中汤以温阳健脾止泻等。

温法中温中降逆法,代表方是吴茱萸汤,针对的是胃中虚寒、浊阴上逆的证候,采用的是温中补虚、降逆止呕的方法。临床上要把握的要点有:干呕或者呕吐,舌淡苔滑脉细实或弦细。跟它相类似的方子还有生姜半夏汤,在临床上属于这类证候的神经性呕吐、急慢性胃炎、消化性溃疡、慢性胆囊炎等都可以采用这个办法来治疗。呕吐明显加半夏、陈皮、砂仁;头痛较甚加川芎;胃寒明显加小茴香、干姜。可以合香砂六君汤或者附子理中汤一起使用。

温法中温脾摄血法,最具代表性的是黄土汤。对于上消化道出血的便血我们采用温阳健脾、养血止血的办法,它适合脾阳不足、不能统血的这类出血。所以临床需把握的辨证要点是:血色暗淡,舌淡苔白,脉沉细无力。这里在临床上还常常加一些炭类药来进行治疗,比如黄芩炭、柏叶炭、地榆炭、炮姜炭等。

温脾化饮法也是我们在治疗脾胃病中常用的一个方法。苓桂术甘汤,它针对脾胃中阳不足产生的痰饮,运用温阳化饮、健脾利湿的办法。在临床上需把握的要点一定是:胸胁支满、眩晕、心悸、短气而咳,舌苔白滑,脉弦滑或沉紧。临床应用如功能性胃肠病、慢性泄泻、各种原因导致的腹水等。咳嗽痰多者,加半夏、陈皮以燥湿化痰;心下痞或腹中有水声者,可加枳实、生姜可消痰散水。脾胃虚寒较甚,可选加理中汤等;若兼肝郁者选加四逆散;若兼有肾阳不足可加用真武汤;眩晕明显可加用泽泻汤。经常合并使用的有四逆散、附子理中汤等。

清法。不同的学派有不同的观点,比如扶阳派,他们把温法研究得淋漓尽致,包括附子的应用、肉桂的应用,他们研究得非常深入。每个学派有各自的特点。当然,清法也是如此。比如辛寒清热法,我们临床上常用的,气分有热的用白虎汤或竹叶石膏汤,这个在胃病中也比较多见。对于出现呃逆、呕吐的,可以用清胃降逆法,比如橘皮竹茹汤。对于湿热中阻的,我们可以采取清热利湿法,比如茵陈蒿汤、栀子柏皮汤。对于有一些湿热还有一些下利的表现,我们可以采用清热止利法,比如葛根芩连汤、白头翁汤。另外,清热化痰、清热涤痰的办法也很多,比如小陷胸汤。还有清热消痞法的大黄黄连泻心汤也是一个很好的例子。

清法在临床上最常用的是辛寒清热法。比如白虎汤,针对的是气分热盛,采用的是清热生津法。临床的辨证要点是:身大热、口大渴、汗大出、脉洪大。临床上对于胃炎的急性期,包括幽门螺旋杆菌感染的胃炎,反流性食管炎,一些肝病、肝炎的早期或者胆道疾病,都具有很好的效果。气虚明显加人参;兼有湿邪加苍术;兼肝郁胁痛者选加四逆散、小柴胡汤;若中焦腑实加用承气汤。如果是阳明气分证加上少阳证,临床上常合用四逆散或小柴胡汤。

清法中的清胃降逆法,是非常常用的,代表方是橘皮竹茹汤。它针对的是胃虚有热、气逆不降。在临床上我们常抓住几个要点:呃逆有声,或呕吐、虚烦不安、手足心热、舌红少苔或少津,口干,气虚乏力。临床上常用于治疗反流性胃炎,反流性食管炎,幽门水肿,幽门不全梗阻,急、慢性胃炎,肝炎见顽固性呕吐,膈肌痉挛,胃及十二指肠溃疡等。

关于反流性胃炎,其实在《内经》中对于这种胆汁反流性胃炎也有很好的论述,即胆瘅:邪在胆,利在胃,即用调理胆胃的办法来治疗,取得了很好的效果。橘皮竹茹汤对反流性胃炎、食管炎、幽门水肿、幽门不全性梗阻、急性胃炎尤其是呕吐、溃疡病有很好的效果。加减上,如果肝郁明显,可以加四逆散;如果痰饮较重,可加小半夏汤;如果恶心、打嗝明显,可以加丁香、柿蒂。

清法中的清热利湿法,代表方剂是茵陈蒿汤,这个方子目前仍然在应用,主要针对肝胆湿热,通过清热利湿退黄来治疗疾病。辨证要点在于身黄鲜明如橘色,舌苔黄腻,脉滑数有力或沉数。类方中湿重的可以选用茵陈五苓散。热重于湿者,可加栀子柏皮汤以清热祛湿;胁痛明显者,可加四逆散或小柴胡汤以疏肝理气。胸膈烦热可加用栀子豉汤;腹胀满伴有中焦腑实可加用承气汤或厚朴三物汤。茵陈蒿汤在临床上治疗急性黄疸型肝炎效果很好,治疗乙型肝炎再加入一些其他的药如龙葵、凤尾草、垂盆草都有很好的效果。我们有一个老前辈,他有一个角药用在降转氨酶上效果非常好,即垂盆草、败酱草、生甘草三个药,叫三草降酶汤。实际上,茵陈蒿汤加三草降酶汤针对转氨酶高的肝病,效果非常好。

清法中还有一个是清热止利法,代表方剂是葛根芩连汤,它针对的是表邪未解、邪热入里或者阳明热利,所以采用解表清里或者清泻里热的办法。临床上的辨证要点一定是身热下利,舌黄脉数,属于以热象为主的痢疾。在临床中的应用除了痢疾，还有肠炎、IBS或者一些结肠的疾病，如克罗恩病等，凡是出现腹泻的病都可以应用。临床加减上，有肝郁胁痛加四逆散或者痛泻要方；下利热毒明显的，可以加白头翁汤。白头翁汤针对的是热毒痢疾，采用的方法是清热解毒凉血止痢。临床上要把握的辨证要点是：腹痛、里急后重、肛门灼热、下痢脓血赤多白少、渴欲饮水、舌红苔黄、脉弦数或滑数。我们有一个老前辈在总结他在农村下乡时治疗痢疾的一个角药：马齿苋、生山楂、白头翁，效果很好。所以我觉得角药不仅在古人的总结中出现的比较频繁，而且在书籍中、临床应用中，包括农村民间应用中也非常常见。治疗细菌性痢疾、阿米巴痢疾、克罗恩病等，应用白头翁汤，效果都是很好的。若外有表邪，葛根芩连汤以透表解热；若外有表邪，恶寒发热者，加葛根、连翘、银花以透表解热；里急后重较甚，加木香、槟榔、枳壳以调气；脓血多者，加赤芍、丹皮、地榆以凉血和血；夹有食滞者，加焦山楂、枳实以消食导滞。合方有连理汤、桃花汤或葛根芩连汤，即根据是伴有阴虚、气虚还是湿热的不同而分别进行合方。另外在治疗溃疡性结肠炎、慢性结肠炎的时候，用苦参、血竭、云南白药等外用灌肠，效果非常好。

清法中的清热涤痰法，典型代表是小陷胸汤，它针对的是痰热互结证，采用清热化痰、宽胸散结的办法。临床运用的时候需要把握胸胁或者胃脘痞闷，按之则痛，舌苔黄腻，脉滑数。临床常用于急、慢性胃炎、反流性胃炎、功能性消化不良、胆囊炎或者食管炎、胰腺炎。胰腺炎轻症的早期用小陷胸汤效果还是很好的，到了后期要采用大陷胸汤和大柴胡汤。对于胃炎、胃胀中胀气症状明显的，常加枳实、厚朴、娑罗子、八月扎，这些是董老的常用药。枳实、厚朴是董老最常用的药对，用来理气消胀。娑罗子、八月扎可以疏肝理气。都是非常常用的药对。如果恶心纳呆可以加上干姜、竹茹、砂仁、焦三仙；有烧心感可以加黛蛤散或者煅瓦楞子；大便不通的可以加上生白术、火麻仁、生大黄；大便黏滞者，加苍术、大黄炭；若兼有心烦胸闷者，可加用栀子豉汤开郁清热除烦；疼痛为甚者，加元胡、川楝子、香附或枳实芍药散理气止痛；兼肝郁痛引胁下者，可加入四逆散解郁止痛；兼恶心呕吐者，可加橘皮竹茹汤等降逆止呕之品

清法中的清热消痞法，尤其对胸满痞闷、萎缩性胃炎、胸痹有很好的疗效。代表方是大黄黄连泻心汤，它针对的是热痞证，采用清热消痞的办法，临床上常应用于急性胃炎、慢性胃炎、功能性消化不良、消化道出血等。中华中医药学会脾胃病分会将胃痞分为实痞和虚痞。实痞就采用大黄黄连泻心汤、半夏泻心汤等方剂来治疗，伴有脾胃虚弱的虚痞如萎缩性胃炎常常加一些补益脾胃的药物。如果阳明与少阳合病，可与大柴胡汤合用。

和法。在脾胃病中，和法的应用非常多。和解少阳法，对少阳郁滞的、少阳不和的，我们采用小柴胡汤，这在临床上应用非常多。比如顾玉如老师，还有其他很多的老师在临床上治疗很多疾病时是从肝论治的，重点从这方面进行治疗。

调和肝脾法的内容也非常多,比如四逆散,还有其他的一些方剂如逍遥散类的。另外,和中消痞法,常用的方剂有泻心汤类、旋覆代赭汤类等。

和法中和解少阳法,常用的是小柴胡汤,它针对的是少阳证:肝胆郁热、肝胃不和,采用和解少阳法。临床的辨证要点:寒热往来、胸胁苦满、默默不欲饮食、心烦喜呕、咽干目眩。小柴胡剂的类方在临床上也非常好用、非常有效,而且对于肝病的治疗效果非常好,如柴胡桂枝汤、柴胡桂枝干姜汤。对于慢性肝炎、肝硬化、急慢性胆囊炎、胆结石,尤其是泥沙样结石、消化道溃疡、慢性浅表性胃炎、慢性萎缩性胃炎、胰腺炎等,柴胡剂是非常好的一个选择。经方的运用有它自身的加减特点,而且各代医家的加减有不同的特色。《伤寒论》中就记载小柴胡汤的加减法为:"若胸中烦而不呕者,去半夏、人参,加瓜蒌;若渴,去半夏,加人参,瓜蒌根;若腹中痛中去黄芩,加芍药;若胁下痞硬,去大枣,加牡蛎;若心下悸,小便不利者,去黄芩,加茯苓;若不渴,外有微热者,去人参,加桂枝;若咳者,去人参、大枣、生姜,加五味子、干姜。"而明代医家张景岳应用小柴胡汤的加减法为:肝经风热,可加栀子、川芎;肿痛寒热者,肝经湿热也,可加龙胆草、黄连治疗;治脉弦,寒热,腹中痛可去黄芩,加芍药。包括在座的各位与我,对同一个疾病,我们根据辨证对经方进行加减的时候也有不同的特色。所以我建议大家在对前辈经验的学习上,应当是百花齐放,继承各家的观点然后再进行实践。

和法中还有和解少阳兼清里热法,也就是大柴胡汤,少阳与阳明合病,采用和解少阳、内泻阳明热结法。临床上辨证要点是:寒热往来、胸胁苦满或心下满痛、呕吐、大便干、舌苔黄、脉弦滑有力,这都是少阳与阳明合病的表现。临床常用于治疗慢性肝炎、胆囊炎、胆石症、肋间神经痛、胰腺炎、阑尾炎、早期急腹症。天津市南开医院的中国工程院吴咸中院士在运用中药治疗急腹症上确实有很好的经验。他们都是外科的,外科在西医不行的时候,中医可以起到很好的作用。在急腹症的早期,运用中药治疗,通过通降的办法确实取得了很好的效果。吴咸中老师他们在这方面的研究确实非常深。加减法有:兼有黄疸的可以加茵陈、栀子;疼痛较剧烈的可以加川楝子、元胡;有泥沙样结石的可以加上金钱草、海金沙、郁金、鸡内金,四金汤在针对泥沙样胆结石效果非常好;如果恶心呕吐,痰热比较明显的时候可以合小陷胸汤。大柴胡汤在治疗脾胃病急症中凸显了它的特点,尤其是治疗肝胆疾病中的急症具有非常好的疗效。

和法中还有一种是调和肝脾法,它针对的是肝脾不和证或胆胃不和证,采用疏肝理脾或调理胆胃的办法。临床上的辨证特点:胸胁胀满、脘腹疼痛、大便不调等属于肝脾失调的。临床上常用四逆散:甘、柴、芍、枳四个药;雷同的方子有枳实芍药散。在临床中针对慢性肝炎、胆囊炎,还有消化道溃疡、胃炎都有很好的效果。反酸、胃中嘈杂比较明显的时候,可以加上左金丸;胸闷、咽如物梗阻之梅核气,可以加上半夏厚朴汤;如果心胸烦热,董老也非常爱用栀子豉汤。

和法中还有一种是和中消痞法，半夏泻心汤是典型代表方，针对脾胃虚弱、寒热错杂，它是辛开苦降、寒热平调、消痞散结的非常好的一张方子。《伤寒论》中几个泻心汤在临床上的应用非常多。半夏泻心汤的辨证要点是：心下痞满、呕吐、泻痢、舌苔黄厚腻。在临床中如何根据寒热虚实的侧重点不同，把握加减是很关键的。偏虚的如脾气虚或脾阳虚弱，表现出便溏泄泻等的时候要加上一些健脾的药；针对实证，气机不畅表现出胀满、腹胀的，可以加一些理气通降的药物；脾阳不足，误食生冷导致脘腹冷痛的，可以多加一些温中散寒的药物，比如董老他除了半夏泻心汤之外还会加一些荜澄茄、荜茇等药物，效果也很好；偏于热的，出现口舌生疮、口干口苦、舌红苔黄脉数的时候可以加连翘、蒲公英、芦根，这都是董老常用的一些药，既清热又不伤胃。董老在治疗胃病中有热的情况下，时时刻刻注意清热又不能伤阴耗气。无论是半夏泻心汤，还是甘草泻心汤、生姜泻心汤，在消化病中的应用都非常广，效果非常好，如神经性呕吐、消化不良、消化道溃疡、溃疡性结肠炎、白塞综合征、胆囊炎、贲门痉挛包括一些幽门不全性梗阻等，甚至应用于肿瘤化疗后也有很好的效果。前两天有一个肿瘤化疗后总是恶心欲呕、纳差腹胀、大便偏软的病人，因为恶心呕吐比较明显，我就采用半夏泻心汤加上橘皮竹茹汤治疗，效果很好。半夏泻心汤在脾胃病的应用中，尤其对于寒热错杂病程比较久的病人，疗效非常显著。临床上常用的药物加减有：肝郁化热，可加入四逆散；肝脾不和，见腹泻肠鸣较甚者，可加入痛泻要方；肝气犯胃，痰浊上逆，见呕逆剧甚，可加入苏梗、旋覆花；脾胃失和，痰湿壅滞，肺失肃降者，可加入桔梗、贝母、百部等，以疏调脾胃气机，宣肺化痰止咳，衍化为宣肺泻心汤；湿浊内蕴可加入藿香、佩兰、厚朴；痰热郁结合小陷胸汤；腹痛明显加元胡、川楝子、佛手。

《伤寒论》中三个泻心汤的主要功效都是辛开苦降，但是在临床上使用时一定要对它们进行鉴别。如半夏泻心汤用于治疗寒热错杂、虚实交杂、脾胃升降失司的证候，这是它的特点。生姜泻心汤的特点则是用于寒热错杂、虚实交杂、水饮失治，从而引起脾胃失司的证候，重点体现在水饮失治上。甘草泻心汤的主治证候虽然也有寒热错杂、虚实交杂，但是它脾胃虚的程度要比前者严重，所以要加重甘草的用量。三个泻心汤，我们应当掌握好它们应用的区别。

和法中，和中降逆消痞法的旋覆代赭汤，在临床上应用非常广泛，它针对的是胃虚痰阻气逆，采用降逆化痰、益气和胃的办法。我在临床应用中反复琢磨这个方子的剂量，这也就是方药的量效关系问题。我反复地尝试这个方子中用的旋覆花、人参、代赭石、半夏的用量，原方中用的是人参，我用党参代替。后来我发现旋覆花、党参、代赭石的用量，如果按照《伤寒论》的论述 3∶2∶1 的比例，确实效果不错。天津的一位中华中医药学会脾胃病分会的副主委，他重点研究旋覆代赭汤，他有一个课题是旋覆代赭汤治疗反流性食管炎的研究，通过动物实验研究这几个药的比例,最终发现还是《伤寒论》中旋覆花、党参、代赭石的用量为3∶2∶1的比例时临床疗效最好。所以后来我在临床上应用的时候也在有意地侧重这方面的研究。旋覆代赭汤的临床要点在于:胃脘痞满、胀满,嗳气频作,呃逆恶心,甚至有呕吐的情况,舌苔白腻,脉滑或缓。旋覆代赭汤在临床上非常好用,而且一定要注意旋覆花、党参、代赭石之间的比例。对于这个方子,我专门做了比较,包括实验的和临床的。旋覆代赭汤在治疗脾胃病中,对于浅表性胃炎、胃及十二指肠溃疡、幽门不全性梗阻、神经性呕吐、慢性肝炎、反流性食管炎、胆汁反流性胃炎等疾病的效果都很好,即使是梅核气的病人也能应用。我治过一个梅核气的病人,咽中如物,咽之不下,吐之不出,反反复复,用了经典的半夏厚朴汤,效果不好,所以后来我又加上旋覆代赭汤,两方合用效果很好。有一天又来了一个病人,我用我固有的思想,用了半夏厚朴汤加上旋覆代赭汤,但是药后并无明显疗效,于是我就反思自己的治疗思路。这个病人病程比较久,是一个女同志,56岁。后来我用了半夏厚朴汤加上旋覆代赭汤又加上血府逐瘀汤的一半儿,效果很好。

和法中还有一个寒热平调的,乌梅丸。临床上我常用其意而并非使用方剂中的全部药物。它针对的是上热下寒,是寒温并用、攻补兼施的比较复杂的一张方子。临床中对于胆道蛔虫症、胆石症、肠道蛔虫症、慢性胃炎、溃疡性结肠炎、克罗恩病的效果很好。尤其对于溃疡性结肠炎后期比较复杂的阶段,用这个效果不错,偏于阴虚的可以合上连理汤。腹痛甚者加花椒、玄胡索;腹泻甚者加地榆炭、葛根;久痢久泻者加诃子、罂粟壳;伴肛脱者加黄芪、升麻等。

下法。董老在论述脾胃病中,尤其是对于他的通降论论述非常多。董老用泻下、清热泻下或者理气的办法,用得非常的精致。比如像清热泻下法以大承气汤为代表,若是少阳与阳明合病可用大柴胡汤。对于大便不通的我们可以采用清热润下法,代表方为麻子仁丸。对于有郁热瘀血的,可以采取泻热破瘀法,如大黄牡丹皮汤。

下法的清热泻下法是临床中最常用的方法。如大承气汤,针对阳明腑实证,出现了痞、满、燥、坚、实的症状,采用峻下热结的办法,效果非常好。在临床上要学会区别应用大承气汤、小承气汤、调胃承气汤及桃核承气汤,就如同区别血府逐瘀汤、少腹逐瘀汤、膈下逐瘀汤,以及半夏泻心汤、甘草泻心汤、生姜泻心汤三者一样。大承气汤对于急腹症的早期如急性单纯性肠梗阻、粘连性肠梗阻、胰腺炎、急性腹膜炎、急性胆囊炎、阑尾炎具有很好的效果,天津市南开医院的吴咸中教授用这个非常多。但是在运用的时候,一定要有西医保驾。大承气汤的加减,可以根据不同的表现来加以不同的药物。腹胀明显加用重用厚朴、炒莱菔子;兼有瘀血者加用桃仁、赤芍;阴虚者加用生地、熟地黄、麦冬、沙参;兼有小肠热者加用黄连、黄柏、生地。

另外,清法里还有清热润下法,这个在临床上应用非常多。有很多大便不通的老年人或女同志以及很多糖尿病病人,采用这个办法效果很好,用麻子仁丸。麻子仁丸针对的是肠胃燥热、津液不足,采用的办法是润肠泄热、行气通便。在临床辨证的时候要把握好:小便次数可能多一些,大便干,脘腹胀满,舌红苔黄而干。相类似的方子还有小承气。临床应用于病后肠燥的便秘、习惯性便秘以及痔疮引起的便秘,以及手术后的大便秘结。前一阵子我治疗一个肠道手术之后出现大便干的病人,也是用清润的方法,效果很好。这个时候不妨加一些槐花、地榆之类的药,如果阴虚可以加人参、石斛来增液通便。所以说麻子仁丸可以合上增液汤,也可以合上五仁丸。

下法中针对于肠痈的,就是大黄牡丹皮汤。针对湿热壅滞,需要泻下破瘀、散结消肿的,可以用大黄牡丹皮汤。比如少腹部疼痛拒按以及触及包块,另外伴有发烧汗出、少腹拘急,都是它的用药特点。在临床上比如单纯性阑尾炎、早期肠梗阻、早期急性胆道感染都可以应用大黄牡丹皮汤,包括胰腺炎,应用这个效果也是很好的。因为它的作用可能不够,这个时候我们常加入败酱草、蒲公英、板蓝根来增加它清热解毒的力量,这又是一个角药。肠痈往往是由瘀热、瘀血导致的,所以这时候可加入皂刺、莪术、三七,再增加它的化瘀消肿的作用。临床上我们根据不同的证来进行合并,常合上大柴胡汤、黄连解毒汤以及四逆散。但是这里要注意一点,尤其是老年人、孕妇、产后、体质弱的人,一定要慎用,要注意它的用量以及应用的方法。

消法。消法在脾胃病中的应用也非常多,比如肝硬化、萎缩性胃炎的癌前病变,我们多用化瘀缓消法。对此,代表方是张仲景的大黄䗪虫丸。

化瘀缓消法应该是治疗肝病、脾胃病中应用非常多的一个办法。我个人主张运用消法的时候,一定要采用化瘀缓消的方法,并不主张用破血消瘀的方法。可以用大黄䗪虫丸或者用大黄䗪虫丸之意组成的方剂,比如消化道的良性、恶性肿瘤、腹部手术后的粘连疼痛、脾大、肝硬化、结核性腹膜炎这些都可以应用这些方剂,效果非常好。在治疗慢性肝病的过程中,用大黄䗪虫丸治疗黄疸不退、改善肝功能、减轻瘀血症状,比如两目黯黑、蜘蛛痣、肝掌等都有很好的效果。大黄䗪虫丸常服、久服,有抗纤维化的作用,但是临床用量不宜过大,以免耗伤正气。比如大黄䗪虫丸的中成药最多用到 $3\sim6g$。临床需要注意的几点:第一是治疗子宫肌瘤,在出血时应暂停使用。第二是治疗肝硬化脾大脾功能亢进,血小板减少而有出血倾向时不宜用。第三是如果长期用药,宜与补益药同用,以防祛瘀伤正。

所以说大黄䗪虫丸或者消法或者化瘀缓消法,在临床运用的时候一定要掌握好适应证。除了大黄䗪虫丸,鳖甲煎丸也是一个很好的化瘀缓消的方子,针对痰湿积聚于胁下,也有瘀血,采用行气化瘀、祛湿化痰、软坚消癥的方法。它和大黄蝥虫丸是雷同的方子,对于慢性肝炎、原发性的肝硬化、肝硬化脾肿大、腹部肿瘤,应用这个都很好。由于本方长于消癥散结,扶正之力不足,若癥结而正气虚甚者慎用。

另外,长期应用消癥散结、活血化瘀的药物,一定要注意祛瘀血时扶助身体的正气。

涩法。涩法在临床上我们也是应用的,对于一些久泻不止的情况,用涩肠固脱的方法,赤石禹余粮汤、桃花汤这些都是会经常运用的。

涩法在脾胃病也经常应用。比如涩肠固脱法,桃花汤。桃花汤的组成是:赤石脂、干姜、糯米,它针对脾肾阳虚引起的久利,通过涩肠固脱、温中涩肠的方法来解决。临证时一定是久利不愈、大便有脓血且色黯不鲜、腹部喜温喜按、舌淡苔白脉细弱,证明它是脾肾阳虚证,才能使用。不管是细菌性痢疾还是阿米巴痢疾,不管是慢性结肠炎还是溃疡性结肠炎还是伤寒肠出血、胃及十二指肠溃疡、上消化道出血,只要表现为久泻不止的或者滑脱不禁的,都可以采用这个办法。我在临床上,常在用桃花汤的时候加一些炭类药,比如地榆炭、槐米炭、双花炭、侧柏炭等药物,效果很好。

我今天就跟大家探讨一些经方在脾胃病治疗中的应用,谢谢大家!

（整理:刘绍永、李金懋）

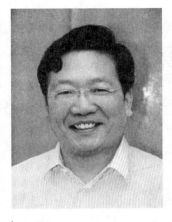**傅延龄**，医学博士，北京中医药大学教授，主任医师，博士研究生导师，继续教育学院院长，享受国务院特殊津贴专家。兼任中华中医药学会方药量效研究分会副主任委员、中华中医药学会对外交流分会副主任委员、世界中医药学会联合会方药量效专业委员会副主任委员、世界中医药学会联合会经方专业委员会副主任委员、中华中医药学会张仲景学说分会常委，世界中联考试与测评委员会常委，北京市中医药学会对外交流委员会副主任委员、中国科普作家协会会员、中国老年保健学会理事、英国密德萨斯大学客座教授、欧洲中医基金会执行委员、马来西亚英迪大学客座教授。

　　傅延龄出生于中医世家，为我国著名中医学家刘渡舟教授的学术继承人，获得国家人事部、卫生部和中医药管理局颁发的出师证书，是我国少数既有中医家学，又接受了从本科到硕士和博士完整大学教育，并且完成国家级师徒式培养的中医专家，长期从事中医临床医疗、科学研究及教学，具有近30年的临床诊疗经验。曾主持多项国家级、省部级科研课题，编写出版50多部医学论著、译著，发表论文150多篇，包括主编的我国第一部《伤寒论》研究辞书《伤寒论研究大词典》，我国第一套全面反映张仲景医学研究成果的《张仲景医学全集》，共10册500万字。培养了近百名硕、博研究生和徒弟，桃李遍布世界各地；先后到30多个国家和地区进行中医药学术交流，在CCTV以及BTV等地方电视台、高校、企业、机关、社区及社会团体做中医养生保健讲座、中华传统文化讲座，深入浅出，融合古今，汇通中西，科学性、通俗性、生活性俱佳。

9. 从桂枝汤的应用谈临床处方用量控制

——傅延龄教授

各位同道、各位老师:上午好!

很高兴有机会与大家一起分享我在方药量效研究方面,包括临床应用方面的一些认识和体会。我讲座的题目是《从桂枝汤的应用谈临床处方用量控制》。

首先,我想跟大家讲一个故事,也是一个医案。这个医案是刘渡舟老师的一个医案。刘渡舟老师是我们中国当代最著名的中医学家之一。有一次,他的门诊来了一位年轻的女性患者,这位患者的症状是全身的肌肉、关节疼痛。她是辽宁人,长时间在日本生活和工作。她在日本得了这个病,多次看医生,得不到确切的诊断,治疗也没有效果。后来因为医疗费用的问题,她在日本没有买保险,再也承受不了沉重的医药费用,就回到中国来治疗。刘老给她看过舌脉以后,开了一个方子。大家知道刘老是经方大家,他对经方的运用是炉火纯青、出神入化的。他开的方子一般都很简单,寥寥几味药。刘老给这位辽宁女青年开的处方仅仅六味药。老实告诉大家吧,我当时没有看出来老师开的一个什么方子。患者吃了一周的药以后,疼痛大减。吃完两周的药以后,疼痛基本上就消失了。这么简单的一个处方,这么迅速的疗效,让我惊醒过来,赶快看看老师开的是一个什么方子。大家猜猜是什么方子? 这就是我们大家都不会陌生的,《伤寒论》的方子,桂枝新加汤,全称是桂枝加芍药生姜各一两人参三两新加汤。桂枝新加汤主治什么病? 它主治的病症就是身疼痛。《伤寒论》说:"伤寒,发汗后,身疼痛,脉沉迟者,桂枝加芍药生姜各一两人参三两新加汤主之。"这个医案给我留下了十分深刻的印象。所以,今天我就通过这则医案,把我们的话题引导到桂枝汤上面来。

桂枝汤如何应用? 这是一个看似简单的问题。不就是"发热,汗出,恶风,脉缓者,桂枝汤主之"吗? 我现在经常用桂枝汤,我很喜欢用桂枝汤,这个方子确实挺好。我经常用桂枝汤治疗儿科疾病,效果很好。大家知道,在儿科疾病中,有两类疾病是最多见的,一类是消化系统疾病,主要是胃肠病;一类是呼吸系统疾病。我治疗这两类疾病,往往都爱用桂枝汤。桂枝汤有两个大的优点,第一是它的药味很简单,对人很安全,除了白芍,其他四味都既是药物,也是食物。白芍虽然没有被我国药食局列入药食两用物质名单,但是它也没有毒性。第二,桂枝汤煮出来的药汤,味道很好,孩子们都能接受,不会拒绝。我往往会告诉陪孩子来看病的家长,回家不要给孩子讲它是药,就跟孩子说它是饮料。孩子一喝,还真的接近饮料的味道,很痛快就喝了。

桂枝汤虽然很简单,可是对于它的临床应用,却有很多问题需要深入讨论。今天我的讲座主要在四个方面展开。第一,我要谈一谈桂枝汤的基本知识;第二,我要谈一谈桂枝汤证的基本特性与特征;第三,我要谈一谈桂枝汤的用量控制,这是我今天要重点谈的内容;第四,我要跟大家分析几则应用桂枝汤的医案,包括我治疗的医案,还有我的老师刘渡舟先生治疗的医案。

桂枝汤是一个非常有意思的方子。有人对张仲景方剂所用的药物,它们的使用频次进行了统计,然后按使用频次的高低顺序给它们排了一个序,我们会惊奇地发现,排在前面的五味药物竟然就是桂枝汤。大家看一看这个排序表,前五味药物是不是桂枝汤的组成?甘草在《伤寒论》里用了70次,在《金匮要略》里用了54次,合起来是124次,排在第一位;这个甘草的确称得上是"国老"。第二位是桂枝,共用了76次。在汉唐医学里面,"桂"的使用非常频繁。有些书本里写"桂枝",有些书本里只写一个"桂",有些书本里写"桂心"。临床用桂枝要"去皮",也就是刮去表面的粗皮,因为表面粗皮是无用部分。请注意去皮不是去掉桂枝的皮质部,只留下桂枝的木质部。只写"桂"可能是简称,也可能是并不要求用桂的枝或皮。桂心可能指的就是刮了粗皮的桂或桂枝。总之,桂枝、桂、桂心,它们的植物基源相同。第三位是生姜,在《伤寒论》和《金匮要略》二书里,生姜一共用了68次。第四位是大枣。大枣在《伤寒论》和《金匮要略》二书里一共用了65次。现在医生在临床上似乎较少使用大枣了,而且现在的医生即使用大枣,似乎也没有张仲景用大枣的味道了。我这里说的不是口里尝的味道,而是用大枣的精神和趣味。关于这一点,我在后面还要说到。第五位是芍药,一共出现了54次。大家看看是不是很有意思,按《金匮要略》和《伤寒论》药物使用频次排序,排在最前面的五味药物竟然就是一个桂枝汤。

清代医家柯韵伯说张仲景的桂枝汤为"仲景群方之魁"。也有人称桂枝汤为仲景"群方之冠"。"魁"就是状元,第一名。"冠"也是第一名的意思。所以无论说它是冠,还是称它为魁,都是说它是张仲景方剂的第一名。大家想一想,为什么人们称桂枝汤为仲景"群方之魁"呢?是不是因为桂枝汤在《伤寒论》里最早出现,是《伤寒论》排在最前面的一首方剂?我认为不仅仅是。当然,桂枝汤在《伤寒论》里最早出现,这也是人们称它为群方之魁的一个理由。但如果我们认为仅仅因为这样一个原因,那么我们的理解就太简单了。大家说中医最基本的精神是什么?中医最基本的原则是什么?中医最基本的精神,最基本的原则是"和",调和、致和、平和。和也是古今中医人所信奉的一个哲学。北京中医药大学著名教授,著名的国学大师张其成老师说:"中医所追求的就是中和、平和,所以被称为中医。"当然,这样的解释是张老师对"中医"名称含义的一种发挥。张老师也知道中医这个名称的"中",本来并不是中和的"中",不是适中的"中"。中医的"中"指的还是中国。所谓中医,就是中国医学的意思。不过,中医这门科学,它的最基本的精神和原则就是中和、平和。"虚则补之,实则泻之",为的是什么目的? 为的是重新回到"和"的状态。"寒者热之,热者寒之",为的是什么目的? 还是为的是重新回到"和"的状态。人体正常的状态就是一种平和的状态。所以,我们给中医这个名称赋予新的含义,也是很有道理的。

桂枝汤正好完美体现了中医的最基本原则"和"。因为它能够调和营卫,调和脾胃,滋阴和阳。它是中医和法的最优秀的代表。从这个意义上讲,人们把它誉为仲景"群方之魁",当然很有道理。

桂枝汤基本知识复习

下面我们开始讲第一个小标题的内容,让我们把有关桂枝汤的基本知识再简单复习一遍。首先我们要对桂枝汤的结构进行一下解释,也就是我们要进行一下方解。方解,就是对方剂的结构,方剂的配伍意义进行解析、解释。这是学习方剂的基本任务。大家知道,中医在绝大多数情况下,或者说在几乎百分之九十九的情况下,使用的都是复方。中医也会使用仅仅只有一味药的方剂,中医也有少数一些仅仅只有一味药的方剂,如独参汤、一物瓜蒂散等,但它们在临床上单独使用不多。既然中医的方剂都是复方,所以就要对它们的配伍结构进行分析、解析。每一个方子都要有方解。我提出了一个观点,现代管理学的"团队理论"可以拿来认识复方;每一个复方都是一个团队;一个团队有若干团队成员。各团队成员分别担当不同的职责;既各司其职,也相互配合,协同工作。其中必定有药物,一般是一味药物,有时也可能两味,少数情况下也可能三味,担当治理疾病状态的主力。担当治理疾病主力的药物被称为"君药"。《内经》说:"主病谓之君。"在君药以外,一般也会有一味药物,或者几味药物,作为君药的副手,协助、辅佐君药治理疾病。担当协助、辅佐职能的药物被称为"臣药"。《内经》说"佐君谓之臣。"大家知道有那么一些年,我国政治领域的极左思想也对中医产生影响;在极左思想影响下,君药、臣药被看成是封建的东西,所以"君药"、"臣药"被改成了"主药"、"辅药"。大家看一看,一个方剂是不是一个团队?

桂枝汤的君药是哪位? 桂枝汤的君药是桂枝。桂枝辛温,具有发散风寒的力量,它能够把风寒邪气从身体的表面发散出去。此外,桂枝还有温通血脉、补益卫阳的力量。下面我们来看芍药。有人要问,《伤寒论》里怎么说的是芍药,它怎么不说白芍,或者赤芍啊? 既然它没有说明确,那桂枝汤用的到底是白芍,还是赤芍呢? 对于这个问题,绝大多数人都认为桂枝汤用的是白芍,但是也有少数人认为桂枝汤用的是赤芍。我们先按照桂枝汤用的是白芍进行方解,等一会我们还要讨论一下桂枝汤有没有可能用的是赤芍。

　　在桂枝汤中,白芍的作用是什么? 白芍味酸,性寒。前天有一位患者对我说:"傅老师,您给我开的这个药,我吃着怎么有点儿酸啊?"我看了看我给她开的处方,里面有白芍,而且只有白芍一味是酸的。于是我告诉她,我给她开的药是会有一点儿酸,因为里面用了白芍。中医讲的药物五味,指的就是人的味觉感受的五味,酸、苦、甘、辛、咸。白芍的味道是酸的,性是寒的,它能够收敛营阴、滋养营血。需要注意的是,白芍虽然酸寒,可是它却也有活血通痹的作用。千万不要以为酸者收敛,寒则凝滞,所以白芍不可能具有活血通痹的作用。中药作用的多面性,多靶点,多功能,有时还具有双向性,这是我们需要格外留意的。下面我们来说一说生姜。生姜与桂枝一样是辛温的,它是用来协助桂枝的,能加强桂枝的发汗、发散的力量。接着我们说大枣。大枣是用来补营阴的。最后还有一味药物是甘草,这里用的是炙甘草。炙甘草能够调和诸药。不过我们不能把炙甘草的功用理解为仅仅是调和诸药。在桂枝汤里面,炙甘草的作用还有一些奥秘。它与桂枝相配合,就能够补充人体的阳气,尤其是卫阳。它与芍药相配合,就能够补充人体的阴气,特别是营阴。这就是中医讲的"辛甘化阳","酸甘化阴"的道理。所谓酸甘化阴,意思就是酸味和甘味若结合在一起,便能够化生阴气。芍药是酸的,甘草是甜的,两相结合,便能够化生、补益阴气。这二味药物合用就是芍药甘草汤。芍药甘草汤常常被用来养阴补血、缓解挛急、止疼定痛。所谓辛甘化阳,意思就是辛味和甘味若结合在一起,就能够化生阳气。桂枝是辛温的,甘草是甘味。这二味药物合用,就能够化生、补益人体阳气。桂枝甘草合用这就是经方的桂枝甘草汤,张仲景用它补益心阳。我在临床上不仅用它补心阳,还常常用它补脾胃阳气。由此可见,炙甘草在桂枝汤里面的作用可不是简简单单的调和诸药。

桂枝汤的主要作用

　　总的来讲,桂枝汤主要有四个方面的作用。第一,它能够解肌祛风。《方剂学》把桂枝汤放在"汗剂"里面。汗、吐、下、和、温、清、消、补八剂,它属于汗剂。从桂枝汤在《伤寒论》里最主要的应用来讲,它是一个汗剂,是一个发散表邪的方子。桂枝汤里有桂枝,有生姜,都是发散的,它第一位的功用是解肌祛风。第二,它能调和营卫。什么是调和营卫? 卫气属于阳气,它的主要功能是"温分肉,肥腠理,司开阖",也就是温养机体的皮肤肌肉,营养和固护腠理,控制皮肤的开阖。但卫气这些功能的实现,离不开营气。因为它不仅需要营气来维系它,还要营气来滋养它,否则它就会散发、减弱。另一方面,如果卫气不能正常控制皮肤的开阖,皮肤开而不阖,营气就可能会溢出身体。这就是营卫关系的最为基本的内容。桂枝汤能维护、改善、调和营卫关系。比如它能够把引起卫气不和的邪气发散掉,使卫气恢复正常。它也能补养营阴,收敛营阴。第三,它能补益脾胃。桂枝汤既是一个汗剂,也是一个补剂。什么是补剂? 就是能够补益人体正气的方剂,独参汤、归脾汤、补中益气汤、四物汤、八珍汤、大补阴丸,它们都是补剂。桂枝汤怎么会是补剂呢？它是发散风寒邪气的方剂啊。这就是桂枝汤非常有趣,而且也有一些神奇的地方。当你把它用于风邪在表的病症的时候,它能够解肌祛风,它起着一个汗剂的作用。而当你把它用于脾胃虚弱病症的时候,它能够调补脾胃,这个时候它又成为了一个补剂。马上我还要讲到,当你把它用于阴阳不足的病症的时候,它还可以调补阴阳。大家会问,桂枝汤是汗剂还是补剂？我可以这样告诉你,它既是汗剂,也是补剂。这里还会有一个问题,你们会问,为什么同一首方剂用于不同的人体,会产生不同的作用？它另外方面的作用去哪里了？把桂枝汤用于一个脾胃虚弱的病例,它不会发汗,它的发散作用去哪里了？这是一个很有意思的问题,我不知道大家想过这个问题没有。每一味中药,每一个方子,都有若干种功能,但是并不是每一味中药,或者每一个方子,它进入人体后,所有的功能全都会发挥出来。举例说麻黄这味药吧。麻黄既有发汗解表的作用,又有宣肺平喘的作用,还有宣肺利尿的作用。是不是人吃了麻黄以后,它三个方面的功能都会发挥出来？不会的。事实是如果把它用于喘征患者,它起到宣肺平喘的作用;把它用到肺气不利、上焦不通、水液内停的小便不利,它起到利小便的作用;把它用到伤寒在表的病征,它起到发汗散寒的作用。所以,一味药物,一个方子,它会表现出哪一方面的作用,这还要看它被用在哪样一个病例。似乎某一种病证,对方药的某个方面的功用会有激活作用。我常常思考这个问题,我提出"方药舞台学说",或者我把它叫做"方药作用环境学说",来解释这样的现象。这就好像演员和舞台的道理一样。一位演员,导演让他饰演一个电工,他就表现为一个电工。导演让他饰演一个下水道工人,他就表现为一个下水道工人。我举的这个例子不一定恰当;我希望我举的这个例子对大家理解我所讲的"方药舞台学说"有启发意义。一个方子,它作用的环境非常重要。桂枝汤的确能够补益脾胃。我在临床上经常接诊脾胃虚弱的病例,对于脾胃虚弱,我们可以用四君子、六君子一类的方子去治疗,但是还有一个方子,也确实很好用,这就是桂枝汤。

桂枝汤第四个方面的作用就是益阴和阳,滋阴养阳。桂枝汤是一个阴阳双补的方子。为什么呢？上面我分析了桂枝汤的结构,它里面有桂枝和甘草,能够辛甘化阳,它能够补益阳气,它不仅仅补心阳,也能够补脾胃之阳,其实桂枝、甘草合用也能够补肾阳。大家知道,肉桂有什么作用？肉桂能温补肾阳。由此而言,桂枝甘草汤辛甘化阳,是能够补肾阳的。另一方面,桂枝汤里面有芍药、甘草,芍药甘草合用酸甘化阴,能够补阴。所以桂枝汤能够阴阳双补,补脾胃阴阳,补肾阴肾阳。《金匮要略》有一个方子,治疗虚劳,桂枝加龙骨牡蛎汤。一会儿我要给大家讲刘老治疗的一个病例,非常精彩,很多人都不会想到十分简单的一个方子会起到极好的效果。

下面我来给大家回答前面我提出的一个问题。这个问题是我们所有学习《伤寒论》,学习桂枝汤的人都需要回答的一个问题,这就是桂枝汤里面用的芍药究竟是赤芍,还是白芍? 因为在秦汉年代,芍药是不分赤、白的,方子里面写的是芍药。让我们看一看宋代著名医家许叔微的一则医案。许叔微在他的著作《伤寒九十论》里面讲了一个故事。在庚戌年的春天,有马亨道这样一个人,他得了病,发热、头疼、鼻鸣、恶心、自汗、恶风。大家看看这是一个什么病? 熟悉《伤寒论》的人知道张仲景有一种诊断和辨证方法,汤证辨证,我的老师刘渡舟先生称之为抓主证。这种辨证方法就是把疾病的临床表现,与《伤寒论》的汤证进行比对,看它符合哪个汤证的基本特征。符合桂枝汤证表现特征的,就诊断为桂枝汤证;符合柴胡汤证特征的,就诊断为柴胡汤证。许叔微遇到的那个病例,临床表现是发热、头疼、鼻鸣、恶心、自汗、恶风,熟悉《伤寒论》的人一看就知道是桂枝汤证,所以许叔微说"宛然桂枝证也",这就是汤证辨证的思维。许叔微生活的那个年代,国内出现了武装叛乱,用现在的话说就是出现了反政府的武装力量,反政府的武装力量攻击北宋王朝,已经打到江南了。"时贼破仪征三日矣",江苏仪征也被攻陷。许叔微当时在仪征。叛乱分子打进来,人们逃的逃,躲的躲,商铺都不敢开门营业,跑运输的不敢跑运输,所以市场上的药材就短缺了,没有芍药卖了。"市无芍药。"怎么办呢? 许叔微就自己跑到药园子里面去采芍药来配药。大家注意,我们很多书籍,包括我们的高校教材,在引用许叔微的这则医案时,都出现了文字错误。这两处文字错误,两个字,一直没有人指出来。《伤寒九十论》本来是说"自诣园中采芍药以和剂",可是我们的一些书籍都以讹传讹地写成"自指园中采芍药以利剂"。"诣"是"走过去"的意思。许叔微他自己走到园子里去。"和剂"就是配药的意思。如果写成"利剂"就错了。利剂是什么意思啊,谁也搞不懂。马亨道生病的时候是春天,许叔微自己跑到园子里去,把芍药的根挖出来,挖出来以后,用鲜芍药的根来作桂枝汤。旁边有一个医生就说,许大夫,你搞错了。你挖出来的这个是赤芍药,不是白芍药。桂枝汤应该用白芍药。许叔微说"此正当用",我要用的就是赤芍药。"再啜"是说患者喝了两次药。第一服没有汗出而解。接着服第二次,这时患者微微地出了一些汗,病就好了。由此可以看得出来,许叔微认为桂枝汤应该用赤芍,而当时有很多人都认为应该用白芍。那么桂枝汤的芍药应该是赤芍,还是白芍? 我们现在用桂枝汤,都是用白芍。赤芍和白芍植物基源都是相同的,如何区分使用呢? 我注意到有一种观点,很不错的一种观点,说如果患者的体质比较强壮,邪气偏重一些,那就用赤芍。而如果患者的体质比较虚弱,正气偏虚的问题突出一些,那就用白芍。芍药"赤泻白补",赤芍的功能偏于泻,白芍的功能偏于补。医生在用桂枝汤的时候,可以根据这里所说的"赤泻白补",按照病证偏实偏虚的具体实际情况,区分使用。

桂枝汤在《伤寒论》、《金匮要略》中的应用

我们在此再回顾一下,桂枝汤在《伤寒论》和《金匮要略》里是怎样应用的? 一般人都知道桂枝汤是治疗太阳中风表虚证的方子。但是张仲景只用桂枝汤治疗太阳中风吗? 不是。桂枝汤在仲景书中,应用非常广泛。现在让我们看看这张幻灯片,我在这张幻灯片里面列出了张仲景书中桂枝汤的六个适应证,太阳中风只是其中之一。在张仲景的著作中,桂枝汤还可以用于其他五个方面的情况。它可以用来治疗太阳伤寒。你们听我这样讲,会感到不对吧。你们会说,太阳伤寒应该用麻黄汤治疗,怎么可以用桂枝汤治疗呢? 可是我问你们,太阳伤寒用麻黄汤治疗,如果吃了麻黄汤,出汗了,但病没有好,表邪还在,仍然发热、恶寒,身体疼痛,头痛,那么下一步应该怎么治疗? 这个时候应该用桂枝汤。这是什么道理? 因为麻黄汤是一个发汗峻剂,你用麻黄汤,患者身体上的寒邪,已经发掉了很大一部分,腠理已经打开了,但还有表邪,这个时候就不能再用发汗峻剂的麻黄汤去治疗。由于还残留风邪、寒邪,就应该改用桂枝汤发汗。这就是太阳伤寒已经发汗,其表已开,应该用桂枝汤治疗。这个地方我跟大家稍微做一下补充,张仲景的麻黄汤,麻黄的用量很大,是三两。张仲景的三两是多少? 我的研究已经得出了结论,从东汉到唐代,药物计量的一两都是 13.8 克重。所以三两麻黄就是 41.4 克。患者吃了这么大剂量的麻黄以后,腠理已开。所以即使还有少量的表邪,也不宜再用麻黄汤发汗,会损伤人正气,会导致表阳虚损,所以不能再用麻黄汤了。

张仲景用桂枝汤的第三种情况是太阳病兼里虚。虽然患者得的是太阳病,即使不是表虚,但患者素体里虚,或者脏腑虚弱,或者气血阴阳不足,这时就不宜用麻黄汤发汗,而应该用桂枝汤。为什么? 因为桂枝汤不仅发汗力缓,而且在发散的同时,能够补益正气。

让我把太阳病兼里虚的内容再展开一下。什么叫做兼里虚? 在《伤寒论》和《金匮要略》里有这样一些情况,一个是素体虚弱的人感受了风寒。素体虚弱的人可以称为"虚人"。是不是所有的人,他们感受了风寒,风寒在表,一定要用麻黄汤发汗? 当然不是。虚人感受风寒就不能发汗。为什么? 因为体虚。虚人发汗会损伤正气,有一定的危害性和危险性。有一条很好的临床经验,张仲景有两个方子很适合虚人感受外邪的表证,一个是桂枝汤,一个是小柴胡汤。小柴胡汤适合治疗虚人感邪之偏于热者,因为小柴胡汤里面用的柴胡,柴胡是辛凉的,黄芩是苦寒的。为什么小柴胡汤适合治疗虚人感邪的表证? 因为小柴胡汤里有人参、甘草、大枣扶助正气。还有一个方子就是桂枝汤,也适合治疗虚人感邪的病证,但它适合治疗偏于寒的病证。道理在哪里? 因为桂枝汤的君药是桂枝,桂枝是辛温的。为什么桂枝汤适合治疗虚人感邪? 因为与小柴胡汤一样,桂枝汤也能补益正气。请记住虚人感受风寒,不能够用峻剂发汗,可以用桂枝汤。太阳病

兼里虚的第二种情况是太阳病经过发汗，或者误用攻下，导致了里虚。比如有的病例，曾经采用汗、吐、下等方法治疗，导致了正气虚弱，如果表邪还在，或者在疾病过程中，再一次感受了外邪，那么接下来的治疗，就不要再用峻剂发汗，而应该改用桂枝汤解肌发汗，调和营卫，扶正祛邪。即使疾病表现无汗，也应该用桂枝汤治疗。太阳病兼里虚的第三种情况是太阴病里虚寒，或者少阴病里虚寒，如果在外还有表邪，即使没有汗出，也应该用桂枝汤治疗。太阳病兼里虚的第四种情况是少阴病里虚寒，同时又有太阳表证。太阳病兼里虚的第五种情况是霍乱病又有表证。霍乱以上吐下泻为突出表现，正气虚损，即使有表证，发热、头身疼痛，也不可用强有力的发汗攻邪方子，应该用温和的桂枝汤。太阳病兼里虚的最后一种情况是产后中风，产妇刚分娩过，气血不足。此时候如果感受了风寒之邪，身体疼痛，即使无汗，也不要用麻黄汤治疗，应该用桂枝汤治疗。

　　仲景用桂枝汤的第四种情况是阳明病兼表虚证。一个病例，虽然见有阳明壅实的临床表现，不大便，可能还兼见腹胀满的症状，不过这些症状不很严重，这个病例同时还见有太阳表证，发热，恶风，自汗。这属于表里同病，怎么治疗呢？大家知道，张仲景有一个表里先后治疗原则。表里同病的时候，如果里证不急，那就应该先治表，后治里。所以现在应该用桂枝汤治表。后世对于汉代的表里先后治疗原则有发展，提出来表里同治的方法，如刘河间防风通圣、双解散等，就是代表性的方剂。

　　仲景用桂枝汤的第五种情况是杂病自汗。这种自汗不是由外感风邪引起的，而是由于某种原因出现了自身营卫不和，其突出的表现是自汗，有可能兼见发热，一般也就是低热。这种情况可以用桂枝汤调和营卫。

　　在仲景著作中，桂枝汤的第六个方面的适应证是妊娠恶阻。

　　上面我把桂枝汤在《伤寒论》和《金匮要略》里的应用情况给大家做了一个简单的复习。这里我再总结一下，桂枝汤的应用并不是仅仅用于太阳中风，它的主要适应证有六个方面。这六个方面的适应证都有一个基本的特点，这就是都有正气虚弱的病机。

　　我们在临床上使用桂枝汤，并不总是在使用原方，往往需要对原方进行加减、化裁。怎么样加减，怎么样化裁呢？我把人们对桂枝汤的加减情况做一个归纳，不外两个方面。桂枝汤一方面能祛邪，一方面能扶正。所以人们在对桂枝汤进行加减时，也是顺着这两个方向，或者加强它祛邪的力量，或者加强它扶正的力量。就是这样两个方面。或加麻黄、加葛根，或加黄芩，加厚朴、杏仁等，都是为了祛邪。如桂枝加葛根汤、桂枝加厚朴杏子汤等。另一个方向，桂枝汤的主治证，多有正气虚弱的病机，用桂枝汤有补虚的考虑，辛甘化阳，酸甘化阴，补益阴阳。如果考虑桂枝汤的补益力量需要加强，那就再加上一点补虚的药物，如人参、芍药、当归、黄芪、瓜蒌根、附子等。

桂枝汤证的基本病机

下面跟大家一起讨论一下桂枝汤的基本病机是什么？我在对桂枝汤证做了一个比较全面的研究以后，发现桂枝汤证有一个突出的特征——虚。虽然我们在讲太阳中风表虚证时，都把注意力放在风邪上，说桂枝汤证的病因是邪气，是外因。但是我注意到，在桂枝汤证的病机里面，正气虚弱却是十分重要的。这就是为什么不少医生把桂枝汤作为一个补剂使用的道理。我这里给大家列举几条文献来说明这个问题。一条文献是《南阳活人书》里面的一段话："桂枝自西北二方居人，四时行之，无不应验。江淮间唯冬及春可行之，春末及夏至以前，桂枝症可加黄芩一分，谓之阳旦汤；夏至后可加知母半两，石膏一两，或加升麻一分。若病人素虚寒者，不必加也。"西北指我国的西北部，如甘肃、宁夏等，西北部是比较寒凉、比较干燥的。在这些寒冷的地方用桂枝汤，效果很好，一年四季都可以用，没有无效的情况。因为桂枝汤是一个偏于甘温的方子。"江淮间"指长江、淮河流域，像上海、江苏、浙江、安徽等地。这些地方比较温暖，"唯冬及春可行之"，只有在冬天和春天可以用，因为冬天是寒冷的季节，早春仍然是比较寒凉的。所以在冬天和早春适合用桂枝汤。"春末及夏至以前"，在春末，初夏，夏至以前，这个时候气温已经很温暖了，所以用桂枝汤的时候，就需要加一点清热的药，比如可加黄芩一分。桂枝汤加黄芩，就成了阳旦汤。这条经验很重要，它告诉我们，在使用桂枝汤的时候，如果你注意到一个应该用桂枝汤的病例，却见有几分热的表现，那该怎么用？就仿照这个方法，在方子里面添加一点寒凉的药物。"夏至后可加知母半两，石膏一两，或加升麻一分。"夏至以后，气温就很热了，仅仅加黄芩是不够的。这个时候就要加知母、石膏，或者加升麻。这都是用的监制、反佐的方法。最有意思的是后面一句话："若患者素虚寒者，不必加也。"即使是在江淮间，华东地区，即使到了夏季，有一部分患者仍然可以用桂枝汤，而且不需要对方子进行加减。哪样的患者啊？素体虚寒的患者。这说明一个什么问题？这说明桂枝汤适合治疗的病证，最适合治疗的病证，就是兼有虚寒的病机。素体虚寒，感受了外邪，适合用桂枝汤治疗。从此可以看出，正虚是存在于桂枝汤证病机中的一个主要方面。

大凡搞《伤寒论》研究的人，似乎都知道"伤寒三集"，一个是柯韵伯的《伤寒来苏集》，一个是尤在泾的《伤寒贯珠集》，一个是钱天来的《伤寒溯源集》，合称为"伤寒三集"。搞《伤寒论》研究的人一定要学这"三集"。柯韵伯在《伤寒来苏集》里面谈了这样一条经验："余常以此汤治自汗、盗汗、虚疟、虚痢，随手而愈。"他说他常常用桂枝汤治疗自汗、盗汗。请大家注意，桂枝汤不仅仅能治疗自汗，还能治疗盗汗。常常用桂枝汤治疗虚疟、虚痢。疟疾和痢疾也可以用桂枝汤治疗。但是，并不是各种各样的疟疾和痢疾都可以用桂枝汤治疗，只有一部分疟疾和痢疾可以用桂枝汤治疗。哪一部分呢？虚疟和虚痢，也就是正气虚弱的疟疾和痢

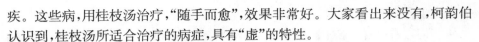

疾。这些病,用桂枝汤治疗,"随手而愈",效果非常好。大家看出来没有,柯韵伯认识到,桂枝汤所适合治疗的病症,具有"虚"的特性。

四川的名医郭子光老师,他是国医大师,他用桂枝汤治疗什么样的病证呢?他在《伤寒论汤证新编》中介绍了他常用桂枝汤治疗喘息性支气管炎或支气管哮喘,低热,汗出,喘息。大家注意看他在这些病症的后面写了9个字来作补充说明:"面苍唇淡,四肢欠温者。"这九个字也是一种限定。桂枝汤可以治疗这么多的病症,但一定是"面苍唇淡,四肢欠温者。"面苍唇淡,四肢欠温反映了什么问题? 反映的是患者的体质虚弱。

北京中医药大学的聂惠民老师,她写了一本《伤寒论与临证》,她提出桂枝汤的应用要注意三个要点。哪三个要点呢? 第一个要点是"体质虚,素易感"。什么时候用桂枝汤? 就是体质虚弱、容易感受外邪的那一群人。当然,我这里补充说明一下,体质虚容易感受外邪,但容易感受外邪的人并不一定总是体质虚弱的人。所以聂老师的这六个字一定要结合起来看。我在临床上看到的那些经常感冒的人,有一部分可不是体质虚,他们身体里面的热气很重。体内热气很重的人也会经常反复感冒。适合用桂枝汤治疗的病例一定是体质虚弱、平素易感的。第二个要点是脉象浮缓虚弱。这样的脉象也反映着正气的虚弱,实邪不盛。第三个要点是发热、恶风寒、自汗出。聂老师的这个经验进一步佐证了我提出的观点,桂枝汤的适应证具有正气虚弱的突出特点。

曹颖甫曹家达先生的《经方实验录》是一本好书,大家如果有时间,又喜欢经方的话,一定要读读。曹颖甫说"桂枝汤直是一首补方"。他没有说桂枝汤是汗剂,他说桂枝汤是补方。"纵然完全无病之人,亦可服此矣。"即使没有病,也可以服。卫生部公布的既是食品又是药品的药物名单里面,桂枝汤的5种组成药味,有4种在里面。桂枝是食品,生姜是食品,甘草是食品,大枣是食品,只有一味芍药不在那个名单里面。有些人把桂枝汤称为酸辣汤,因为它有甜味,甘草、大枣是甜味的,桂枝也是甘的。它有酸味,酸味来自白芍。还有来自生姜和桂枝的辣味。所以桂枝汤就是一个酸辣汤,安全,可以用于保健的目的,纵然完全无病之人,亦可服此矣。"唯严格言之,平素胃肠实热,血压亢进之人",就不要用了。"平素胃肠实热,血压亢进",这是实证的表现。实证的患者,体质壮实,"毋须一试",不要用桂枝汤。"若夫素体虚寒之老人及妇女服此,诚有意想不到之效力。故仲圣以本汤为温补主方。"这句话的意思大家一看就明白了,不用我再解释。"仲圣以本汤为温补主方。"这是经方大家曹颖甫做的一个结论。

让我们来看一看曹颖甫的一则医案,看一看他是如何用桂枝汤的。"王右,无表证,脉缓,月事后期而少,时时微恶寒,背部为甚,纳谷减。"很清楚,这是一个兼有正气虚弱的病例。曹颖甫判断说"胃肠虚弱故也。宜桂枝汤和之。"胃肠虚弱,用桂枝汤和之。很清楚地看得出来,这个"和"字,可以理解为是一个"补"字。

曹老先生就是把桂枝汤作为一个补方在应用。

我们再看一看著名中医学家岳美中老师怎么用桂枝汤的。岳美中老师是临床大家，他原来在西苑医院工作。他举例介绍了一个病例，患者为男性，60岁，"形体瘦弱，素易感冒，疲劳受凉"。大家看看，形体瘦弱，素易感冒，劳累了一下，受了一点凉气，就发病了。说明什么问题？正气虚弱嘛。发病以后，"头痛项强，恶风，动则汗出，轻微咳嗽，纳差已久，肠鸣，精神不振，脉左寸微浮，右寸微，二关弦虚，二尺沉弱，苔薄白黏腻。"很明显的正气不足。怎么治疗呢？以桂枝汤为基本方去治疗。岳美中老师考虑到桂枝汤的力量还不够，于是就加上了党参、黄芪、陈皮。患者吃了药之后，病去十之七八。效果很好。请你们看看岳老的这个处方，十分简单的一个处方，桂枝汤五味药物，再加上三味药，也就是八味药。小小的方子，患者服了一剂，病去十之七八，基本上也就接近痊愈了。

这张幻灯片讲的是我在前面已经讲过的刘老治疗的一个病例。"周身肌肉骨节疼痛"，"其人形体瘦弱，面带寒色，脉弱舌白"。刘老给这位患者用的是桂枝新加汤。可以这样理解，桂枝汤本来就具有益气养营止痛的力量，但是还需要再加强，所以张仲景又加上了人参，并且把芍药的用量加大了。当然，这里用的应该是白芍。

《张仲景医学实验研究》这本书里也介绍了桂枝汤应用的一条经验，神经衰弱，症见体质虚弱，食欲不振，少眠多梦，心悸乏力，自汗脉浮者，可以用桂枝汤治疗。这里列述的都是一些虚弱的脉症。如果这些虚弱脉症出现了，那么无论是肝炎、肾炎、急性传染病的恢复期，还是急性胃炎吐泻症状停止而全身瘫软无力，饮食欠佳，精神不爽，自汗，脉弱者等，都可以用桂枝汤治疗。

桂枝汤用量控制

下面讲第三个方面的内容，桂枝汤的用量控制。临床医生如果仅仅会辨证，会用方子，但是如果药物的用量控制不好，那么临床疗效也可能大打折扣。中医有一句话，"中医不传之秘在于用量"。

让我们看一看张仲景对于桂枝汤药物用量的控制。张仲景如何控制桂枝汤的剂量，除了配方剂量以外，他有一个特别的方法，这就是通过服量控制桂枝汤的用量。

首先我们需要看一看桂枝汤的本原剂量。桂枝汤的本原剂量是多少？我承担的国家973课题主要研究任务之一是考证经方本原剂量。我们的研究结果表明，从张仲景时期，一直到唐代，方药用量的计算单位，1两都是约合今日13.8g。桂枝汤的桂枝用了三两，合今约41.4g。这个用量是我们现在大多数人都接受不了的。人们会说，桂枝用41.4g，这能用吗？大青龙汤的麻黄还用了六两，约82.8g；小柴胡汤的柴胡用了半斤，约110g。这样的用量都是我们无法接受的。我们不能接受是因为我们对那么大的用量感到陌生。不仅仅是我们感到陌生，经方的用量到宋代，人们就已经陌生了。明代以后，更多的人对经方的用量都感到陌生。

有人说，照你这么说，经方本原剂量很大，你在临床上会用吗？能不能用，让我们看一看吴鞠通用桂枝汤的一则医案。吴鞠通在40多岁的时候，有一次得了病，"先暑后风"，夏天生病了，开始时是受了热，而后来很有可能有因为贪凉，受了风邪。这种情况在夏天很多见，天太热了，便找一个阴凉的地方，把衣服给脱去，好好享受清凉。但是结果却生病了。"大汗如雨，恶寒不可解。"汗出、恶寒，有受风的经历，很明显是桂枝汤证。"先服桂枝汤一帖"，他给自己开了一剂桂枝汤。吴鞠通非常爱用桂枝汤。他在《温病条辨》里就把桂枝汤作为第一个方子。"为君之桂枝用二两，尽剂，毫无效验。"他给自己开了一剂桂枝汤，桂枝的用量是多少呢？桂枝是君药，他用了二两。大家知道二两是多少吗？清代的一两是37.5g，二两是75g。大家想想，吴鞠通在夏天用桂枝，一剂就用了75g桂枝。我们回来再看看《伤寒论》桂枝汤用桂枝41.5g，这个用量很大吗？不很大。一剂药用75g桂枝，吴鞠通吃了结果怎么样？结果"毫无效验"。他吃了以后，没有丝毫效果。吴鞠通怎么办？他第二天给自己又开了一剂桂枝汤，而且这一次"用桂枝八两"。八两折合今天的多少克？300g。"服半帖而愈"，结果他服了半帖，也就是只服了一半，他的病就好了。这一半的药，桂枝有150g。比较一下，张仲景桂枝汤桂枝用三两，约41.4g，就不是很大了。

张仲景桂枝汤的桂枝用了三两，芍药用了三两，甘草用了二两，生姜用了三两，大枣用了十二枚。我前面讲过，现在人们用大枣用得很少了，都没有把大枣作为药物来用。大概是从宋代以后，人们把大枣都作为药引子用了。因为宋代开始煮散，煮散的药量，一剂量就是一服量，一次煮出来的药，一次服下。张仲景《伤寒论》中的一剂药可以分3次、4次服，甚至分6次、7次服。宋代煮散是煮一次，一次服。所以宋代把生姜和大枣都是按照一服量用的，一次煮的药，加两枚大枣。明清以来的人们没有看清楚这个问题，当他们把煮散剂变为汤剂，恢复汤剂的时候，药物的用量没有恢复到汉唐水平，大枣也仍然只用两枚，生姜仍然只用两片。今天我们大多数医生在临床用生姜、大枣的时候，也都是这种用法。张仲景用大枣，一般都用12枚。大家说12枚有多重？陶弘景《本草经集注》说"大枣以三枚准一两"，就是说三枚大枣折合一两，一两重约13.8g，由此可见那个时候，一枚大枣重4g多。张仲景的桂枝汤用大枣12枚，折合成今天的单位应该是约50g。大枣这么大的用量，与桂枝、芍药、生姜的用量是匹配的。这是经方桂枝汤的本原剂量。

桂枝汤的煎服法很重要。前面我讲过，吴鞠通很善于用桂枝汤。关于桂枝汤的煎服法，吴鞠通讲过这样一句话："（桂枝汤）煎法服法，必如《伤寒论》原文而后可。"用桂枝汤的时候，你一定要按照张仲景《伤寒论》里面讲，它说怎么煎，你就让怎么煎；它说怎么服，你就让怎么服。如果你不按照《伤寒论》说的那么去做，那"不唯失桂枝汤之妙，反生他变，病必不除。"吴鞠通讲的这句话，是值得我们注意的。我们今天学桂枝汤，不要仅仅把注意力放在方剂的组成和药物的用量上，还要重视煎服方法。生姜要切成片，大枣要掰开，不要把大枣囫囵放进去。如果不把大枣掰开，那么你只能把一个干瘪的大枣煮成饱满的大枣，大枣里面的有效成分可能煮不出来。你会发现没有掰开的大枣，煮过以后，大枣的味道都没有煮出来。《千金要方》里面讲过，只要是用植物的果实、种子，一定要把它们破开，里面的成分才能煮得出来。你看用杏仁要捣，用桃仁也要捣，用酸枣仁也要捣，就是这个道理。

既然吴鞠通说桂枝汤的煎服法很重要，那就让我们看一看桂枝汤的煎法服法到底包含着怎样的奥秘。现在有一些人批评中药临床疗效不好，我也在思考这个问题，为什么中药临床效果不好？原因是多方面的，药材质量是一个重要方面的原因，辨证准确性是另一个重要的原因，但是，我觉得还有很重要的一个方面的内容，这就是煎法和服法是不是正确的。

下面让我们仔细看一看《伤寒论》桂枝汤的煎法、服法。

第一，加水量。按照汉唐时期的要求，药材和水的比例一般是 1∶7。当然，并不是说汉唐医家讲的就是正确的，但是，汉唐医家提出的观点应该作为我们的参考。《伤寒论》的大多数方剂，煎煮时的加水量与药材的重量比是 7∶1。用今天的计量标准，100 克的药材，加 700 克的水。

第二，煮药时间。大概是 30 分钟。一定要注意用什么样的火力，用微火，它描述的叫小沸，什么叫小沸？有过在厨房烹饪经验的人，煮过汤，或者烧过开水，就会知道，如果水到沸腾的时候，叫大沸。水烧到 100℃ 的时候叫大沸。我没有测过温度，我感觉水烧到 95℃ 上下的时候，就叫小沸，就是水将开未开，水的表面冒小小的泡泡了，这个时候就叫小沸。这有个什么道理呢？这种状态下，水的温度已经接近沸腾的状态，但是水又没有沸腾，这个时候水的挥发很慢，药物里面挥发性的物质一定损失得很少。同时，药物的浓度提升会比较慢，药物的浓度很高的时候就不利于有效成分的提取，药材的成分就出不来了。所以要注意的是用微火。

第三，服药。桂枝汤怎么服？一定要温服，不能服凉的。

第四，一次服量。每次服一升，也就是 200 毫升，一天服三次。

《伤寒论》还讲了服桂枝汤的几点要求，服过桂枝汤以后，要马上大口喝一碗热粥，要盖上被子捂汗，既要让患者全身都微微出汗，又不能让患者出太多的汗。

需要特别说明的是，《伤寒论》对桂枝汤的服量控制是很有意义的。桂枝汤的服量如何控制？一天吃几次？一天吃几剂？不知大家是否想过这个问题。如果病情较轻，可能吃一次药就痊愈了。但如果病情重，《伤寒论》说，若"病重者，一日一夜服，周时观之。"如果是重症病例，那就需要增加服药次数，缩短服药时间。只要病没有好，那么就需要白天服药，夜晚也要服药。一天最多可以服3剂药，服9次药。以每剂药的桂枝重41.4g计算，3剂药的桂枝用量达到了120g以上。

我们知道今天很少有医生用这么大的量，很少有医生这样给药，医生们都是一天给一剂药，即使是急性发热的住院病例，即使是重症病例，比如急性重症肺部感染，急性肠梗阻，重症上呼吸道感染，急性重症黄疸型肝炎，人都住进了医院，医生也还是一天给一剂药，让患者一天服两次，上午一次，下午一次。如果没有见到疗效，医生一般也不会加大药量，也不会增加服药次数。今天的二次药吃完了，只有等到第二天再给药。由于药量不够，所以往往不能取得效果。可以这么说，很多情况下，并不是中药无效，而是因为药量不够。

我这里给大家讲一个病例。一位韩姓老太太带她的孙女来找我看病，我诊断是桂枝汤证，就给她开了桂枝汤，可是小姑娘吃了药以后，没有效果，仍然发烧。那个小姑娘很胖，体重可能是同龄孩子的2倍，我觉察到药量不够，就用《伤寒论》讲的给药方法，告诉她奶奶，如果孩子服药以后，发热不退，一天就吃两剂药甚至三剂药，把每次服药的间隔时间缩短。老人回家以后，按照我讲的这个办法去做，当天烧就退下来了。

有不少病例，我们医生的辨证是正确的，用的方子也是正确的，药物的加减化裁也是正确的，但是用量却没有跟上来，缺少"临门一脚"，车薪杯水，疗效不佳。遗憾的是医生们都没有意识到之所以疗效不佳，是因为用量不足。他们一见疗效不佳，便考虑是诊断和辨证不对，最后换了方子。这就是我平常经常讲的现象，叫做"失之交臂"，这是令人感到很遗憾的事情，这种现象在临床上很常见。今天我们重新学习《伤寒论》桂枝汤的煎服法，这是很有意义的。我们做临床，尤其是做住院医生，敢不敢于，有没有意识去做采用张仲景的给药方法？当我们遇到重症病例，"若病重者"，在确认辨证无误的情况下，如果疗效没有出来，不妨把药物的用量逐渐提高，包括把服药间隔时间缩短。

桂枝汤的服量控制，现在我把它总结了一下，可以称之为"桂枝汤服量控制三法"。第一法，不要过量，汗出愈，停后服。如果已经出汗了，烧也退了，就不要服药了。如果还有些发烧、低热，也可以减量再服，这是张仲景桂枝麻黄各半汤、桂枝二越婢一汤、桂枝二麻黄一汤三个小方子所体现的原则。

第二法，增加服药次数。如果服了一剂药以后，没有见到效果，而我们在分析了情况以后，认为诊断和辨证是正确的，那就可以通过增加服药次数来增加药量，这是一个很有智慧的办法。张仲景并不是把桂枝汤单剂药量增大，而是增加一剂、二剂。我再说得具体和清楚一些，张仲景为什么不是把桂枝、芍药、生姜、甘草和大枣的用量分别增大二倍甚至三倍，分为3服，而是仍然采用原方剂量，增加服药次数,缩短服药间隔时间呢? 这是因为,如果单剂药量大幅度提高,药物的不安全性也增加了。而采用增加服药次数的办法,便把药物安全性和有效性牢牢把握在医生手中。

第三法,缩短服药间隔时间。缩短服药间隔时间与增加服药次数密切相关。增加服药次数的时候,服药间隔时间也缩短。间隔多长时间呢? 最短可以每两小时服一次药。我最近治疗了一位老年患者,肺部感染,发热,用抗生素无效,我用中药给他治好了。我采用的就是缩短服药间隔的办法,每隔两个小时就给一次药。希望大家今后在临床上碰到重症病例时,好好学习应用张仲景的这个方法。

桂枝汤验案数则

下面我们来看几则桂枝汤医案。首先是刘老治疗的一则医案。前面我已经讲过,桂枝汤是一个补剂。这则医案可以进一步告诉我们,桂枝汤到底是不是一个补剂。"刘某,男,18 岁,农民,早婚。平素体弱气怯,婚后半年,出现腰酸腿软,头晕耳鸣,小便频数而短,渐渐恶寒,双下肢有冷麻感,夏伏天裹棉衣仍感肢冷,动则汗出,纳差腹胀,口中甜腻,夜寐多梦,思色欲动,体质日衰。"大家看看这个病怎么治疗? 如果这个病例由我们来治,我们会怎么治疗? "为此,其妻暂住娘家,患者在家静心疗养,用人参、鹿茸培补无效。"我想多数医生都可能会用参、茸培补。参、茸培补无效,患者便去找刘老治疗。刘老见其人形瘦气怯,面色萎黄,神衰,语声低微,切两脉沉细而弱,舌质红嫩,苔少。刘老判断"此因房劳过度,耗气伤精,阴阳亏损"。阴阳亏损该怎么治疗呢? 一般人都会想到六味地黄丸。告诉大家吧,刘老曾经给我讲过,有些医生一见腰痛,便用六味地黄汤,但多数都收效甚微。刘老说,他的老师传授给他一条经验,腰痛用五苓散治疗,效果很好。我在临床上发现,相当大一部分腰痛病例,用五苓散的疗效确实比六味地黄汤好。现在这个病例是阴阳两虚,如果你是医生,你会怎么治疗? 你会不会用六味地黄加味? 比如像这个医案里讲的那样,加人参、鹿茸培补元气? 刘老没有用六味地黄,没有用参、茸,而是用桂枝汤调理阴阳。刘老说的"调理",依我看就是调补。刘老的处方是桂枝 15 克,白芍 15 克,炙甘草 6 克,生姜 6 克,大枣 10 枚。5剂。这里我特别说明一下,刘老用大枣的用量比较大,用了 10 枚,而不是像其他医生那样只用二三枚。患者吃了 5 剂,效果怎么样呢? 我想一般人看到刘老用这么简单一个方子,都不会相信它会产生疗效。"5 剂,诸症大减。再诊加怀山药 15 克、白术 12 克培中焦之土,促后天生化之源。7 剂,病去十之七八。"患者服药 12 剂,就好了百分之七八十。前面我们反复强调"桂枝汤是一首补方"? 大家看了这则病案就相信了吧。

我今天谈这个病案,还想跟大家分享我的一个体会。我们不要以为大方子就一定能治病,小方子就一定不能治病。我们也不要以为只有很贵的、很特别的、很难寻找的药物才会治病,而平常的、便宜的药物就不能治病。刘老开的是大枣、生姜、桂枝,都是极普通的、极平常的药物,它们能治病,而且效果很好。

过去上海有个董廷瑶医生,可能大家应该会知道这个人,他被人们称为上海的"小儿王"。他治疗儿科疾病就喜欢用桂枝汤。四川过去有一位很有名的大夫,江尔逊先生,也是一个用桂枝汤用得很出奇的大夫。各位如果对桂枝汤应用感兴趣,课后可以查一查这两个大夫的资料。我知道还有一个人对桂枝汤的研究很深,就是中医科学院的科学家富杭育,她把半辈子的时间都用到了桂枝汤的科学研究,发表了很多论文。

这里我还要跟大家谈谈用桂枝汤治疗呼吸系疾病的经验。桂枝汤适应证的太阳中风,用西医的眼光看,主要是急性上呼吸道感染。当然,桂枝汤的适应证并不仅仅是急性上呼吸道感染。桂枝汤也可以治疗下呼吸道疾病,支气管炎、肺炎。刘老有个经验方,后来被开发成了一个准字号中成药,桂龙咳喘丸。刘老是我国第一批 500 名名老中医,我跟刘老做了几年徒弟,对他的学术思想和临床经验了解较多。我在临床上对于虚弱体质的儿童呼吸道感染性疾病,常常用桂枝汤治疗。现在儿科疾病多与肺胃相关,有两个极端,一个肺脾虚寒,一个肺胃实热。如果是肺胃实热,那就不要用桂枝汤。肺胃实热性质的疾病应该用苦寒清热、泻火解毒的方法治疗,比如甘露消毒丹就很好。清代名医吴鞠通有一个方子非常好用,方子叫做"代赈普济散",大家可以试试,做成煮散剂,一次取大约 20g 药散,煮服,非常好用。建议做儿科的医生记住这个方子。桂枝汤并不是适合治疗全部呼吸系疾病的方子;桂枝汤只适合治疗肺脾虚寒性质的呼吸系疾病。我在门诊时,常对学生们说,你们要注意观察患儿的脸色,有些孩子一脸寒气,反映脾肺有寒,多是由饮食生冷得来的。胃肠实热也是由饮食而来,脾肺寒气也是由饮食而来,吃生冷的东西太多了,也可能与用了太多太久的凉药有关。大家知道,现在的医生,治疗呼吸道疾病基本上都是用清热解毒的药物,或者用抗生素,抗生素多数也是寒凉的。

我这里再举一个例子。"周某,男,5 岁。咳嗽 3 日。"这个孩子虽然这次的咳嗽只有 3 天,但是长期以来,他总是不断咳嗽。"近 2 年来反复发生上呼吸道感染,伴有咳嗽、流涕、发热、不食、腹痛,夜寐出汗等症状,每一次的发作,出现的症状都是大同小异。察看他的面色,黄白不华。舌苔白,脉小数。"我给他的诊断是:"脾胃虚弱,营卫虚弱,外感风邪"。用桂枝汤补益脾胃,增强营卫,患儿吃了 3 剂,不仅咳嗽好了,而且身体状况也得到改善,夜汗少了,饭量也增加了。

这也是一个桂枝汤病案。"杨某,男,48 岁。1998 年冬,北京流感肆虐,其人受病,经治疗后,大邪虽去,而咳嗽不止,恶寒喜暖,身体痛楚,精神委顿。"我们可以通过辨证,判断这是一个虚证病例。这个人右脉弱,左脉斜飞。斜飞脉很难判断虚实,因为脉管壁的下方不是软组织,而是骨的硬组织。脉在你的手指下,你会感觉到它对你手指的反作用力强一些。所以我对斜飞脉的诊断意义的理解不够。我集中注意力看患者另一只手的脉。他的右脉弱，舌苔白腻，面无热色。"恶寒者，虚故也。余邪在肺，肺气虚弱。用桂枝汤补益肺卫。"用了5剂，患者的状况就非常好了。这里我提到六个字："恶寒者，虚故也。"临床上有一些患者，他们的恶寒症状明显，多数都是阳气不足，或者气血虚弱。应该用温补的方法治疗；桂枝汤就是一个很好的补益之剂。

这个病案，患者是我前面提到过的小女孩。小女孩发热近10日，伴自汗，头痛，身体疼痛，饮食、二便、睡眠无异常，脉缓、舌白、面无热色。此风邪袭表，营卫不和。无里症，用桂枝汤。处方：桂枝10g，白芍10g，生甘草6g，生姜10g，大枣20g。3剂，水煎服，每日1剂。初服3日无效。我就用《伤寒论》桂枝汤用量控制方法，加大药量，让她一天吃3剂药，结果当天就好了。

这是一个更年期综合征病案。陈某，女，50岁。近三年来自汗、盗汗，自觉发热，然体温正常，恶寒，失眠，烦躁，偶有心慌。月经已于去年停止。尿频。舌苔白腻，脉弦细。诊断为肾虚，营卫不足。用桂枝汤加龙骨、牡蛎收涩止汗，镇静安神。处方：桂枝10g，白芍10g，生姜10g，炙甘草10g，大枣30g，煅龙牡各30g。患者服药后汗减寐安。守方出入14剂，诸症消失。

与桂枝加龙骨牡蛎汤相应的方子是柴胡加龙骨牡蛎汤。这两个方子都可以用于更年期综合征。柴胡加龙骨牡蛎汤可以治疗偏于属热的失眠、多梦、自汗，桂枝加龙骨牡蛎汤可以治疗偏于寒的失眠、多梦、自汗。两个方子可以作为姐妹方应用。柴胡加龙骨牡蛎汤也用煅龙牡、桂枝、大枣，不过它还有柴胡、黄芩可以清热。

今天我讲的主要内容是基于桂枝汤服法的方药用量控制。有一种说法："中医不传之秘在于用量。"这句话应该如何理解呢？我个人觉得，这一句大概有三个方面的道理。第一，当我们去读古代医书、医案的时候，我们会发现很多医案都没有用量记载。比如叶天士的《临证指南医案》，很多人都读的书，其中记录药物用量的处方就很少。怎么会没有药量呢？药量到哪里去了？读者会不会猜想古人故意将药量隐去了？读者会认为古代医案里的药量有可能是被人故意隐去。药量隐去了，成了秘密。

第二，之所以说"中医的不传之秘在于用量"，是因为经方本原剂量是一个谜。很多人对经方本原剂量进行过考证，各家的结果和意见不一，很混乱。有人认为经方的一两约等于今天的15.6g，有人认为经方的一两约等于今天的13.8g。15.6g和13.8g两个数字的差别倒是不大，这是东汉标准和西汉标准的差别。还有人认为经方的一两约等于今天的20多克，等于今天的3点几克，等于今天的1点几克。真的是很混乱。宋代以来，很多人在努力寻找经方的本原剂量。由于没有一个统一的认识，所以有人发出了"中医不传之秘在于用量"的感叹。这里我告诉大家,我十多年的研究结果是,经方本原剂量的一两约等于今天的 13.8g。经方的 1 升是 200ml。从汉代到唐代,方药的计量单位都保持着一致,采用的都是汉秤标准。虽然唐代官秤的 1 斤已经涨到 660g,这是唐代的大秤,但是唐代的小秤仍然是一斤约 220g。唐代在计算处方药物用量时,仍然采用汉秤标准,1 两仍然是 13.8g。唐代的大升是 600ml,小升还是 200ml。宋代的 1 升涨到 1040ml,宋代的升是很大的。所以宋代喝药的时候不是喝一升,而是喝一盏。宋代的一盏大约是 200 多毫升。你看《局方》《圣济总录》,书中都是说的服一盏。

第三,之所以说"中医的不传之秘在于用量",还因为中医临床的个性化特点十分突出。有些医生,他们的处方用量很大;有些医生,他们的处方用量很小。大家都知道,蒲辅周老先生的处方用量就小的很,但治病的效果却很好。今天下午广安门医院的仝小林老师会来给大家讲课,他会给大家带来"大剂起沉疴"的观点。仝小林老师治疗糖尿病的时候,黄连的用量很大,日服量用到 20g、30g 甚至更大。山西的李可老师,南通的朱良春老师,他们对有些药物的用量都非常大。我的母校,湖北中医药大学,以前叫湖北中医学院,有一位朱曾柏老师,他的处方药物用量也奇大。中医的临床大夫,有些人用很小的量,有些人用很大的量,个性化的特色非常突出,差别很大,这就会让人感到剂量里面存在无穷奥秘。人们说中医的不传之秘在于剂量,应该与这一方面的因素有关。

做中医应该重视方剂的学习和研究。我认为,学习和研究一个方子,仅仅注意它的组成是不够的,一定要注意各味药物的用量,否则是不细致的,不完整的。一首方剂,它的配伍是很有深意的东西,它的用量,包括各味药物的用量比例更为奇妙。研究《伤寒论》的人都知道,与桂枝汤相同组成的方剂还有桂枝加桂汤、桂枝加芍药汤,仅仅把桂枝或芍药的用量改变一下,方剂的功能主治就大不一样。所以,从这一方面来说,中医的不传之秘在于用量,也确实是有道理的。这一点,大概也是人们感叹"中医的不传之秘在于剂量"的原因之一。

这里我还要与大家谈一谈,为什么张仲景的药物用量、汉唐时期的药物用量比较大,后来下降到很小的一个水平了? 按照一两折合 13.8g 计算,汉唐时期的药物用量是很大的,单味药物的用量大约相当于我们现在平均药物用量的 3 到 5 倍。这就提出来一个问题,为什么药物用量下降了,而且下降这么多? 我研究的结果是,药物用量下降的主要原因是宋代推广煮散剂。唐末出现安史之乱,国家处于动乱状态,连年的战争导致交通不便,商业受阻,药材短缺。当时的医生需要考虑如何节省药材,如何用较小量的药物去治病,他们把古代的煮散剂型发掘出来了。煮散剂就是把药物打成粗末以后煎煮,由于药物打成了粗末,活性成分的提取更加充分,所以就可以少用一些药材。我们做了一个研究,把药物打成粗末,与现在通常使用的饮片进行对比,结果发现煮散剂能节省 1/3～1/2 的药材。

我们换一句话来讲,用饮片能够获得的疗效,若改为煮散剂,那仅仅需要 2/3 或者 1/2 的药材,就达到相同的疗效。我现在也在考虑,是不是我们也到了这样一个年代,一个像宋代一样需要广泛采用煮散剂的年代。这是因为我们现在人口很多,而药物资源越来越少,药价很高。不知道大家注意到没有,现在吃中药不是很便宜,而是很贵。过去讲中医药疗法具有"廉、便、验"的优点,现在廉的优点遇到很大挑战。如果要煮药,现在有一些人也觉得不是很方便。糟糕的是有些药材的质量也下降了,对疗效产生影响,所以中医药疗法"验"的优点也可能被削弱。这些问题,应该引起我们大家的警觉。现在能不能推行煮散剂?我感到如果推行煮散剂,那会遇到很多阻力。首先,目前以药养医的情况还很普遍,没有多少人愿意用煮散剂。开诊所的人,如果用煮散剂,他的收入会大大下降。还有如果监督检查药材的品质也是很大的问题。

唐宋时期药物用量之所以下降,主要是由于宋代推行煮散剂。宋代是中国历史上最重视医药的朝代。宋代《圣济总录》等书的主编都是当时的皇上。大家知道,在封建社会,皇上的指令是至高无上的。《圣济总录》,《太平惠民和剂局方》、《圣惠方》,这些书里面基本上都是煮散剂。所以,宋代煮散剂能在全国推广,与这些书有莫大的关系。它适合了宋代想让全民享有医疗保健,同时又兼顾了当时药物资源短缺和国家财力不足的实情。

但是,我们要知道,煮散剂有个缺点,就是药量小。《伤寒论》桂枝汤一剂的药量,如果采用宋代煮散剂,可以吃三天。如果小青龙汤采用煮散剂,一天吃三次药,那么一剂药物的量可以吃八九天。所以煮散剂虽然节省了药材,但是它有一个缺点,也是潜在的问题,这就是药量可能不够。特别是对于那些病情较重的病例,对于那些药物反应性很差的患者,药物用量肯定太小了。我常常想,宋代医家庞安时治疗伤寒的效果为什么非常好,可能就与他对药物的用量大,用量足有关。他在《伤寒总病论》里面,对那些需要用大量药物的方剂,都注明"不可煮散",就是要告诉读者,要突出强调,应用那个方子的时候,不能采用煮散剂,因为煮散剂的药量不够,一定要用大汤剂。好了,我想说到这里,大家应该都清楚了,与汤剂相比,散剂虽然也有优点,但是它不能完全代替汤剂;汤剂有它的不可取代性。这是我们临床医生要注意的。北宋推行煮散剂,直接导致了煮散剂在中国应用了三四百年。过去的人们都是早婚早育,用二十年计算一代人,三四百年就是十五到二十代人。师父用煮散剂,徒弟用煮散剂,十五到二十代人,子子孙孙都用煮散剂,这就会出现什么情况?用古人的话说,这就出现了"久用散剂,遂忘汤法"的情况,医生们用煮散剂的时间太长了,就不知道此前是用汤剂的,张仲景、孙思邈他们是用汤剂的。到了明代,当医生们清楚地认识到这个问题,回过头来重新应用汤剂的时候,他们竟然不敢采用汉唐时期的汤剂用量了。他们感到汉唐时期方药的用量太大,大得他们根本就不敢接受。他们想,我的师父,我的师父的师父,都没有用那么大的量啊,都是用这么小的量啊;汉唐医生真的用那么大的药量吗?那么大的用量安全吗?各位,你们可以问一问你们自己,你们读的书,看到的医生,跟着的老师,他们都用当前我们用的这样大的量,你会不会,你敢不敢,将药量增大三到五倍?当你需要开桂枝汤或者麻黄汤的时候,你会不会,敢不敢把桂枝用40多克,麻黄用40多克?你肯定不会,肯定不敢。虽然我们今天明确地告诉过你,说张仲景的方剂就是用的这么大的量,汉唐医生都会用这么大的量,你也还是不会,还是不敢。我敢说你若开麻黄15克、20g,你一定是斗胆开的,你的手都要发抖。回忆我在做博士的时候,我做的课题是观察苓桂术甘汤对抗心肌缺血的作用,我要进行临床观察。我用的方子,桂枝的一日量为10g。我记得我去请教一位中西医结合心脏病专家。他看了我的方案后说,"桂枝你用10g啊?这个量能用吗?"他认为10g的用量太大。他为什么会这么看桂枝的用量?因为从明清以来,温病学说盛行以来,许多人都觉得桂枝和麻黄这样温热药物不能多用。

医生处方药量这么小,起不来,上不去,是什么因素在制约?我认为有这样几个因素:一个是《药典》因素;一个是病症因素;还有一个是医生的观念因素。医生的用药观念、习惯和经验大大制约着药物用量。北京中医药大学的刘铜华教授曾经提出过一个严肃的问题,他说临床医生在开方时,常常为一味药物的用量静心思考,为增加或者减少三五克而费尽思量。有没有意义?人们在做实验的时候,会设计几个用量组,一组的用量与另一组的用量,都相差10g以上,但实验的结果并没有显示有任何组间差别。那么小的动物,组间用量差别相差10g以上,效果仍然没有差别,这是需要注意的,这提示我们需要深入思考临床处方用量问题。

最后我还想再深入一点谈一谈方药用量控制的问题。如何控制方药用量?张仲景对桂枝汤的用量控制采用的服量控制。前面我讲过,经方1两合今约13.8g,桂枝汤桂枝、芍药的用量都是3两,折合今制约41.4g。把药煮好以后,分成三份,每次吃一份,每次桂枝、芍药的服量只有1两,也就是13.8g。这就是服量控制。如果服了药以后,汗出病解,剩下的两份就不要吃了,扔掉好了。如果服了药以后,病没有好,那就继续服药。这是桂枝汤服量控制的第二法,即增加服药次数。如果一剂药都吃完了,仍然没有效果,那就不仅要增加服药次数,还要缩短服药间隔时间,隔约一两个小时就服一次,在半天的时间里就把第二剂药物服下,甚至到夜晚也不间断服药。桂枝汤服量控制的第三法:缩短服药间隔时间法。我常常有这样的感想,古代的医生比现在的医生细心,医生看一个患者,尤其看一个大病、重病患者,往往全程都守在患者身边,密切观察,随时调整治疗方法。你们可以去看看有些古代医案,医生住在患者家里,等病好了才离开。宋金元时期多用煮散剂,每次的药量仅有12g到20g,也就是当时的3到5钱,这个药量也就是一小包,如果是重病、大病,二三次的药量显然是不够的。怎么办?增加服药次数,缩短服药时间。许叔微在他的著作中就提到,病重的时候,一天可以吃六七次药。现在我们的医生大都没有做到这一点。我常常讲一个不是笑话的笑话,有一种物质对一种症状的效果,是谁都不会否定的。这个症状是饥饿,这个物质就是馒头。大家会怀疑馒头对饥饿的效果吗? 不会。但是,如果一个人饿了三天,需要吃 10 个馒头解决饥饿,而你只给他一小片,像指甲那么大的一小片,物质选对了没有,选对了。管用不管? 肯定不管用。但是,如果你每次给他一小片,不断给,不断给,效果就出来了。并且,这种方法还不会把他吃撑了。如果你一次就给他吃 10 个馒头,他狼吞虎咽,还真有可能吃过头了。这就是张仲景药物服量控制方法的科学性的道理所在。又有效果,又把安全性控制好了,不会超量。现在的中医看的大多是慢性病,需要慢慢治疗,慢慢调理,对药量的服量控制方法似乎不太需要。但是,如果哪天你真的碰到一个重病、急症,就需要考虑采用这种方法了。到了那时,肯定不能一天吃一剂药,一剂药吃完,没有效果,等到第二天吃第二剂药。

【问答】

问:傅教授,您好! 刚才听到您讲《经方实验录》里用的白芍是要用酒炒的。请问您,临床上应该如何用白芍? 是用生白芍? 还是用酒炒白芍呢?

答:张仲景在《伤寒论》里并没有谈到白芍要炒。但是,白芍有个特点,它是酸寒的,所以白芍也有"泻"的作用。对于胃肠不强壮的人,白芍可能会引起拉肚子的,有些人吃三克、五克的白芍都可能引起腹泻。炒一炒以后,能够减缓它的寒性,减少它致泻的特性。对于那些胃肠不是很壮实的人,建议用炒白芍。

1996 年,我去台湾讲课,了解到台湾医生用芍药是谨慎的。台湾是东南之地,湿热比较盛,不知道是不是与地域有关,或者与人们的饮食习惯有关,台湾地区的人们服白芍后容易拉肚子。张仲景说到过白芍的致泻作用。《伤寒论》第 280 条说:"设当行大黄、芍药者,宜减之,以其人胃气弱,易动故也。"如果一个人胃气弱,就是很容易拉肚子,即使要用芍药,也要减量。芍药在张仲景的好几个方子里,都是起通大便的作用,如麻子仁丸、大柴胡汤。大柴胡汤中的泻药到底是什么? 有人说它一方二法,有人说方中有大黄,有人说方中没有大黄。如果没有大黄,那它靠什么发挥泻的作用? 应该是芍药。芍药能泻肝。

白芍为什么要用酒炒呢? 酒能行气血,活血通脉。如果用白芍去养血、活血、祛瘀,那么用酒炒白芍会好一些。

问:桂枝汤里的桂枝到底是桂枝还是肉桂? 书中写"去皮",这引起了争议。如果是桂枝的话,应该是没法去皮的吧。《伤寒论》在用桂枝时,有的写去皮,有的不写,这是《伤寒论》中本身就有桂枝和肉桂的区别,还是在流传中出现了文字的丢失?

答:第一,张仲景到底是用桂枝,还是用肉桂? 桂枝和肉桂是同一个植物基源,樟科植物肉桂,桂枝是肉桂的嫩枝,肉桂是肉桂的树皮,二者性质是不一样。汉唐时期的方书中,有一个写法"桂",它指的可能是桂枝,也可能是肉桂。桂枝汤用的是桂枝。《伤寒论》桂枝汤加桂汤加的是桂枝,也可能是肉桂。第二,关于桂枝去皮的问题。唐《新修本草》和《千金方》都谈到了桂枝去皮的问题。去皮是说刮去桂枝表面的一层薄薄的粗皮。桂枝的外层是皮质部分,里面是木质部分。有一些人认为所谓桂枝去皮,是把外围的皮层去掉,留下里面的木质。这是不对的。桂枝去皮是把皮层表面的粗皮给去掉,不是去掉整个皮层部分。桂枝是嫩枝,是走表的,它的发散力量会强一些。桂的老皮,也就是肉桂,更加温一些,偏于走里。

问:《伤寒论》中提到了,"若病重者,乃服至二三剂"。如果患者服了二三剂以后,病还没有好,那该怎么办?

答:如果服桂枝汤,服一次就出汗病解了,那就停止服药。如果没有出汗,病也没有好,那就继续再服。如果病重,那就可以一天服二三剂药。如果服了二三剂药以后,还没有好,怎么办呢? 如果是这样的情况,那就不要再坚持给桂枝汤了,就要考虑考虑桂枝汤辨证是不是正确的了。

问:《伤寒论》中提到了"服桂枝汤,反烦不解者,先刺风池、风府",我们该如何理解这个条文?

答:"服桂枝汤,反烦不解者,先刺风池、风府,却与桂枝汤则愈"。这是风邪在经络里郁滞较重,所以要用针刺的方法,把郁于经络中的风邪去掉。同时也还要用桂枝汤解肌去风,调和营卫。如果不用针刺的方法,也可以考虑加葛根,葛根有很好的去除太阳经络邪气的作用。反烦不解,如果这烦是由郁热所致,不妨加石膏除烦,或者也按照《南阳活人书》的经验,加点黄芩、知母。

(整理:刘绍永)

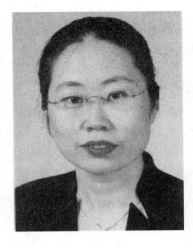

谷晓红，北京中医药大学教授，主任医师，博士生导师。现任北京中医药大学副校长，兼任中国老年学学会医药保健康复委员会主任委员，中华中医药学会感染分会副主任委员。

从事中医学教学、科研、临床三十年，师从全国名老中医孔光一教授，谷晓红教授在长期临床实践中积累了较丰富的诊疗经验，擅长内科、老年病、妇科、儿科等疾病的治疗与康复保健。现主讲北京中医药大学本科生、研究生温病学课程，是国家级重点学科中医临床基础学科的温病学学术带头人。

曾参加教育部《面向21世纪教育振兴计划》高等学校骨干教师资助计划。主持多项国家中医药管理局、卫生部的科研课题，曾获教育部科技成果一等奖和北京市教学成果一等奖。

发表学术文章100余篇，主编、参编著作20余部，是高等中医药院校新世纪十二五规划教材《温病学》主编，总编中医经典教学和临床高级参考丛书《中医经典精解》，主编《温病条辨百题精解》、《温病精义》、创新教材《中医药大学生职业发展与就业指导教程》等。

主持北京中医管理局3+3薪火传承孔光一名医传承工作室、国家中医药管理局全国名老中医药专家传承工作室建设项目（孔光一教授临床经验传承工作室）等省部级课题研究10项，主持国家自然基金项目等国家级课题4项。

10. 温病伏邪说指导"疑难性热病"辨证论治的探讨

——谷晓红教授

各位同道,大家上午好!我很高兴今天跟大家做这样一个交流。我本人从事临床工作也是 31 年了,跟随首都国医名师孔光一教授学习多年,从 1985 年开始,到今年 30 年来,我是搞温病学的教学、临床以及科学研究工作的,所以跟在座的许多同仁相识,在很多的学术会议上也见到过,也有过一些交流。无论各位学者是哪个科的,温病辨治思路想跟大家一起分享,我今天跟大家一起交流温病学指导相关热证的辨治。但是因为时间的限制,我不能拿出温病学的辨证思路去治疗临床内、外、妇、儿、皮肤等各科疾病,今天仅以温病学当中的"温病伏邪说指导'疑难性热病'辨证论治的探讨"这个小专题,来跟大家做交流,希望能够抛砖引玉,引起大家更多的共鸣和思考。

对于疑难性的热病,我们在临床各个科当中都能遇到,不仅是在内科,还有一些相关的科室。在临床当中就会遇到肿瘤病人的疑难性发热,用常规疗法无效,但是可能用温病学的一些思路,就能起到非常好的效果。用温病的"分消走泄法"治疗肿瘤发热的效果非常好,能够把肿瘤病人的发热问题解决了。今天谈到疑难性的热病,原因虽然很复杂,但是不管原因怎么复杂,不管西医的诊断如何纠结,打了多少个问号,甚至出院的时候仍然诊断发热待查,这都没有关系,只要能辨证,只要是以发热为主证,我们都认为它是一种疑难性热病,而针对这些热病的治疗,我们中医是有优势和特色的。

"疑难性热病"这个病名并未被公认,是指一类西医诊断难以定论,或诊断尚清楚,但病情复杂或患病多种而缺乏有效治疗方法,以发热为主症的病症。从临床的范围来说,有很多原因不明的跟免疫相关的发热,还有一些诊断明确但西药治疗效果不好的发热。这些疑难性的热证临床常见于某些原因不明的高烧,也包括变应性亚败血症、结核性胸膜炎、深部器官脓疡、霉菌性肺炎、反复的胆系感染、慢性器官衰竭合并感染、急性白血病、严重的药物过敏等。

"伏邪"在文献当中多次被提及,温病学当中有"伏邪学说",温病根据发病的类型分为新感温病和伏气温病,伏气温病也叫做伏邪温病。"伏邪"伏藏的内在条件是人体感受外邪后,邪气微或正气不足,无力祛邪外出,使邪气潜藏于内,暂不发病,待各种原因所致内环境失调,"伏邪"聚积而发。这就说明感受外邪以后伏而不发,引起内环境的失调,呈现出一种聚积而发的过程。现在的感染性疾病当中,很多是有潜伏期的。但是我们不仅仅是要针对潜伏期当中的病原体,也就是外邪的问题。我们还要转换思路,转到我们的内环境问题上来,即邪气为什么能伏藏下来,伏而不发,到一定的时候又外发? 这里面内环境的脏腑气血的状态,我个人把它叫做"内证态",这起到一种非常重要的作用。所以我们可以不治已病治未病,调整"内证态",使"伏邪"无法外发出来。

而伏气温病一旦发了以后,也有它自己的传变特点,跟新感温病不一样。在吴又可的《温疫论》当中,对伏气的问题就有论述:"瘟疫之邪,伏于膜原,如鸟栖巢,如兽藏穴,营卫所不关,药石所不及,至其发也,邪毒渐张,内侵于腑,外淫于经,诸证渐显,然后可得而治之。"当中已经谈到"伏于膜原"说。瘟疫,即疫疠之气。

"伏邪"的种类,根据病症的性质,分为温热和湿热两大类。温热类病证多为素体正虚,感邪伏藏,随人体内部条件变化,或阳气升发,或邪郁化热,或五志化火或食积化热,而致里热外发或新感引动伏邪而发。湿热类病证多缘脾胃平素失调,脾生湿,湿蕴热,伏而不静,外感湿热,伺机发病。另外从临床当中我们还可以看到一种更加特殊的"伏邪"状态,我个人体会就是,初发是一种热病,即新感温病,但是治不得法,或者是寒凉过度以后,热象反而隐伏了。当今的医疗体系存在大量过度治疗的情况,尤其是以西医大量应用抗生素、消炎药等为甚。过去我们用的四环素、土霉素等,都是偏于燥热之性的药,但是现在大多的抗生素,如果从中医的角度定性的话,都是寒凉之品,大量使用可能使热邪伏藏起来。另外用其他的治疗伐伤了正气,使得邪气内陷,伏而不发,一旦发起来对于人体的损害更大,更有危害性。这些所谓的治疗因素看似可以缓解病情,但是却潜伏着,伺机反复发作,并有可能加重病情的危险,这是伏气温病当中我们要特别关注的一类。

既然谈到"伏邪","伏"肯定要有个地方。我们强调说"虚处受邪",表现却又是不同的。"虚处受邪"是一个经典语录。虚则受,实则传。"温邪上受,首先犯肺,逆传心包。"还有顺传阳明,怎么就"顺传阳明"呢? 胃肠属阳明,在胃肠有热的情况下就容易顺传,这在儿科常见,小儿的上呼吸道感染经常是肺胃肠同病,就是因为胃肠有着广泛的郁热和积热的内在状态。我们团队正在做的国家自然基金课题,就跟病因学,跟反复上呼吸道感染当中的内在条件,即"内证态"有关系。今天我们不谈实传的问题,就说"虚处受邪",这是要高度重视的。所谓"虚处"指的是正气不足和失调的那个地方。从现在理解来说,复杂的免疫机制的异常,甚至可以说各脏器菌群或者功能失调的那种状态都可以叫"虚处"。

从现在临床上看,伏气温病的临床意义就在于了解伏气温病的病位在哪,它对于气血的影响,病理的综合表现,以利于我们对于它传变的把握,预后转归的预测，包括正确的治疗、理法方药的应用。"伏邪"伏在哪儿？可以伏在肺，也可以伏在肝和肾，当然也可以在少阳、在脾胃、在膜原。这是从大量的临床病例和文献记录中总结出来的，今天我给大家归纳一下。

伏邪温病由于病位的不同，它的临床表现也是不同的：第一，肺系为病，主要是以高热或低热、咳喘、胸闷、甚则胸痛、呼吸困难等症状为主，舌红，脉应数反沉细。胸透、胸片、血象均可提示肺部及胸膜感染。昨天晚上我去看了一个病人，是一个地方卫生局的局长，他得的就是伏邪温病，他一个多月前去了一趟非洲，回来后咳嗽非常厉害，血象并不高，但是有胸腔积液，一看这个情况，完全是一种伏邪温病，昨天晚上刚开的药，疗效现在还没有出来。第二，就是肾的问题，肾阴亏虚或肾阳不振，客邪侵袭，伏邪内陷，故而发病。阴虚者，主见灼热、昏谵、痉厥、腰痛如被杖，斑疹，舌红赤少苔，脉弦数；阳虚者，主见发热、昏谵、四肢逆冷、下利、水肿、舌淡胖苔润，脉沉细。主要表现为生殖系统和泌尿系统的症状，包括艾滋病的症状。现在大家闻艾滋则色变，实际上都跟"伏邪"有一定的关系，就是"下受"，温邪可以"上受"，也可以"下受"。"下受"也可以是病邪经过相当长时间伏藏的病理综合反应。第三，发于少阳者，主见寒热往来、恶心呕吐、口苦、胸胁满闷甚痛，或尿黄，不利，或黄疸，舌红，苔或燥或腻，脉弦。第四，发于脾胃。这与饮食有很大关系，肥甘、煎炸之品食之过多，食品安全问题，食品添加剂滥用，饮食结构失调，饮食不节，这些都可以导致伏邪的内伏，成为无名高热、疑难性高热的一个内在的条件，也叫"内证态"。表现除发热、烦渴、舌红苔燥外，还可见便秘、唇燥口干，小儿头汗出，眠中磨牙，梦语多。酒烟无度，暴饮暴食，脾胃失职，停食阻湿。主见发热汗出黏滞，脘腹胀满，便溏不爽或里急后重，苔腻。第五，发于厥阴者，主见灼热、昏谵、痰盛、痉厥、舌绛。第六，发于膜原者，必见胸腹痞胀，胁满，苔腻浊，湿重者寒甚热微或寒热往来，湿热交结则憎寒壮热。

下面我们谈一下"伏邪"的病机变化，与病型、病势、病位等相适应，我们叫做"病理"。机体感受了"伏邪"，伏而外发之后有各种不同的表现，但实际上它有一个基本病理。这些基本病理在我看来，是所有跟温病相关的其他疾病都表现出的一种病理。大家去看看《中医脑病学》，王永炎院士主编，"毒损脑络"的问题；再看一下仝小林教授的"糖络说"，"糖络说"也有相似的基本病理。温病学"伏邪"的病理也离不开几个基本的病理因素，就是气郁、痰浊、瘀血、正虚。所有的外邪和内在的证态所导致的基本病理，不管是哪个科的疾病，都可以看到这种基本病理的存在，但它们都是热毒所导致的，热毒是它的一个源头。

气郁表现在肺卫者以发热恶寒、无汗或少汗或汗出热不解，呼吸不畅甚见发疹为特点。热在胸膈，则心烦懊恼；肺气壅闭则咳喘上气，胸闷；少阳气郁则见胸胁胀闷甚至疼痛；中焦脾胃气郁则升降失常，出现胃脘痞闷，恶心呕吐；大便秘结或黏滞，腹满胀痛，小便不利等为主。气郁可以有如此多的表现，根据不同的病位,脏腑气机的表现形式是不一样的。生命的三个层面是精、气、神。第一是组织结构,是精血。第二就是气机的表达,各种脏腑的功能活动都是气机的表达,气机的表达形式就是脏腑的功能活动表达形式。再者就是神。这三个之间又有着密切的关系,从而构成了生命。中医对于生命的认识和对于疾病发生的认识,到伏气温病当中我们谈到"疑难性热病",仍然要以这样的思想为指导。

痰浊的来源为伏邪性热,炼液为痰或素体湿盛,湿热相蒸,酿为痰热。痰生也有多种的临床表现,根据不同的病位,有不同的表现。病在卫气,痰热内阻,则常见咳痰色白或黄稠,喘促;痰热结中,则出现心下结痛,脘痞;下壅则便闭。痰热阻络,颌下、颈部结节,甚则脏器肿物。痰热蒙闭心窍,造成神昏、肢厥、发痉等危重症。正如长于治疗温病夹痰的王孟英所谓:"津液即为邪热灼烁成痰,而痰反即为邪热之山险"。这种痰热或是因虚而致,或是因热而致,或是他因引起,可能即刻病理是痰热,但是还有其他的一些病理因素在里头,有始动因。我们现在谈的是一种直接的、即刻的病理状态,这个在王孟英的论述当中有很多的体现。王孟英不仅是个文献大家,同时他还有着一些治疗以痰热为主证的重症、险症的非常好的病案,这是需要挖掘的,所以我们拿到这里来讲。

我们北京中医药大学现在在讲回归传统,回归经典。经典绝对不仅仅是《内经》《伤寒论》《金匮要略》《温病条辨》《神农本草经》。《傅青主女科》是不是经典?是的。《景岳全书》《千金方》《诸病源候论》《医宗金鉴》等这些经典不读也是不行的。《医宗金鉴》中治疗鹅掌风的方子非常好用,这些都是经典。叶天士的东西不懂行吗? 薛生白《湿热病篇》中四十六条不知道的话,一些消化系统疾病、霉菌性肺炎、衣原体肺炎的治疗可能就会办法少些,像湿热导致的身痛、湿热痹、呕吐、咳喘、痉厥都有温病学特色的治疗方法。一些病毒性脑炎、痉厥是湿热导致的,但不是羚角钩藤汤主治的,所以治疗湿热导致的痉厥,你就得去看薛生白的《湿热病篇》。经典是非常广泛的含义,我们有重点也是对的,但是绝对不能把它仅仅局限在几本书之内。

血瘀也有这样一些特点。伏邪致瘀,热为祸根,热致气郁,气郁血滞或血被热灼,迫血成瘀,或热伤阴津,血稠而瘀。整个气血层次的病变中,在卫气分,伏热郁而不宣,内涉肺络,脉络受损,见鼻衄、胸痛、痰中带血。营血分热瘀,发热夜甚,有固定性肿块者或疼痛,或出血,舌绛紫或瘀点瘀斑。而血分的这些改变,也要结合现在的一些病理。我们现在的中医已经超过了张仲景时代,因为我们的思维已经不完全是传统的经方思维,一些现代科学技术能够让我们的望诊进一步地延伸,延伸到用 CT、B 超、磁共振来看脏器的表现。血分证的这些表现,可能就是一种血瘀的病理状态。

另外是正虚,这个正虚是阴、阳、气、血的各种不足所导致的。阴、阳、气、血是抗邪的物质基础和原动力。伏邪性热,必伤阴津,热炽气耗,即"壮火食气"。

湿热若从湿化,则阳亦伤,终至阴阳两亏,导致一方面祛邪抗邪无力,并易复感外邪,病情更为复杂多变;另一方面正虚也降低了药物对人体各脏腑组织的有效作用,使之治疗难以奏效。

整个的治疗当中都要注意,治疗伏气温病,扶正才能达到祛邪。一味地祛邪,效果不一定好,要分步走,扶正与祛邪要结合起来。治疗的过程,第一是祛除伏邪,第二是调理气血,第三是勿忘扶正。在这样的一个治疗原则下,有很多具体的治法。

具体的治疗方法,在上应该用宣透的方法,选用辛开轻清宣透作用的药物,达到开泄腠理,宣肺透邪外解的目的;在中则应该用芳香辛开苦降之品,调理脾胃,升清降浊;在下应该用性味合化的方法,选用苦寒、咸寒、淡渗之品,理气通下,疏利小便,使邪热下泄。同时配合化痰、祛瘀之法,消散伏邪所致病理产物。《内经》曰:"疏其壅塞,会上下无碍,气血通调,则寒热自和",温热类证配以清泄解毒,多施以辛凉、苦寒、酸苦、咸寒之品。湿热类证当祛湿清热,配以芳香、苦温、苦寒以芳化悦脾,疏利分消。阴虚者辅以甘寒、咸寒清养阴血;阳损者甘温益气,辛热温阳为法。

在工作多年以后我发现,学习了吴鞠通《温病条辨》中的性味合化理论后,重新再去学颜正华老师主编的《中药学》,再去看我们原来背的黄芩、黄连、黄柏,对这些药物的理解和当初有了很大的区别,不再是死记硬背了。再去背方歌,也比当初有了很大的进步。我们在临床上要考虑性味合化和药物的配伍,这是非常讲究的。在伏气温病中,我也感觉到性味合化对确立治法非常重要。苦寒、咸寒和淡渗利湿怎么配合,很多东西需要去理解。

下面和大家分享的是两个疑难性发热的病例。第一个是二十多年前的例子,但是我记忆犹新:沈某,女,13岁,原国家运动队主力队员,1990年3月11日就诊。主诉:反复高热2月余。两月前准备大赛,因过劳而外感,发烧39.6℃,曾到某大学附院就医,查扁桃体Ⅱ度红肿,血中白细胞总数及中性白细胞均高,曾给予大剂量抗生素及退烧药治疗,热退,但周身疼痛、疲乏。三日后,高热又起,颌下淋巴结肿大,做病理组织检查,提示"淋巴结炎",抗菌无效,一直对症处理。

这种情况下就通过国家体委到北京中医药大学的体育部,体育部主任找到孔光一老师。这孩子刻下症状是:发热,体温39.2℃,时有恶风少汗,胸闷,倦怠,心慌,微咳,大便不畅,月经延期未至,面、胸、前臂红疹微痒,舌红苔白厚干,咽红,扁桃体Ⅱ度肿大,脉右浮滑。

月经已经延期不至了,大量的抗生素,苦寒遏阻了气血,怎么能来月经?辨证就是肺中的伏热久缠,伤津阻气,营卫不和。这个发热最终集中的病理状态就是营卫不和。治宜疏卫宣肺,解毒散结,透营泄热。舌红苔白厚而干,仍是以气分热为主的。但是有前臂的红疹,说明已经由气分波及营分了,要截断。截断的办法不是直接拿寒凉直折,而是透达,透达也是一种截断法。处方:金银花30克、连翘15克、生石膏15克、象贝母10克、前胡10克、鱼腥草20克、僵蚕10克、元参15克、赤芍10克、萹蓄草15克、生甘草4克、牛蒡子8克。

金银花用到30克,在发热的病人当中,如果有上呼吸道感染,金银花是不可缺少的,银花、连翘是配伍使用的。在吴鞠通的《温病条辨》当中,银花、连翘的应用很广,无论是温热类的温病、还是湿热类的温病,卫气分的、还是营血分的,都可以用。像银翘散、清营汤中都有这两味药。它们能够清热解毒,有清灵之性,是流动之品。花、壳之类,质轻而清灵,可以调整气机,有透畅的功效。生石膏、贝母、前胡、鱼腥草,都是走肺经的药。还有少量的走血分的药,如赤芍,在这里只是凉营。这个方子是比较立体的,清解的同时,一定要有大量透发的药物。一味元参,既可以祛邪,又可以扶正,有的时候一味药可以是多效的,元参在这个方子中是点睛之笔。服了两剂药之后,热就开始退,这种疑难性的高热,体温突然掉到36.0℃并不好,人体需要有一个逐渐降温的过程。可喜的是患者有汗出和便通,这个比热退、热减还重要。气机的两个形式,一个是出入,一个是升降。汗出说明什么? 说明气机的出入在透畅。二便得以通畅,是气机的升降在调和的表现。这是非常宝贵的改变,是判断邪气病理状态改善与否的一个标志。

病人感受了温邪、疫疬之邪之后,如果既不出汗,大小便又不通,再加上发烧,邪气就可以攻窜到营分、血分,所以汗和二便情况在临床上都是非常重要的标志。如果是消化系统疾病,比如肝炎的病人,无汗,小便不利,大便不通,再加上发烧,搞不好就是重症肝炎了,紧接着可能就是黄疸,黄疸指数上去了,转氨酶可以升到一千、甚至是两千,这个我们见到很多。而患者一旦热退了,出汗了,大小便通了,黄疸指数、转氨酶指数一天比一天下降。这就是气机的出入和升降的道理,调整气机的出入和升降是在治疗当中的一个非常重要的目的。

第三诊时,患者仍然时有低热,伴有神疲、偶有心慌、口干、舌苔薄白而干。转以清透肺热,辅以养津益气。很明显,治疗方向有了一些转变,这个时候才加太子参、芦茅根。如果第一剂就把太子参放上,伏热根本透不出来。柳宝诒在《温热逢源》当中有个方子,热伏于胆腑时,用黄芩汤加元参和豆豉。黄芩汤大家很熟悉,《伤寒论》里就讲过,但是豆豉和元参,用的讲究很多。因为邪伏于少阳与少阴之间,少阴属肾,肾上连肺,故将两脏,因此元参既可以清解,又可以调补少阴,来扶正。邪为什么能够伏藏,是因为少阴不足。把正气扶起来,然后再加上豆豉透达,把伏邪透出来才能给邪一个出路。我们这个病例也同样是遵守这样的法则,到后期的时候,才慢慢扶正,把内在环境进一步地平复调整,使之趋于一种调和、平衡的状态,这是我们的目的。

到第四诊,热就退了,月经也正常了,前后一共十八剂药。可以说就是因为一场发热,这个孩子的体育生涯戛然而止,所以正确的治疗方案非常重要。我们经常对病人说,得病不要怕,一定要把治疗原则选对。要了解中医的优势在哪里,西医的优势在哪里。一个癌症的病人早期应该以西医为主,在中期、晚期或恢复期,如何把西医和中医结合起来,甚至有的时候要把中医"带瘤生存"的治疗思路作为治疗方案的主体,这些都需要给病人做指导和交流。

这个病案是风热外感,本为肺卫郁热,寒凉过度,热伏于肺,内逼营分,卫表闭郁。法用清营宣肺,透疹达邪,给伏邪以出路,病自痊愈。伏气温病当中很多是由于过度的治疗所引起来的,可能原来是新感温病,到我们手里成了一个伏气温病,所以它的治疗有进有退,有祛邪,同时也有扶正。

第二个病例,常某,男,62岁,烧伤医学专家,1998年10月就诊。主诉:发热一月余。现病史:患者两月前去海南岛休假,回京半月后无明显原因开始高烧不已,时有恶寒,经西医检查血常规基本正常,予对症治疗,热退汗出,复而继热,时有恶寒,由于患者素有心脏病,因高烧又导致心脏病加重,换用一种抗心律失常药物以后,恶寒消失,但高热难耐,并周身突发猩红色斑疹,夜间痒甚,西医诊断为"过敏性药疹",但抗过敏药物无效。伴时有汗出,咳吐稠痰,脘腹胀满、不思饮食,大便数日不下,口苦,尿黄,舌红绛苔黄厚腻,脉滑数。

患者是两个月前去海南岛休假,回京以后无明显原因就开始高热,一看这就是温病。某医院内科说这是过敏性的药疹,但是用了抗过敏的药物没有效果。这时候舌和脉非常重要,温病学是最重视舌象和舌诊的,这点是在继承《伤寒论》基础上的发展。温病学派是继承《伤寒论》创新发展的典范。温病学是小字辈,是明清时才形成的,但是它却是学习发扬《伤寒论》最好的。从伤寒的三承气,到温病的五承气;伤寒有复脉汤,温病里就有加减复脉汤,一甲复脉汤、二甲复脉汤、三甲复脉汤、大定风珠……这种继承基础上的发扬比比皆是,所以学习经典还要有创新和发展。这个病人出现了这样的情况,舌红绛苔黄厚腻,脉滑数。有腻就有湿,大家一定记住,无论是内生的湿还是外在的湿,只要舌苔腻,肯定有湿邪。我们看到妇科病人、男科前列腺炎的病人,舌根部有厚腻的苔,那就是下焦的湿热。如果是皮科病人,只要是舌苔腻,一定是夹湿的。脾胃病同样是这样,各科都是这样的道理。这个病人的中医诊断是伏暑,夏季感受了暑湿之邪,伏而不发。在海南岛感受暑湿,回来以后新感引动伏邪而发病。而且伏的时间越久,发的病越重,如果秋天发可能比冬天发要轻。伏藏以后出现了暑热内迫营血,舌质是红绛的。

当然,这个病例,暑热当中附加了其他因素。用的抗心律失常的药,如果以药测证的话,这个药肯定是温燥性质的。本来就是个热证,再用温燥之品,无异于火上浇油。所有的西药都是有性的,只不过西医不讲这个,我们中医现在临床上中西结合用药一定要讲性,比如有一些化疗药,对有些病人不管用,为什么?病证不对。因为化疗药也有性,有寒性、有燥性。肿瘤病人,是黏膜系统的肿瘤、还是腺体的肿瘤,它对应的中医的病位有不同,黏膜的往往在卫表,属阳证,用的化疗药如果是阳热之性的药,就没有效。所以这个抗心律失常的药可以推断出来是温热之性,火上浇油,加重了病情。同时湿邪又阻于气分,是一个气营同病证。湿邪阻滞于气分,进不了血分,热邪走血分,具攻窜之性,所以形成了三焦失利。治疗要疏利三焦,清化湿热,即前面讲的叶天士的"分消走泄法"。分消三焦之湿热,渗湿于热下。处方:半夏10克、厚朴10克、陈皮10克、大腹皮10克、槟榔10克、草果6克、黄芩10克、知母10克、杏仁10克、白蔻仁10克、生苡仁15克、连翘10克、青蒿10克、芦茅根各20克。

厚朴、槟榔和草果用于治疗湿热证,我称之为疏利透达三焦的"三剑客"。无论是达原饮,还是雷氏的宣透膜原法,还是薛氏治疗湿伏中焦,都用这三味药来疏利透达。再配陈腹皮、半夏,这几味药是湿热病中疏利透达、燥湿清热不可缺少的。在这个基础上,加上黄芩和知母,很明显,这个方子是达原饮加减方。达原饮是治疗疑难性发热的常用方,大家一定要记住这个方子。白蔻仁、杏仁、生苡仁,这是三仁汤的组成,也是分消走泄。"启上闸,开支河,导下源",这是治疗湿热病证的三部曲。病邪在不同的部位,要有不同的治疗方法,在上焦要"启上闸",在中焦要"开支河",恢复脾胃的升降,到了下焦要"导下源",从小便和大便导下。这个方子里有清利湿热从小便走的,也有通导大便的,是两条路来"导下源",这就是分消走泄。青蒿、芦茅根清透,用这些药来清透、清利。药后,热没有退,斑疹仍然有,像这样的病人,大家要耐得住性,要理性一些。但脘腹胀减、食欲转佳,大便已下,这个是最可喜的。所以我们要问大便怎么样、出汗怎么样、肚子怎么样,胃口开了没有。大便已下但是黏而不爽,舌苔由白厚腻转为薄,这是好事儿,说明我们的分消走泄是有效的。但是这时营血分的热还没有清透出来,这种情况非常常见,也是符合道理的。气分的湿热闭阻那么厉害,营血分的热用大量的清热解毒,根本没有效。所以治法要分层,分步走。我们没有直接清营血分的热,没有马上在第一剂药当中就出现大量清营血分热的药物,先要透热转气,气分的热转出来,营分的热才能转出来。治疗以走气分为主,所以才有了临床表现的改变,改变的是气分的症状,但是营血分的病证还没有好转。

再看下一步的用药:黄芩10克、知母10克、芦茅根各15克、丹皮10克、连翘10克、紫草10克、半夏10克、厚朴10克、杏仁10克、生苡仁15克、僵蚕15克、蝉衣10克、槟榔10克。

黄芩、知母、芦茅根、连翘、紫草、僵蚕、蝉衣,进一步地凉、清、透。六服药吃了三服,热就开始减到38℃,大部分的斑疹消减,睡眠也好了。六服药吃完以后,热退,汗出而畅。汗出而畅就说明营卫之气透畅,气机出入透畅,就不愁邪热不外达。

三诊的时候,上方加用贝母10克、桔梗10克、瓜蒌15克,患者又吃了六服。

第四诊时患者复感发热,体温 38.2℃,咳嗽,胸闷,大便干,尿黄,舌红苔薄黄腻,脉浮数。所以像这种疑难性发热,病势繁复,不要急于求成。患者虽然复感,又开始发热,咳嗽、胸闷、大便干,但是舌和脉与第一次就诊有变化。中医讲究要随机而辨证立法处方,随处可见辨证施治,动态的发展中把握疾病的转机。舌红,苔薄黄腻,脉浮数,与一诊不是一个态势,不是一个证。这次是肺卫郁热夹湿,但是热为主,湿邪并不重。这个情况下,治疗方法是在清透的基础上加一些芳化之品来化湿,就不用"三剑客"了,如果这个时候用"三剑客"就会药重而病轻,所以要考虑用藿香、佩兰,顶多加一个厚朴,来分消燥湿、行气运湿,用这样一个方子来清透。后来随访病人病愈如常人。

这个病例也是一个疑难性发热,西医解决不了的时候,就需要中医治疗,无论是哪一个科的中医大夫都会遇到。因为高烧本身是急症,病人和家属都非常着急,所以要速战速决,在危急的状态下进行综合的分析和辨证,正确的治疗。这个病人,是暑湿内伏,是一个伏气温病的疑难性发热。起病原因有三,一个是外感,一个是之前的治疗失误,还有归于他的体质,也就是"内证态"。这个病人可以再进一步跟踪,调整他的体质和"内证态",所以治疗还有一个延续。湿是在气分,热是在血分,气血同病,当先疏利气分,清热化湿,内伏的湿热除尽以后,营血分的热才得以清化和透达直解。所以湿热的缠绵也会导致疾病的反复,要随症进行治疗,才能得到疗效。

临床上这种疑难性发热是比较常见的,今天由于时间的关系,就给大家做简单介绍,不妥之处请大家指正,谢谢!

(整理:刘绍永)

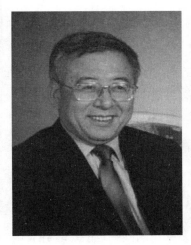

姜良铎主任医师、教授、博士生导师，享受政府特殊津贴专家。担任中国教育部211工程重点学科——中医内科学学科带头人，国家中医药管理局重点学科呼吸热病学科带头人、国家自然基金委评审专家、中央保健委员会会诊专家、世界中医药联合会内科分会副会长、中华中医药学会急诊分会顾问、国家公共卫生应急专家，北京市中医药学会理事兼感染病专业委员会名誉主任委员，北京中西医结合学会传染病专业委员会名誉主任委员，第九届、第十届国家药典委员，国家药品食品监督管理总局药品食品评审委员，国家社保部中药目录咨询专家。

姜良铎教授先后师从张学文教授、郭谦亨教授、董建华教授。从医四十余年，在发热性疾病、呼吸病、肝病、老年病及内科疑难病症的诊疗方面有丰富的经验，素以解决疑难病症而著称，擅长应用中医综合疗法，发明排毒养颜胶囊、绿原胶囊及水苏糖冲剂。

在国内外刊物上发表学术论文200余篇，作为主编出版学术著作6部，作为编委出版了大型学术著作5部，主编新世纪全国高等中医药规划教材、普通高等教育"十五"国家级规划教材《中医急诊学》。先后主持国家八五攻关、十五攻关、国家教育部、首都医学发展基金等多项课题。获卫生部重大科技成果奖1项，获北京市科技进步一等奖和三等奖各1项。

11. 论外感病的内伤基础

——姜良铎教授

　　大家都知道外感与内伤之间的关系是非常密切的,深刻地认识外感病的内伤基础,认识内伤病证与外感病证的相互影响,不仅对外感病的辨治有重要的意义,对内伤病证的辨治也有一定的价值。

　　外感与内伤的关系是长久以来中医先贤们反复探讨的问题,如李东垣的《内外伤辨惑论》就是关于这一问题的代表著作。从中医对疾病的分类来看,基本上分为两大类:外感病、内伤病,这也是中医最传统的分类方法,至今仍有临床意义。在金元时期以前,中医在分科方面是比较模糊的;金元时期以降各家争鸣,才有了内外妇儿的分科;八十年代逐渐又细分了眼科、耳科、喉科等五官科,外科分化成了骨伤科、皮肤科等。这一时期主要受到西方医学的影响,对中医的分科进行到第三个层次,如消化科、呼吸科等。这证明一个学科的分化是具有一定规律的,个人认为就中医而言,分到第三个层次基本就很细致了,无需继续分化。

　　中医所谓的专科是指能够诊疗某一方面的疾病,因为中医诊疗是遵从于整体观念的辨证论治,没有中医的基本功,而所谓"专治"一种病是不可能的,无整体观和辨证观的大夫是不能称为中医的。所以中医分科不是越细越好,要适当。就好比欣赏一幅油画,最佳的欣赏距离是 2.8 米,太近或太远都不能呈现画的最佳视觉效果,所以中医分科也要找到属于自己的"2.8 米距离"。

　　另外,中医对疾病本质上是一种定性的认识。近些年有一些人研究"脾虚的本质"、"气血的本质"等类似问题,这样一种提法本身就是荒唐的,因为这些从中医方面来说上根本不存在本质,只能说这些是一种认识、一种思想,即使研究有成果也只能说明该物质也与中医的气血等有一定的相关性而已,绝非该物质即是本质,所以不要企图从现代化学分析中寻找中医的本质。

　　我们搞中医的人首先要明白中医的学科特点,即从表象分析内象,由表及里,由象得证,由证辨病机,对疾病有定性分析,而其系统分析、整体分析是强项,精确的细节说明则不足。

　　这里举一个脉诊的例子,我见过一位大夫说他能通过脉诊确诊妇女体内有几个子宫肌瘤,分别多大。摸脉究竟能摸出子宫肌瘤吗? 不能。实际上中医诊疗是这样一个过程,子宫肌瘤与乳腺增生常伴见,大多与肝气郁结、气血不调密

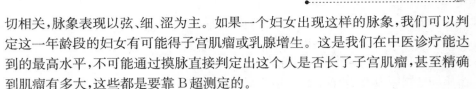

切相关,脉象表现以弦、细、涩为主。如果一个妇女出现这样的脉象,我们可以判定这一年龄段的妇女有可能得子宫肌瘤或乳腺增生。这是我们在中医诊疗能达到的最高水平,不可能通过摸脉直接判定出这个人是否长了子宫肌瘤,甚至精确到肌瘤有多大,这些都是要靠 B 超测定的。

下面主要讲解内伤和外感病的关系。我们先来看看没有内伤基础时的外感病。

(1)无内伤基础时的外感病

第一方面我们看它有以下几个典型的临床特点:一是有明确的外感病史;二是急性发病;三是因其感寒邪或温邪、湿邪、风邪、杂气等之不同而按六经传变或按卫气营血传变;或按表里三焦传变,传变快,层次清晰;四是反应虽剧烈,预后尚良好,一般病程短;五是具有明显的季节性、地域性;六是在同一种六淫之气或疫疠之气的大环境中,外感病人群的症状具相似性,病邪毒力较强者,可具有传染性,常可用统一方药防治。这类疾病都有共性,症状相似,治疗思路基本一致。

这里的重点是无内伤病基础,突出一个"无"字。主要讲的是流感或类流感等传染病的特点。这里要说到 SARS、H7N9 等新发传染性疾病,虽然我们同西医一样之前并未见过,但我们中医有治疗疫病的历史经验,是可以借鉴的。

有人熟读伤寒、温病却没有把握治好感冒,是为什么? 我们课本上学的是典型病,而面对的病人往往是非典型的。所以学医是个漫长的过程,不能只靠书本学习,还要通过临床实践把知识转变为能力。

第二个方面是疾病的临床表现和体质类型密切相关。我主编的《中医急诊学》有两句话,"正气虚于一时,邪胜而突发"。正常体质者的易感性表现在病邪毒力较强或正气虚于一时,其倾向性多反映出病邪自身的特点。北京中医药大学的王琦教授对体质有深入研究。早年上海中医药大学的匡调元先生曾著过《中医体质病理学》一书,里面提出了阴阳易亏者,气血易阻者,气血易虚者,痰湿易盛者,均是表明在生理情况下的体质类型并未进入病理状态,"易"表示这种体质在发病前是一种潜在的倾向性,一旦患外感病,这种体质因素即显示出它的特征。在审证求因时,必须高度重视其原有体质。

1993 年元旦到春节期间感冒颇多,大多表现为风寒,其中兼见湿热中阻者不少,前者多属正常体质,后者多属痰湿易盛者。我院为此设计了 2 种方药,治疗 1000 余名患者,取得了良好的效果。

(2)有内伤基础时的外感病

内伤基础的存在常常导致外感病的非典型性与复杂性,呈现显著的个体差异性与复杂的临床证候。而且临床上也多见复杂性病症。表现在病因、发病、三期(表证期、表里证期、里证期)演变、转归预后诸方面。

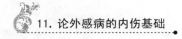

1）病因

作为外感病，其原始病因是外邪，在同一季节、同一地域环境中，气候的太过与不及和疫疠之邪等外邪对人群的侵犯，机会是均等的，却因人体内伤的存在产生不同的临床表现，审证求因的结果则呈现出明显的个体差异。例如同为春季感受风热之邪，素有肝阳上亢者，热势较高，面色潮红，头胀痛显著，舌质迅即转红，脉象由弦转弦数；而素有中焦寒湿者则呈现发热微恶风寒，流清涕，咳嗽，脘腹痞痛，舌苔由白腻转黄腻，脉濡或滑。小儿感冒往往表现为上吐下泻，因为他肠胃消化系统比呼吸系统成熟早。原始病因虽相同，却因内伤不同产生出具有个体性的病因，这正是审证求因的价值所在。在决定治法时，必须从这个个体性突出的病因出发，才能获得疗效。

2）发病

内伤基础对发病有影响。近来新发传染病患者好多均有内伤基础。如H1N1流行时期，妇女胎前产后多发、老年人儿童多发，所以对外感病的内伤基础大家要有足够的重视。

不同的内伤常招引不同的病邪而发病，其发病呈现出内伤外感并存的局面。所以盛夏多暑邪，表现有中寒；隆冬多寒邪，表现有暑热。对于前者，我多用附子理中汤加香薷、藿佩；对于后者，我多用李东垣清暑益气汤加荆芥、白芷。两者虽不同，疗效均满意。在发病方式上，内伤基础也产生较大的影响。通常外感病发病急骤，先标实表现突出而后现本虚。有内伤时发病则可缓可急。急则更急，缓则更缓。首发时即可以有"本虚"出现。心火上炎者感外邪，发病更为急骤；肺脾气虚者感外邪多缓慢起病，肺胃肾阴虚者甚至可因冬天居室内暖气热而感"燥邪"发病，呈现内外燥并存的局面。

3）三期演变

从秦伯未老先生到董建华先生，都是将外感病用三期分类法区分，即：表证期、表里证期、里证期。有表证的情况下，称为表证期；完全为里证的情况称为里证期；而表证里证同在的时候均称为表里证期。内伤基础对外感病的三期演变有很大的影响，这种影响表现在三期界限混淆与各期持续时间的长短上。有内伤时表证期时间或因正气不支而迅即传里或因病种内伤的不同而长期缠绵，有时可长达一月。前者如火盛阴亏者而感风热，后者如气虚感冒。把既有表证又有里证及表证里证表现均不突出者皆归属于表里证期。内伤对本期的影响主要是病程长，可表现出内伤病与外感各自的特点。在里证期，内伤影响使病情加重、复杂，多有并发症。表里证期应于伤寒的半表半里证区分开，半表半里代表一半表证一半里证，表里证只表示表证里证同在，无比例的概念。

4）转归预后

内伤基础的存在明显地影响着外感病的转归预后。这种影响主要是改变了

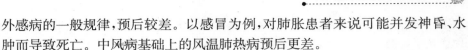

外感病的一般规律，预后较差。以感冒为例，对肺胀患者来说可能并发神昏、水肿而导致死亡。中风病基础上的风温肺热病预后更差。

5）不同的内伤对外感病产生不同的影响

第一是肺系内伤对外感病的影响，素患喘证、哮证、肺胀、痰饮等肺系病者，即使是正常六气的环境中也可能"着凉"而表现出外感病的特征。此时恶寒发热，原有咳喘加重，痰色转黄，痰量增多。体弱者可不发热，痰黏不畅而胸闷憋气转剧。第二是心系内伤对外感病的影响，如心悸、怔忡、胸痹、心痹等患者，在感受外邪方面更为敏感。发热常可不显著而衰弱感觉突出，心慌胸痛发作次数增加。虽然易疲惫不是特异性症状，但对于心脏病患者尤为突出。第三是脾胃内伤，胃脘痛、嘈杂、泄泻等患者，对寒邪、风邪、暑邪、湿邪、火邪为易感，对燥邪不太敏感。感受外邪可不以恶寒发热起病，而呈现原有脾胃症状的突然加重，苔厚腻者居多。第四是肝胆内伤，胁痛、臌胀、头痛、中风、眩晕、郁证等患者，在外感病中易出现少阳证或加重气机郁滞及肝阳亢盛。病情呈突发及加重趋势。素来肝火内旺者极易感风热或风燥之邪，舌边尖红甚，脉象弦数，口干、口渴显著而常伴腹胀。第五是肾与膀胱内伤，水肿、淋证、遗精、阳痿、腰痛诸证均可与外感诸典型表现重叠。易出现小便异常的症状。素日肾虚者易出现少阴寒化与热化两证。精神差，脉沉细。就我所见以太少两感之麻黄附子细辛汤证为多。

小便不利的症状在外感病基础上较多见。我们病房里风温肺热病的患者很多都有小便不利的症状，纯用利水之法效果不好，但是用宣肺利水、提壶揭盖法治疗就能取得很好的疗效。

再者比如内伤发热，外感时多由低热转高热。此类患者在外感病中常可暴露隐蔽的病机。我曾治疗一例内伤发热者，长期难愈，突发外感转高热而外感病治愈后竟然痊愈。这里要特别说下结核病。结核病古人虽然知道是"痨虫"所致，但仍将之归为内伤发热，是因为其气阴虚的内伤特点十分突出，但从今天看其实是内伤基础上的外感病。

此外，消渴患者患外感病时伤津更为突出，有时易出现中焦湿热与肺肾阴亏并存。痹证患者则极易外感，而外感不已内传脏腑，形成脏腑痹，这种情况临床中是存在的。痹证患者易感风热之邪，咽喉疼显著，常需及时疏风清热解毒，否则可加重痹证。

（3）外感病对内伤病的影响

外感病对患者内伤病有无影响，取决于病种和患者当时的状态。在外感病的情况下，可暴露出内伤病中隐蔽的病机。临床上有 4 种情况：第一，外感病加重了内伤病变。通过整体分析，在脏腑功能和经络联系上获得较为明确的病机。第二，外感病诱发或遗留了内伤病。"风为百病之长"即包含着这个道理，病机上的联系较明确。第三，原有内伤病如患外感病，内伤基础虽对外感病发生一定的影响,而外感病并未对内伤病产生多大的影响。保持了内伤病的规律或多或少地影响了外感病的典型性。两者在病机上的联系不十分紧密。这种情况比较少见。第四,外感病时内伤病有所减轻,常常是暂时的,可暴露出内伤病中隐蔽的病机。这种情况虽然少见但是确实存在。

我曾经诊治一耳鸣患者,每逢感冒则耳鸣减轻。我考虑此因外感病邪侵犯清窍,清窍均不利,使用疏风清热药物后使感冒减轻,故耳鸣亦减,后用疏风清热法治愈耳鸣。

不同的病邪是否对内伤基础产生不同的影响,多数情况下是这样的。根据同气相求的原理,六淫之气与所主脏腑内伤密切相关。如风热之邪易侵犯肝阳上亢者,风寒之邪易侵犯痰饮患者,久不患外感病者,患外感时常更沉重。我体会到,风热病邪等外邪,对人体产生危害作用的同时也可激发培养机体的抵抗力。疫疠之气则不同,由于其发病急、传变快,对患者原有内伤病变影响不能充分显示而特别显示疫疠之气自身的特点。但切不可把中医拘泥于五行分类、阴阳分类等,虽然阴阳有固定的属性,五行也有生克制化,都代表着人体脏腑平衡的某种意义,但并不是绝对的,只是存在形似性而不是相等性,要辨证论治,切勿刻板。

（4）内伤存在与否的辨识及其处理原则

第一个是病史,我们要认真询问病史,了解本次外感病前的感觉和过去的检查、诊疗情况。阅读既往的诊疗记录,是确定内伤存在与否的重要依据。现在的医疗体系是中西两种诊断的,这也有两面性。弊端是容易让我们跟着西医的思路去诊病,优点是保证了诊病的详细全面严谨。例如胃病要做胃镜辅助诊断,我们中医做表象分析诊断,西医做具体细节诊断,这大大排除了漏诊。

第二个是症状,症状出现的先后顺序具有极大意义,这非常重要。先出的是因,后出的是果。内伤症状常在外感之先且持续存在。外感症状常突然发生,诸症状之间呈同时性或间隔时间较短。若患者咳嗽频而剧,是由素日少而轻转来;喘息由动则喘转为静亦喘,素日有痰不多,突然由少增多,当疑及肺系内伤存在。要依据患者现有症状,从病机上推求。要特别注意外感病中的非典型症状,常由内伤所影响。例如,卫分证未罢而迅即出现腑实证候,估计其人素来火旺于内,津液不足。另外,要重点挖掘具有辨证意义的症状和体征,排除一些无特异性的症状。

第三个是舌象,在外感病初期,舌质多反映内伤,而舌苔反映外感病情况。舌质淡、暗、瘀斑、瘀点,舌下脉络纡曲、瘀点瘀丝多反映素日有瘀血内阻,冰冻三尺非一日之寒,这并非短时间能形成的。除疫疠之气(如流行性出血热)可一开始即现深红舌象外,舌质红发生在卫表阶段即要疑及内火较盛。症状已显示为里证而无舌质红等热毒较盛的表现,当疑及阳气之虚。

早年对流行性出血热的了解还不够,死亡率曾达80％。中医上早期先让病人服用白虎承气汤,病人泻下臭秽,邪随便出后就减轻了休克,然后用凉血透热解毒法,用犀角地黄汤加白茅根、青黛,并静脉注射生脉饮养阴护正,就这样,靠吃中药加灌肠,再配合西医补液抗休克,最终使出血热的死亡率降至1％。

舌苔反映外感。感冒舌象为舌淡红苔薄白,但不代表表证的舌苔都是薄白的,而是说在外感表证时,舌苔薄白是正常舌苔,病情还未加重,没有影响舌苔变化。苔黄、白、腻是外感病的常见舌苔。

第四是脉象,脉象的重叠可反映有无内伤基础。我经临床统计得出外感病初期的脉象以数、浮、滑、濡、紧为常见;若有内伤基础,脉象以弦、细、沉、涩为常见。其中浮沉、滑涩、濡沉不可重叠外,其余脉象的重叠可反映内伤合并外感的存在。有一些概念不清者诊脉时说病人"脉象为沉洪",那是不可能的,洪脉都是浮脉。值得注意的是,不是所有的病和脉都吻合,包括舌苔与病情也不一定吻合。比如一个肺心病患者如果舌质淡,那这个患者一定贫血,因为一般肺心病患者红细胞应该升高。但一个贫血患者会出现舌质红吗?不可能出现。胖人的脉就应该是沉的,瘦人的脉就应该是浮的,中医的四诊合参、辨证诊疗是非常复杂的,很多脉象舌象的正常值都要自己在临床上摸索,要经过丰富的临床积累才能真正领悟到。

以上内容非常重要,病史上要详细询问有无内伤,症状上要弄清出现先后顺序,舌象上分清外感内伤,脉象上除分清外感内伤外还要看是否有外感内伤的重叠。

在临床上,我们一定要掌握疾病的必须的处理原则:当患者出现危及生命的症状时,不论其属于内伤还是外感,均为先治急治的范围。虽无危及生命之症状,但其痛苦令患者有"苦不欲生"之势,亦为先治急治范围。外感与内伤均不紧急,则先外感后内伤。内伤与外感紧密联系,则同时兼顾,比如气虚外感、阴虚外感。内伤为主微有外感,先治内伤佐以治外感。内伤外感并存,解决内伤有助于解决外感者,亦可先内伤后外感,或先治内伤佐以治外感。比如肠胃炎伴有积食,如不除去积食肠胃炎也不能好转。

综上所述,我从整体观念和辨证论治精神出发,阐述了内伤基础对外感病的影响,论述了外感病对内伤的影响,并在此基础上,提出外感病中有无内伤存在的识别特征及其处理原则。

下面通过病例来理解一下外感内伤的关系。

病例1 某患者,中年男性,自诉感冒一月余未见好转,见头晕头痛、咽部不适、气短、多汗、寒热往来。每服用感冒药后当时好转药后加重,缠绵难愈。诊断为气虚外感。用药为小柴胡汤加苏叶、杏仁。五天后基本痊愈,症状消

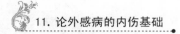

失。又给予玉屏风散提高免疫力,巩固病情。

病例2　庄某,男,48岁,内蒙古包头人,对磺胺类过敏,2010年12月3日初诊,以咳嗽、暗哑2个月就诊。痰不多,晨起痰黄,大便日1次,畅快,小便黄。舌红胖苔白,脉沉弦细。近半年易反复感冒。既往有高血压病史10年,现BP:150/110mmHg,交替服用代文、拜新同控制。2010年11月18日体检:总胆固醇:6.82mmol/L,低密度脂蛋白胆固醇:5.06mmol/L,甘油三酯:(一),ALT:71U/L。2010年12月2日喉镜见:舌根淋巴滤泡增生,左侧声带中段可见小结节,闭合差,运动好,建议定期复查。

处方:羚羊角粉(冲)1.2g,西红花(单包)1g,炒杏仁9g,赤白芍各12g,丹皮12g,茅芦根各30g,牛蒡子15g,炙鳖甲(先下)15g,生地15g,水牛角片30g,桑叶15g,菊花15g,炙紫菀15g,知贝母各10g,天麻15g,炙百部10g,炮穿山甲(先下)15g,射干10g,金果榄10g,蝉衣6g。14服,每日1服。

2010年12月17日复诊时咳嗽、暗哑基本已无。舌红胖,苔白黏腻,脉沉涩。处方:前方加炒白术15g,炒薏米15g,藿佩各10g,麦冬15g,泽泻15g。14付,隔日一服。

这个患者为肝阳上亢基础上感外邪。因患者就诊时除咳嗽、暗哑外,尚有痰不多而黄,舌红脉弦,高血压病史。循其病证,分析其状态,宜平肝清热散风,凉血活血散结。复诊时,外邪基本已除,但脾虚湿气重的病机暴露,故在原方基础上加以健脾除湿的藿香、佩兰而调整其状态。通过这个病例要注意处理内伤外感的顺序。

病例3　赵某,男,47岁。2010年12月2日初诊。来诊时述近3年每逢冬天易感冒,易上火,自汗,咽干疼,口干多饮。大便日一次,不成形。舌边尖红,苔黄白相间,脉弦细。

处方:桑叶15g,菊花15g,生石膏(先下)30g,知贝母各10g,生麦芽30g,紫河车15g,羚羊角粉(冲)0.6g,炙枇杷叶10g,北沙参15g,赤白芍各12g,玄参15g,炒杏仁9g,茅芦根各30g,牛蒡子15g,薄荷(后下)6g。14服,代煎,日一服。

此患者是素体内火旺,易招邪。阳明、厥阴火旺,上炎肺金。故以生石膏、知母、羚羊角粉清内火,北沙参、玄参养阴清热,桑叶、菊花、牛蒡子、薄荷散其风热,炒杏仁、炙枇杷叶、茅芦根和其肺胃,生麦芽、紫河车、赤白芍调补正气。

病例4　狄某,女,51岁。2010年12月2日初诊,风心病、二尖瓣置换术后1个月、咳嗽1个月。夜间咳、平躺咳,进食后易觉胃中上逆感。大便日1次,偏干。素来易烧心,近日未作。舌淡胖嫩,苔白,中部黄,脉细涩。心率80次/分。既往有胆结石病史10年,未予治疗,高脂血症半年。现服用华法林

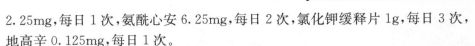

2.25mg,每日 1 次,氨酰心安 6.25mg,每日 2 次,氯化钾缓释片 1g,每日 3 次,地高辛 0.125mg,每日 1 次。

处方:柴胡 15g,前胡 15g,苏子梗各 15g,瓜蒌 30g,牛蒡子 15g,椒目 9g,黄芩 15g,黄连 9g,吴茱萸 6g,厚朴 10g,知贝母各 10g,生白术 15g,炒杏仁 9g,鸡内金 6g,三七 6g,赤白芍各 12g,桂枝 9g,生牡蛎(先下)30g,党参 15g,北沙参 15g。14 服,日一服。

这个患者是胆、心内伤基础上的外感。胆经不通畅,胆胃不和,复感外邪,肺胃亦失于通降。故予柴胡桂枝汤合通降肺胃之品调理。舌淡胖嫩,阳气亦属不足,故加入桂枝、三七、党参等药来温通阳气。

病例 5　患者黄某,男,70 岁,北京市人。于 2008 年 8 月 12 日以"咳嗽、咽痒、咯黄痰 3 周"为主诉就诊。患者 3 周前感冒后出现发热、恶寒、咳嗽、咯少量白痰等症状,痰中有血丝。在某医院拍片示:两肺散在陈旧性结核灶;右肺下野纹理增粗。血常规:白细胞:$11×10^9/L$,中性粒细胞计数 $7.8×10^9/L$,其余数值正常。医院诊断为:右下肺肺炎。在该医院住院治疗 2 周后症状有好转。现在仍咳嗽,晨起有黄痰,咽痒,咽部灼热,口干,乏力,头晕,急躁易怒,口腔溃疡。无鼻塞、流涕。纳可,眠差。大便日一次,偏干,呈球状。舌红苔少,脉弦滑。患者有颈部动脉硬化病史,放置有 2 个支架;高血压病史 30 年,最高 200/90mmHg,常服用拜新同 30mg,一次一日。就诊时血压 145/80mmHg。

首先我们分析一下患者的状态,患者是个老年男性,平素乏力、便秘、急躁易怒、头晕,说明气阴渐亏,肝阳素旺,结合舌红苔少、脉弦滑显示患者的内伤基础是气阴两虚、肝阳素旺。患者由于起居不慎,感受风寒邪气,故出现发热、恶寒、咳嗽、咯少量白痰等症状,日久不愈,风寒入里化热,炼液为痰,故出现咯黄痰。风寒化热,热邪使得患者阴伤加重,出现口干、咽干、口腔溃疡,舌红少苔、便秘,同时热邪也助长了肝阳、肝火出现了急躁易怒、头晕,而肝火也会犯肺从而加重咳嗽。经过分析可知,患者的状态是气阴两虚、肝阳素旺基础上感受风寒邪气而引发的咳嗽。病机分析清楚了,治疗就简单了,治以清肝火、潜肝阳、清痰热止咳、益气阴为主,佐以解表。

处方:羚羊角粉 0.6g(冲),天麻 15g,牛膝 15g,生石决明 30g(先下),荆芥 10g,金沸草 15g,知贝母各 10g,瓜蒌 30g,桑叶 15g,桑白皮 15g,百部 10g,炒杏仁 10g,白芷 10g,蝉衣 6g,北沙参 15g,熟大黄 3g,党参 12g,14 服。

2008 年 9 月 2 日复诊,服上药后白天不咳嗽,夜间干咳、咽痒、无痰。口腔溃疡已缓解。舌红苔少,脉弦滑。上方加黄精 15g,麦冬 10g,五味子 6g,改党参 15g,14 服。

这个病例是气阴两虚、肝阳素旺基础上感受风寒邪气而引发的咳嗽。这种外感咳嗽不能单纯用疏风解表、清化痰热的方法治疗，必须考虑到患者的内伤基础。方中羚羊角粉、天麻、生石决明清肝火、潜肝阳，牛膝引气血下行；二母散、瓜蒌、桑白皮清肺中痰热；百部、杏仁、金沸草止咳平喘；荆芥、桑叶、白芷、蝉衣疏散表邪；北沙参、党参补益气阴；熟大黄、瓜蒌、杏仁通便。主要思路是清肝、平肝、清肺、润肺、补益气阴、佐以解表。二诊时患者病情大减，惟夜间咳嗽无痰、咽痒、舌红少苔，阴虚之象显现，所以在原方基础上加黄精、麦冬、五味子。

好，今天的讲座就到这里，希望大家有所收获，谢谢！

（整理：刘绍永）

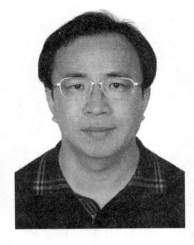

黄金昶，中西医结合肿瘤内科学博士，主任医师，教授，博士生导师。兼任中华中医药学会肿瘤专业委员会常委、世界中医药联合会肿瘤外治法专业委员会副会长、中国医疗保健国际交流促进会保健养生专业委员会副主任委员、北京中西医肿瘤联盟副理事长；中国科协学科决策层专家；《中国临床医生》杂志编委等。

黄金昶教授先后师从于国医大师李士懋教授、国医名师聂惠民教授、著名肿瘤专家张代钊教授。长期从事肿瘤科教研工作，在应用中西药防治肿瘤放化疗副反应、提高患者生活质量等方面取得明显成绩。近年来重点研究中医药抑瘤消瘤，尤其是现代医学疗效较差的肿瘤，提出中医药抑瘤在辨证基础上应重视"温阳""活血""以毒攻毒""通利二便"四大治法，取得很好的疗效。首先对化疗靶向治疗药物提出寒热燥湿分类，结合病理类型、分期、患者寒热体质用药，提出肿瘤新定义，定义肿瘤为"机体局部内环境改变后，自体细胞变异增殖而不被周围免疫细胞识别抑制的异生物"，提出改变内环境和局部免疫是中医治疗肿瘤的强项。并提出针药灸并举、局部靶向免疫抑瘤，临床效果显著；建立肿瘤中医阴阳辨证论治体系及肿瘤外治体系。针灸治疗肿瘤及其并发症（如常见肿瘤、癌痛、胸腹水、癌性不全肠梗阻、胃瘫、骨髓移植）等形成一整套理论与治疗体系，疗效显著。

主持国家自然科学基金项目课题 4 项、国际合作局课题 1 项，北京市科委课题 1 项，中日友好医院院级课题 3 项，参加卫生部、国家"十五"攻关课题等课题 8 项。培养硕、博士研究生近 30 名。

以第一作者在国内外核心期刊发表论文 50 余篇，主编、副主编著作 11 部。曾获市、院级科技进步奖等奖项 5 项。

代表著作是：《黄金昶中医肿瘤辨治十讲》《黄金昶肿瘤专科 20 年心得》《黄金昶中医肿瘤外治心悟》。

12. 肿瘤本草发挥

——黄金昶教授

大家好！我今天跟诸位同道说说"肿瘤本草"的一些应用。大家多数不搞肿瘤，认为肿瘤治疗特别特别难，其实不然，治疗肿瘤的内服药和平常用药也没有特别的不同。

了解肿瘤的用药之前，首先认识一下肿瘤的病机。目前中医肿瘤界对肿瘤的病机认识，大家的认识基本趋向一致了，认为全身的状态是"虚"的，而病变局部的状态是"实"的。全身的状态是"虚"好理解，为什么局部会是"实"的呢？是因为病变的部位有病邪，气血壅痰湿癌毒滞在这里，是邪实。邪实首先是血瘀，这一点大家有共识，所以中医肿瘤科的医生喜欢用活血化瘀的方法和药物来治疗肿瘤。其次是痰湿、癌聚，痰湿聚在体内某一部位，时间久了诱发癌毒，发为恶性肿瘤。血瘀和痰湿互为因果，互相影响。所以说在治疗肿瘤的药物里面，活血化瘀药、祛痰祛湿祛饮的药比较多，再一个就是以毒攻毒的药比较多。

目前大家对痰湿饮概念认识得不是很清楚，尤其痰湿饮在肿瘤里的表现认识更是不清楚。讲到这里，有人会问痰跟湿和饮能分得很清吗？痰、湿、饮是水液代谢三个截然不同的病理产物，表现不尽相同，但是它们又是密切联系的。比如我们临床上遇到的腹水，可以见到两种情况，最常见的是整个腹腔都有腹水，偶尔见到在肝周、脾周出现腹水，后者是水局限在器官周围，这是什么原因呢？我们临床要用中医的病因来解释疾病，按中医病因解释清楚后的用药效果就会好。肿瘤患者的痰、湿、饮要仔仔细细去分，湿有湿的治法，痰有痰的治法，饮有饮的治法，不完全相同，治疗还是有区别的，我一会儿要讲大戟和甘遂的适应证问题，它们也是不一样的。要认识这些病因，必须延伸这些概念的内涵，比如说关于湿邪的特点，其实在我书中反复谈到湿邪的特点是"湿性黏腻"，在临床上会发现有些肿瘤根本切不净，比如说脑瘤，肉眼切得再净，也得放疗；再说卵巢癌，肉眼切除时，哪怕多切两厘米，它也切不净；还有胆囊上的肿瘤，为什么胆囊不好切呢？还有为什么胰腺上的肿瘤也不好切啊？它跟湿邪有关系，湿邪黏腻，边界不清楚。整个腹腔的腹水跟湿也有关系，它是弥漫的。湿邪好比自然界的雾，雾肯定不是局限的，而是很大一个区域里都有的，具有弥漫性质的，那么我们应该怎么去雾呢？只有阳光，因为阳光是热性的东西，只有遇到热的东西，湿才容易化,"治湿当予温阳药"。另外再说痰,痰和湿的表现又不一样了,小细胞肺癌常常伴有肺外表现,一会儿出现低钠了,一会儿又出现其他的症状了,有很多稀奇古怪的症状表现,"怪病生于痰",小细胞肺癌多与痰有关系。饮的特点又是什么呢?它多表现为有局限性,它往往局限在一个地儿,比如刚才说的肝周腹水、脾周腹水、胸腔积水、心包积液,这些都跟饮有关系。临床我们如果这样去看问题,就知道应该选哪些药去有针对性地治疗。

关于肿瘤的治疗,我们的老前辈们做了非常大的贡献,像我导师张代钊教授在中药防治放化疗副反应方面取得了很大的成就,被国内外同行广泛称赞。李佩文教授在减轻肿瘤患者的一些症状方面做了很多工作,比如说胸水、腹水、疼痛等方面做出了很大成绩。余桂清、郁仁存、刘嘉湘、朴炳奎、王沛等前辈在中医及中西医结合治疗肿瘤方面都取得很大成绩,为中医药治疗肿瘤做了很多非常有益的工作。

到我们这一代,不能简单模仿前辈的经验,要走出自己的路子,开始要用中医抑制消灭肿瘤,我就特别推崇孙秉严老师的看法,孙秉严老师特别强调,肿瘤中医治疗中最重要的任务是消除肿瘤。目前有相当多的肿瘤西医也没办法,比如说骨肉瘤,有时一边做着化疗,肿瘤一边继续生长,多数出现了肺转移。再比如说甲状腺的肿瘤,因为该病对放化疗不敏感,很容易转移。这个时候如果不用中医药来解决,这类病人的预后可想而知。

我在肿瘤治疗思路上受孙秉严老师影响很大,但是孙秉严老师应用的毒性药物太多了,我不敢用,那我就得想别的办法来弥补,后来我在临床上就比较重视中医辨证的应用。比如在针对肺癌的治疗上,其实肺癌里面有好多更细化的东西需要理解,瘤体为何长在这个地方?瘤体为何包绕气管?瘤体为何包绕血管?瘤体为何脑转移?只有用分析思辨的方式去认识它,才能提高临床的疗效。所以这些年我一直强调肿瘤的治疗要充分利用脏腑辨证,如果脏腑辨证不够的话,就要用六经辨证或其他的辨证方法。

我用乌梅丸治疗胰腺癌就是用六经辨证的思维思考出来的结果,这是源自一位60多岁胰腺癌的老先生,当时的主要症状是化疗后的腹泻,几分钟就要去一次厕所,甚至根本来不及去厕所就泻裤中了。我开始是用葛根芩连汤,没有效果;后来用甘草泻心汤也不管用,最后用的乌梅丸,用了乌梅丸以后,腹泻就止住了,而且疼痛缓解了。这个时候我回过头来再看厥阴病的提纲,发现胰腺癌的临床表现和厥阴病的提纲证有很多是相符的。

针对肿瘤患者食欲减退我请教过好多好多专家。西医的治疗就是醋酸甲地孕酮,多数效果不好。而且它是一个激素药,针对合并糖尿病、高血压的患者是要慎用的。那怎么办呢?后来为了这事儿,我请教了好多中医西医名家,后来有一个中医老前辈说:"不行的话,用高糖刺激刺激一下胰岛功能,看能不能吃饭?"

可是合并糖尿病的患者怎么办? 后来我就琢磨出来了,我是拿孙秉严老师治疗进食水呕吐的一个方子来治疗这类疾病的,结果它非常好用。

临床上要想取得疗效,就要辨证,而且要辨证准确。其实辨证里面还有很多问题,有些肿瘤患者手术后无证可辨,怎么办,这要根据核心病机用药。有时觉得自己的辨证很准确,但是临床用药以后效果并不理想。所以说我们应用四诊和辨证与病情到底符不符合,关键问题是我们的中医理论掌握得够不够扎实。中医不应该有症状舌脉取舍问题,只要把所有症状舌脉完全辨识清楚,临床就会有效。当我们遇到一个疾病的时候,如果我要拿中医能解释清,也能拿西医解释清,这个时候我用上药物,多数疗效能立竿见影。

比如,我 2013 年 7 月份的时候在琢磨有关粒细胞的一些问题。肿瘤患者在接受放化疗以后导致了白细胞下降,临床上往往会用升白针。为什么升白? 肿瘤科也叫升粒,就是促进粒细胞成熟释放到外周血当中去预防感染。当时我就想,西医能做到,为什么我们中医做不到。我的口头语就是"西医能做到的事,我们中医也有办法做到"。西医有国外的资料可以参考,我们中医不学习就没有东西可以参考。后来我反复思考,粒细胞怎么能升上来? 从十二条经络、奇经八脉的循行、气血多少等,再从卫气生成运行等进行广泛讨论,一直没有结果。有一天,我看学生给病人刮痧,我当时的灵感告诉我这刮痧可能是升粒的方法。为什么呢? 因为我们上大学的 80 年代,免疫学教材中提到异物出现的时候,血液内就会出现巨噬细胞来吞噬异物的。假如说刮痧对机体的损伤会创造好多异物,粒细胞是小的巨噬细胞,刮痧会不会升粒呢? 从理论上讲会产生粒细胞的,会引起非特异性免疫。后来刮膀胱经、刮少阳经,可以升粒,而且升粒很快。

所以说我们的临床思维要更缜密一些,不能想当然,要知其然,更要知其所以然。我们肿瘤科在讲饮食的时候,有的人会说这也不能吃,那也不能吃,必须要说明白为什么不能吃? 人们经常说无鳞鱼不能吃,我就要问他无鳞鱼为什么不能吃? 你要先跟我说鱼为什么不长鳞,然后再跟我说为什么无鳞鱼不能吃。我们说任何一句话时都要给出解释理由。我们当代的中医不能一拍脑门,就这么定了,那是不行的。我们肯定得拿中医的和西医的理论来解释清楚,如果能解释得清楚,往往效果就能出来了,如果解释不清楚的话,效果可能就有点玄了。所以我们这里讲辨证一定要准确。

其实我们刚才讲的这种中医治疗方法并不是只局限在中药口服药上面。针对肿瘤治疗而言,病变局部的状态是体现为"实"的状态,这往往不是光口服药物就能解决的。当然,临床上也有这种情况,就是在病变部位的邪气聚结的不是特别实的情况下,有可能吃中药肿瘤就消失了。但是,可以肯定的是这种治疗的有效率并没有多高。西医认为肿瘤是表现在局部的全身性疾病,那为什么不去针对局部进行治疗呢? 我们也应该关注针对局部的一些治疗,胡凯文院长特别强调氩氦刀对于局部的治疗作用。我后来就在思考,既然西医有氩氦刀的局部的治疗方法,我们中医是不是也可以用针刺的方法来进行局部治疗呢? 还有导引的方法也可以运用。听说在沈阳有一个气功师给肿瘤发功,就能让肿瘤缩小,肿瘤局部发功也算是一个局部治疗的方法。我们在治疗的过程中既要关注全身的状态,也要在局部上下点功夫。中医药中外用的方法很多,局部的外用药也很多,我们都可以尝试着去用。中药外用辨证要准、用药要狠、集中优势兵力攻击消灭它。

肿瘤的辨证体系里面首先要辨阴阳。如果阴阳不分,治疗的效果就会大打折扣。介绍 2 个例子,我曾经治疗过上颌骨部位的一个肉瘤患者,用我常用的外用方外敷局部,结果是患者的病情并没有得到控制,肿瘤的生长速度特别快,当时我并不知道为什么。后来再思考这个问题,这个患者的外用药里面用有川乌、草乌一类热性的药特别多,而患者病变的部位按中医来讲的话是属于一个阳性的位置,再给它热性的药刺激,所以会出现生长更快的结果。后来有一个广东的患者,患的是牙龈癌,我在治疗的时候就换思路了,就不敢再用热性的药物了,而是改用了一些发散的药,发汗的药,然后再加点软坚散结的药,又加了一点攻毒的药,外用了 20 天的药,病灶的周径缩小了 5 厘米。所以我们一定要分阴阳,这点非常关键。所以后来我在临床中就变换了用药思路,比如针对皮肤的肿瘤,选用软坚散结以毒攻毒的药物,避免用热性药物对病变部位的刺激。

我经常以肿瘤部位分阴阳,其实肿瘤是有寒性或者热性区别的,针对不同性质的肿瘤,我们应该选择不同的药物来进行治疗。我认为肿瘤的寒热性质跟肿瘤的部位和病理类型有一定的关系。比如消化系统癌症,从口腔一直到贲门口前多数是鳞癌,到贲门口就变成腺癌了,再往下走直到肛管前还多是腺癌,到肛管往下常见的是鳞癌,这是为什么? 再比如皮肤癌,除恶性黑色素瘤外,鳞癌多见,为什么? 还有宫颈癌,宫颈以鳞癌多见。临床上发现鳞癌的性质偏热一点,腺癌的性质偏湿、偏寒多一些。只要跟外界相通的,阳气都比较足,就是“清阳发腠理,浊阴走五脏”,这种情况下往往是鳞癌多发。跟外界接触的,经常摩擦的,比如男同志的阴茎、女同志的外阴癌也是鳞癌多见。再比如肺部的肿瘤,大家看小细胞肺癌、鳞癌长在气管壁上多,小细胞肺癌通过气管壁长出来包绕着气管长,这是小细胞肺癌的特点。它为什么非得从气管壁钻出来长呢? 为什么不在里面长呢? 后来我在考虑这个问题的时候想到了有些老树夏天会流油,大家都见过几百年的古树往往都有树洞,它为什么会有树洞呢? 我认为老树内液体循环变差了,容易瘀在那里,树要活下来,必须把树皮弄破了,湿气才能散发出来。老树里面湿气重它会怎么办啊? 靠夏天火热把那个油逼出来才行,这里面有痰湿的因素,也有火热的因素。我们这样思考问题,把理就分清了,对我们的治疗用药就有一定的启发作用。

我们也不能说西医的知识和我们中医就完全不相干,实际上两者是有关系的,而且关系非常密切。西医由循证医学、流行病学得出来很多知识,我们要合理地分析它,看哪些是合理的,哪些是不合理的,这样对我们就非常有利。比如肺癌中的鳞癌、腺癌和小细胞癌,我一直认为小细胞肺癌应该跟鳞癌归在一起,腺癌单独分出来。要不然分得再详细一点,鳞癌是鳞癌,腺癌是腺癌,小细胞癌是小细胞癌。但是现在是把鳞癌和腺癌分在一起,共称为非小细胞癌,我是一直反对这样分类的,因为它们的用药也并不一致。现在西医也慢慢地把鳞癌和腺癌区分开来,化疗方案也在区分,但是还没完全分离出来。再比如位于浅表部位的乳腺癌,我们可以把"阳布于表"中"表"的概念扩展一下,就是近于体表的肿瘤偏于火热性质的多一点,所以浅表位置的一些肿瘤,例如乳腺癌、淋巴瘤、精原细胞瘤、前列腺癌,属火热性质的多一点,与之相对的,内在脏腑的肿瘤多属寒性,如胰腺癌、肾癌等。尽管不是一个地方的肿瘤,但是它们用的化疗药基本接近,这与肿瘤寒热属性有关,西医还没认识到这一点。

还有肿瘤生长的速度,病程的长短也是可以分阴阳的。北宋的大医学家窦材说:"热病属阳,阳邪易散易治,不死。冷病属阴,阴邪易伏,故令人不觉,久则变为虚寒,侵蚀脏腑而死"。我们在临床也可以观察到阳证肿瘤如乳腺癌、甲状腺癌容易被发现,发病时间短,容易治疗,生存期长;而胰腺癌、肝癌、肺癌等阴证肿瘤部位较深,不易被发现,发病时间长,治疗效果大多不好,生存期短。有研究发现胰腺癌从一个癌细胞最后发展成胰腺癌需要十几到二十几年的时间,早期胰腺癌临床症状并不明显,待临床症状明显时基本上已经是晚期了。甲状腺癌、乳腺癌,有的患者连续几年每年检查都没查出病灶,半年没检查就长出个包块来了,乳腺癌、甲状腺癌是偏于体表的肿瘤,偏于阳性,发病比较快,但是容易治疗、预后往往比较理想。肿瘤的生存期不相同,临床上乳腺肿瘤的患者有的可以生存了20几年,甚至30几年了,这在乳腺癌当中很常见;但是一个胰腺癌患者如果能够生存10年就已经很了不起了,即便是做完手术生存10年也了不起了,这是因为这两个病的性质不一样。

我们的前辈们当时发现了这个问题,认为肿瘤属热,它生长比较快,在治疗上多用清热解毒药,而且应用清热解毒药治疗也确实取得了较好的效果。所以有很多老前辈在治疗肿瘤的时候几乎用的都是清热解毒药。清热解毒治疗肿瘤是有问题的,就像一盆火,外面被一层冰包着,火热被寒邪所伏,虽然看不见火,火仍然存在。我2002年在《中国医刊》发表了一篇文章,强调肿瘤的治疗要重视温阳。当时很多人反对这个观点,一些老前辈特别反对用温阳药治疗肿瘤,他们基本上不用附子,甚至连干姜都不用。他们认为热性的药物能促进肿瘤生长。现在大家不反对了,在治疗肿瘤时也开始慢慢用附子了。我们在临床上要认真辨证,在肿瘤长得特别快的时候,可以清一下,或者透一下,可以用点辛凉解表的药,比如金银花、连翘等,但是不要用太过苦寒的药。

以局部的症状来辨别阴证、阳证。病灶局部的红肿热痛就是偏阳证的,这一点很简单,不用多说了。

以肿瘤分期辨阴证、阳证。早期的肿瘤就相对来说要偏实一些,偏热一些;越晚期的肿瘤就越偏寒一些。比如在肺癌的晚期,有人做过专门的研究,就发现对于晚期的肺癌,健择(注射用盐酸吉西他滨)的效果要比紫杉醇好。健择偏热,紫杉醇偏寒,为什么?紫杉醇副反应有关节疼,为什么会关节疼啊?因为寒凉的东西容易造成关节疼。我们应该怎么区分西药的寒热属性呢?我是看患者用药以后的血象变化,有的是全血都会受损伤,有的只损伤其中的一种细胞;有的会损伤地特别快,可能化疗完第二天白细胞就立马降下来了,有的是化疗完20多天白细胞才出现下降,这又是什么原因呢?我们在临床上发现阳性的药物往往具有比较明显的损伤白细胞的作用,而且损伤得也比较快,既伤阴又伤阳,可伤及全血。

关于以脉象辨阴证、阳证的问题,其实关于脉象,自古以来各有各的说法。脉象虽是全身症状的一部分,在此单列自然有其重要意义。肿瘤患者不同于其他疾病患者,其阴阳气血皆虚,到底阴阳谁最虚,靠脉象可以帮助判断。一般而言,脉来长去短阴虚重一些,来短去长阳虚更重一些,概来为阳、去为阴也。脉燥为热;脉硬则为寒凝。有时候我们不能从脉象上取得有意义的指征,是因为我们功夫不够。我是特别注重脉象,但是有时候还是不够,需要更进一步学习和体会。

第二个辨脏腑经络。脏腑辨证大家很强调,但是有关经络方面的内容,大家研究得并不是很多,我们应该注重经络在肿瘤治疗中的应用。如果一个中医医生不懂经络,我觉得这是一件非常可悲的事情。经络辨证能帮助我们去思考一些问题,比如说肝经的一些病变,有的在肝经上端眼眶,有的在肝经下端太冲穴附近。在上端肿瘤特点是什么?在太冲穴肿瘤的特点又是什么呢?它们两个的治疗思路和用药方法都不一样,病变在上面的就得清,不管虚火还是实火,就要往下潜,得把它引下来,而病变在下边的就温化寒湿。所以我们用药的时候要注重经络方面的作用。再比如有时候患者说肿瘤长在腿上了,到底肿瘤长在腿的什么位置,我经常要让患者把裤子撸上去,看看长在哪条经络上的,这样才好根据经络用药。

第三个是抓主症,辨病机。其实主症是什么,主症就是反映病机的最主要的症状。我们在临床要抓主症,也必须要重视兼症。比如说临床上常见的咳嗽,咳嗽后面还有很多东西需要我们注意,如果只是一个咳嗽,我们往往不知如何用药。我经常跟我的学生们说,要重视孔光一老师讲的伏邪,很有道理,孔老特别强调伏邪。现在强调伏邪的医生不多,其实很多慢性病迁延不愈都跟伏邪有关系。很多病是外邪引动伏邪而发病的,在临床上治疗效果不理想的时候,为什么不去从伏邪的角度去思考一下呢? 去年冬天,我家人咳嗽,她这个咳嗽已经有 10 年了,每年一到冬天就咳嗽,天一冷就咳嗽,咽剧痒,咳泡沫痰,一到立春那天就好了,一声都不咳了。我为了这个病也请教过许多老师,找过专门搞呼吸的老师,请教这种咳嗽怎么治疗。我也用了好多药,而且我也给她做了刺络拔罐,做完刺络拔罐之后的两小时内比较舒服,过了之后就不行了,还是咳嗽。多年来我就一直在思考这个问题,天冷了咳嗽,天暖和就不咳,肯定跟伏邪有关系。后来我分析"秋伤于湿,冬生咳嗽"。这个疾病应该跟湿有关系,而且她的嗓子也特别痒,她咳嗽的时候就有泡沫样痰。我知道她的体质是湿气比较盛的,因为拔罐的时候也会出现好多疱,艾灸时容易起疱。最后就给她开的麻杏薏甘汤,当时因为病情时间比较长,已经十年了,我说准备吃一个月的药,后来吃了不到一周的药,就不怎么不咳嗽了,总共吃了 10 天的药就完全好了,到现在一声也不咳嗽了。所以我们说要抓主症,比如患者嗓子痒,肯定从风去论治,但是用了好多祛风药并不好使。这就告诉我们在抓主症的同时,也要重视其中的兼症,两者结合起来就取得了很好的效果。

第四个辨证是运气学,运气学比较复杂了,今天在这里不作讨论。

下面说一说中医的多靶点问题。中医药的多靶点不是说某一个药物的多靶点,而是治法的多靶点。中药的一个药物的多靶点肯定是不够的,尤其在肿瘤的治疗方面,它需要多方面、多手段来共同配合。我现在在临床上刺血、拔罐、艾灸、火针、外用药物,效果非常好。我火针用得也多,火针的确比针刺起效快。

为什么治疗肿瘤的药要狠、要猛? 因为良性肿瘤的发展过程会比较慢,给大家治疗留有时间。而恶性肿瘤往往发展迅速,它不给医生很多时间去琢磨、辨证、尝试,所以用药一定要准。所以,我们在临床上要非常熟悉药性,这样才能更好地运用,在准确把握药性之后,抓准了就要狠,药不狠,压不住病邪。我在临床上除了砒霜没用过,其他的有毒性药物基本都用过,而且自己也尝过。下面我给大家讲一讲这些药物的用法。

蟾皮,味辛,性凉,有毒。归心、肝、脾、肺经。能解毒散结、消积利水、杀虫消疳。主治痢疾、疔疮、发背、瘰疬、恶疮、癥瘕癖积、膨胀、水肿、小儿疳积、破伤风、慢性咳喘。

蟾皮是我在治疗肿瘤时用得最多的一个药。民间癞蛤蟆治肿瘤的偏方特别多。那蟾皮应该怎么用? 我做过很多的尝试,比如我最早把蟾皮打成粉,装胶囊,打完粉以后里头好多黏絮状的东西,有许多粗纤维,效果不好,而且生用促进出血,我就不敢用了。后来我就把蟾皮用火烤,烤完了以后熬水,有的病人吃了会吐。为了治这个吐,我想过好多方法,用竹茹、旋覆花、生赭石防治蟾皮呕吐,效果不明显。正确吃蟾皮的方法是从患者那里得来的,患者在吃烧干蟾过程中找到不吐的方法，他先把蟾皮用暗的炭火烤焦黑了，之后在案板上用擀面杖擀压，把硬疙瘩检出来去掉，剩下的装胶囊，这样吃就不吐了。前段时间病房有一个卵巢癌的病人，肿瘤破裂出血，腹腔里全是血，抽出来腹水全都是血性的。她根本吃不进去药，我们最后采取药物纳肛，结果效果也很好。临床上我们用蟾皮来治疗肺癌、肝癌、胃肠癌，效果非常好。它还有利水的作用，所以它也可以治疗肿瘤引起的腹水。

蟾皮有强心的作用，六神丸里面有蟾酥，蟾酥的强心作用很强，服用可能会出现心慌。我们临床上用蟾皮要烤完了再用，这样没有了心脏毒性。古人怎么处理它的呢？把蟾酥放在酒里，给酒加热，慢慢蒸发，酒蒸发之后蟾酥的心脏毒性就不大了。我现在是拿炭火烤，温度肯定超过110℃，所以它的副作用就更小了，患者服用了以后就不会出现心慌了。

另外，蟾皮止血的作用非常强。假如胃肠道肿瘤出血止不住，那怎么办？烧干蟾口服就能止血。曾治过秦皇岛市一石姓女患者，为胃印戒细胞癌（Ⅳ期），在北京某肿瘤医院行开腹探查术后即便血，生活质量差，不能化疗，血红蛋白56g/L，大便潜血（＋＋＋＋），遍服中西药物无效，予口服烧干蟾每日10g，浓煎饭后频服，3日就无血便，大便潜血（＋），7日后大便潜血（－），之后一直未见便血。还有就是放射性肠炎，放疗以后肠炎出血也不好治，烧干蟾有很好的效果。后来也尝试治疗过一个卵巢癌出血的，效果也很好。但针对肺癌的咳血，效果并不理想。可见烧干蟾并不能治疗所有肿瘤的出血。

烧干蟾对淋巴肿瘤的治疗效果很理想。肿瘤出现骨转移的，西医会有很多办法，但针对淋巴转移的除了放疗外的实用方法并不多。所以说蟾皮针对淋巴癌的治疗作用能补充西医治疗的不足。治疗淋巴瘤可以和壁虎这两个药放在一起用。

蟾皮针对皮下的肿瘤效果也很好，以皮走皮。皮下转移也是恶性肿瘤的转移方式之一，转移数目多且全身各个部位皆可出现，目前治疗方法不多且效果并不理想，应用烧干蟾一般30天左右皮下转移癌可消失。皮下转移瘤，西医办法不多，蟾皮往往能取得比较好的效果。北京市顺义区一栾姓女患者，为广泛期小细胞肺癌，因经济拮据，仅予一疗程放疗，放疗后不足2个月，手背及后背可见3个皮下转移灶，最大者2.0cm×2.0cm，每日口服烧干蟾10g，一月后皮下转移灶消失。针的效果也很好，用火针围着肿瘤扎，扎完之后肿瘤一下就变软了。

壁虎，咸，寒，有小毒。能祛风，活络，散结，定惊，解毒。主治骨髓炎，淋巴结结核，肿瘤，中风瘫痪，历节风痛，风痰惊痫，瘰疬，恶疮。

《本草纲目》记载其可以"治中风瘫痪，手足不举，或历节风痛，及风痉惊痫，小儿疳痢，血积成痞，厉风瘰疬；疗蝎螫。"我在临床上用壁虎可以治疗食管癌、胃癌、肠癌、肺癌、乳腺癌、骨肉瘤、肝癌、脑瘤、淋巴肿瘤等。

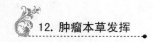

有人说我壁虎用量太大了,我在临床上壁虎可以用到 30 克。其实壁虎的毒性并不大,是一个很安全的药,古代怎么处理壁虎毒性呢? 拿铜勺炒一下就行了。我临床上应用壁虎十几年了,并没有什么大的副作用出现,只有一个患者把壁虎研成粉,吃了 10 克后出现了嘴麻、嘴唇肿胀,停药后症状很快就消失了。

壁虎祛风的作用很强,祛风也能胜湿,所以它用来治疗跟风相关的肿瘤,如原发性脑瘤和转移性脑瘤、肝癌属于夹风的肿瘤有较好疗效。也可以用来治疗食管癌、胃癌、肠癌、肺癌、乳腺癌、骨肉瘤、肝癌、脑瘤、淋巴瘤。

壁虎还有一个特点,它不像蟾皮,胃不好的患者吃了以后会出现胃不舒服,壁虎没有这个缺点。壁虎的味道实际上有点臭,恰恰这种臭秽能醒脾开胃,让人吃了以后吃饭增加。这一点恰恰可以弥补蟾皮的不足,它的这个臭味反而成了它的优点。临床上好多毒性药会伤脾胃,但壁虎是不伤脾胃的。

壁虎对于淋巴肿瘤的治疗效果很好。淋巴转移是肿瘤转移的常见途径之一,目前西医治疗淋巴转移药物较少,效果不满意。中医学认为淋巴结肿瘤是痰湿凝结,但是不能简单地认为用化痰散结药物就能治疗淋巴转移灶,因为痰湿的形成与瘀有关,瘀和痰湿互为因果,要治疗痰湿的同时要兼顾化瘀。壁虎能温化痰湿、行血化瘀,自然可治疗淋巴结转移。而且痰湿为脾胃所生,如脾胃虚弱,运化无力,痰湿内生,则淋巴结不易消。壁虎臭秽,可以醒脾化湿健胃,部分患者服用壁虎后食欲大增,相对于其他抗肿瘤药多伤胃而言不能不说是一大优点。

我们全身很多地方都有淋巴结,腹股沟淋巴结和颈旁淋巴结是两个概念,它们都跟痰湿有关系,但是不同部位的淋巴结肿瘤的寒热性质是不同的,转移到颈部、锁骨上、纵隔淋巴结的肿瘤多是痰湿夹火,在治疗上须加清热化痰药物,如猫爪草、海浮石、青礞石等;转移到腹腔、腹股沟淋巴结的肿瘤多是痰湿夹寒,需加温化寒痰的药物,如白芥子、附片、干姜等;转移到腹股沟淋巴结的肿瘤则多与肝寒有关,可以加荔枝核、橘核等药物。不同的部位有不同的治法,但是痰湿是核心病机。

斑蝥,性寒,味辛,有大毒。入大肠、小肠、肝、肾经,是治疗骨肉瘤的主药。据《神农本草经》记载,斑蝥可以治疗痈疽、溃疡、癣疮等病证,具有攻毒蚀疮、破血消瘀等作用。近年来斑蝥被广泛应用于治疗胃癌、食管癌、乳腺癌、肝癌、肠癌等,取得了较好疗效,对肺癌、骨及软组织肉瘤等也有一定疗效。

20 世纪 50 年代,西安有一个老中医应用斑蝥治好了一例肝癌患者,后来全国有很多人研究斑蝥,也有很多厂家生产斑蝥素、斑蝥酸钠。

有人说斑蝥特别可怕,因为有毒,不好用。其实不然,斑蝥取效与否关键是看应用方法。应用斑蝥要注意炮制和服用的方法,生斑蝥的毒性比较大,可以用米炒一下,先去头、足、翅膀。将一枚鸡蛋打碎搅匀,放完整斑蝥 2 个大者或 4 个小者,可以放点盐,它有苦味,蒸半小时后,去斑蝥,只吃鸡蛋,每日晨起饭前吃一次即可。

我在临床上应用斑蝥主要是用来治肉瘤,从这么多年的应用经历来看,斑蝥治疗肉瘤的效果很好。我曾应用斑蝥配合六味肾气丸、阳和汤治疗 200 余例骨肉瘤患者,1 年、2 年、3 年生存率分别为 85.7%、60.7%、35.7%,取得很好疗效。其中 2 年生存率与纯西医治疗比较有明显提高,其近期疗效明显好于纯西医治疗。很少出现新转移及局部复发。该药可明显缓解临床症状,尤其是止痛作用好,临床观察一般 1 周内疼痛减轻,1 个月内疼痛消失。

斑蝥的副反应需要我们重视,有的患者服用以后可能出现小便烧灼感,轻微恶心,偶有腹痛,极少见轻微恶心。该药对心肌有一定损害。中药金钱草、泽泻、茯苓等药可解斑蝥的毒。

金钱白花蛇,甘、咸,温,有毒。归肝经。功能祛风,通络,止痉。用于治疗风湿顽痹,麻木拘挛,半身不遂,抽搐痉挛,破伤风,麻风疥癣,瘰疬恶疮等。

现在金钱白花蛇的市场价格很高,金钱白花蛇用于治疗风湿、类风湿的比较多,它用于治疗肿瘤骨转移有很好的效果。我们知道骨是风湿邪气容易积聚的地方,金钱白花蛇能够祛风除湿,所以它治疗骨转移效果满意。而且金钱白花蛇能够促进骨质的生长恢复。另外,促进骨愈合最好的是小河螃蟹腿,把小河螃蟹捣烂成泥包在患处,效果非常好,比续断、蜈蚣、自然铜都好用。曾有一个王姓男患者,76 岁,北京市人。2003 年 9 月初在北京某医院行右肾透明细胞癌切除术,术后 5 个月出现右髂骨转移,疼痛,多次应用帕米磷酸二钠,配合局部放疗 4000cGY/20 次,疼痛缓解。2004 年 5 月 18 日找我就诊,时见一般情况好,偶有咳嗽,时有腰酸,纳可,大小便正常,舌暗红,脉寸滑。辨证是肺肾俱虚、痰热蕴肺。药用土茯苓 30g、蜈蚣 3 条、熟地 30g、山萸肉 30g、山药 30g、泽泻 20g、茯苓 20g、丹皮 15g、土元 3g、补骨脂 30g、野菊花 20g、小白花蛇 1 条(单煎)、百部 20g、壁虎 30g、鸡内金 30g、地龙 15g,每日一剂,水煎服,配服金龙胶囊。前后服药 6 个月后复查右髂骨骨皮质几近修复。

再者,金钱白花蛇对乳腺癌的治疗效果很好。金钱白花蛇散结的力量很强。有时候遇到西医无法手术的乳腺肿瘤,中医常规药也不好使,用上金钱白花蛇,原来无法消的乳腺结节很快就消下去了,临床上一般都是打成粉冲服。

干姜味辛,性热。归脾、胃、肾、心、肺经。功能温中散寒,回阳通脉,温肺化饮。临床上常用于脘腹冷痛,呕吐泄泻,肢冷脉微,寒饮喘咳。

一个很常见的也是西医特别头疼的症状,就是化疗、放疗后患者厌油腻,有时候一点儿油腥都不吃。这是一个密云的乳腺癌患者给了我启发,她乳腺癌术后化疗后 13 年连一滴油都不吃。当时我用的有干姜,后来发现患者复诊时说可以吃一点油了,吃一点肉也不觉得烦了,后来我体会就是干姜起了作用。后来我针对很多肿瘤病人化疗以后出现的厌油腻的症状,用药时加上干姜,症状就可以得到很大的缓解。因为干姜过于辛辣,可用南方的姜丝糖代替,也可以吃醋泡姜,每天少量嚼服。但实际上遍查历代本草,未见有关于干姜治疗化疗后厌油腻这一功效的记载。

乌梅味酸、涩,性平。归肝、脾、肺、大肠经。功能敛肺,涩肠,生津,安蛔。可用于治疗肺虚久咳,久泻久痢,虚热消渴,蛔厥呕吐腹痛。

我们在临床上可以看到很多头颈部肿瘤的患者放疗后会出现口干舌燥,不分春夏秋冬,不分任何场合,每天都要带着水瓶子,时时饮一口水润润干燥的喉咙,非常不方便。现代医学认为头颈部肿瘤放疗后损伤了唾液腺体,唾液腺不分泌唾液,所以会口干,而且放疗对唾液腺体的损害是不可逆的,口干会伴随终生的。

在 2008 年的时候,有一位福建省福州市的患者,鼻咽癌放疗后长期口干,口中无唾液,口黏拉丝,影响进食,我当时想到曹操的望梅止渴故事,权且让他嚼些乌梅试试治疗他的口干,当时我只是说说而已,治疗放疗引起的口干并无信心。可患者对我的话认真执行,3 个月后复诊时说口干明显好转了,可以每天不用带水瓶了,喜悦之情溢于言表。后来用乌梅治疗放疗后口干历试无不爽。后来我查阅文献,发现乌梅治疗口干的记载比比皆是,如《别录》称乌梅能"止下痢,好唾口干"。《本草图经》指出其能"主伤寒烦热及霍乱燥,渴,虚劳瘦羸"。《本草求原》曰"治溲血、下血、诸血证,自汗,口燥咽干",可见乌梅治疗头颈部肿瘤放疗后口干是有依据的,只是没人应用而已。

另外,刚才讲的针刺疗法对于治疗化疗后口干也有很好的效果。廉泉、金津、玉液是比较常用的穴位,点刺完了以后口干很快就会缓解,有时候针刺的效果比服药还要快。

合欢皮,甘、平。归心、肝、肺经。功能解郁安神,活血消肿。可用于治疗心神不宁,愤怒忧郁,烦躁失眠,跌打骨折,血瘀肿痛,肺痈,疮痈肿毒。

临床上常见肺鳞癌空洞咯血、贝伐珠单抗等引起的咯血,中西药物治疗的效果并不佳。我在辨证的基础上加用合欢皮 30 克,水煎口服,有很好疗效。缘由我思索合欢皮古代对肺痨咯血有效,肺痨往往病灶内用空洞,合欢皮有明显祛痰和止血作用,单味合欢皮煎汤服,名黄昏汤,以作肺痈后期修复的有效药物。鳞癌和应用贝伐珠单抗后容易病灶内也有空洞,故用之也有显效。

有一个河南三门峡的患者,男性,52 岁。2009 年元月检查确诊左下肺低分化鳞癌。2011 年 4 月 11 日在网络上咨询,主要症状是咳血,咳的血发暗红,有时候会咳出像腐肉一些东西,每天早上凌晨大概五点左右会胸疼几下,然后一天中就会咳好多次血,咳血比较稠,而且整口都是血,基本上没有痰,血是暗红色,像漆色,用云南白药也止不住。2011 年 4 月 21 日告知,经过喝合欢皮后,咳血已经停止。可见合欢皮对于肿瘤化疗后引起的咳血、咯血有比较好的作用。

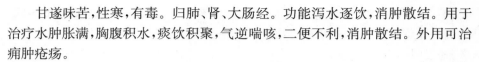

甘遂味苦,性寒,有毒。归肺、肾、大肠经。功能泻水逐饮,消肿散结。用于治疗水肿胀满,胸腹积水,痰饮积聚,气逆喘咳,二便不利,消肿散结。外用可治痈肿疮疡。

甘遂是一个很有意思的药,"遂"是隧道,能够走十二经络,祛十二经络湿邪,甘遂祛湿的作用比祛痰的作用强。因为甘遂能通行十二经络,所以它治疗胸膜病变、大结胸证、腹膜转移癌、腹膜炎、淋巴瘤、肠梗阻、脂肪肝的效果很好。

在临床观察中发现甘遂能抑制血管生成。我们学病理生理学的时候知道血管内皮受损时,脂类容易沉积形成斑块。血管生成不是单纯的跟血瘀有关系,跟痰湿还有关系。而甘遂本身也能活血,它能抑制血管生成。而抑制血管生成也是目前肿瘤研究最热点的方向。

甘遂对淋巴瘤有一定的效果,但是作用还是弱了一点,马钱子的效果要比甘遂好。另外,甘遂的利水作用非常快,但是又不如二丑快。甘遂对脂肪肝也有效果,这也是意外发现的,当时是有一个胃癌淋巴结转移的患者,痰湿特别盛,用了十枣汤以后,虽然淋巴结转移没有控制住,但是他的脂肪肝没了。

大戟苦,寒;有毒。归肺、脾、肾经。功能泻水逐饮,消肿散结。用于治疗水肿,臌胀,胸胁停饮,疮毒痈肿,瘰疬痰核。

我平常也吃大戟,前一段时间雾霾比较重,我感觉痰就多起来了,我自己回家就喝大戟粉,喝完了以后痰就没了,其实大戟一点儿也不可怕。

我在临床上用大戟来治疗小细胞肺癌,就是因为大戟能除顽痰。小细胞肺癌的病人吐痰特别多,往往能吐出来一小碗儿,而且质地特别黏,有时候是冷冻状的,也有的病人就是吐泡沫样痰。针对这样的患者,我就让我的学生研究吐法,因为我们医院没有瓜蒂,用淡盐水催吐的效果又不好。后来我就亲自尝试用大戟跟乳香配合来催吐,因为有报道说大戟有催吐作用,乳香的味道也很不好闻。好多毒药我在给病人用之前都会自己先尝试一下,我自己吃了没事,一点都不可怕。大戟祛痰作用强一些,比甘遂要强一些。大戟对淋巴结肿瘤也有很好的作用。还有痔疮,我觉得痔疮的患者往往痰湿也比较重,所以患者会有下坠感。用大戟把痰湿清理下去,痔疮就要好一些。

马钱子苦、寒;有大毒。归肝、脾经。功能散结消肿,通络止痛。可用于治疗跌打损伤、痈疽肿痛,风湿顽痹,麻木瘫痪,重症肌无力等。

我这人不保守,关于马钱子的用法,我最早就是按照马培之的那种炮制方法,拿香油炸,外边儿抹蜂蜜,再裹上点儿朱砂,剁着吃,颜德馨老师也这么用。后来有一个民间医生告诉我,把马钱子泡在水里,马钱子上会出来好多泡沫,然后每天换水,泡够7天的时候,马钱子的皮能拿刀刮下来就可以了。再泡7天,拿刀切开,把芯给剥开,就能看到马钱子的芯,把芯取出来,可以炮制一下外用。再把马钱子头用香油炸一下,研碎装胶囊就可以用了。这种炮制方法的话相对

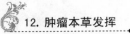

安全一点儿,可以吃到 6 克,因为它的毒性已经小多了。但是要注意一个问题,马钱子容易蓄积中毒,这是最可怕的。马钱子服用过量中毒可引起肢体颤动、惊厥、呼吸困难,甚至昏迷。

马钱子能够通络止痛,对脑瘤引起的肢体不利有很好的作用。另外,马钱子对恶性淋巴瘤也有一定的作用。有这样一个病例,一个淋巴瘤的患者化疗以后效果并不理想,后来就回家,有一个民间医生给他一个方法,用马钱子和甘遂这两味药分别跟鸡蛋一起蒸,交替服用,后来肿瘤消失了。这说明马钱子治淋巴瘤有效。后来我在临床中也应用马钱子治疗淋巴瘤,确实有效。而且马钱子治淋巴瘤的功效要比蟾皮强。

今天跟大家分享的就是这些,谢谢大家!

（整理：刘绍永）